Marc d'Avoine

Arzt und Praxis in Krise und Insolvenz

D1664639

RWS-Skript 372

Arzt und Praxis in Krise und Insolvenz

2., neu bearbeitete Auflage

2016

von

Rechtsanwalt Dr. Marc d'Avoine,
Fachanwalt für Steuerrecht und Handels- und Gesellschaftsrecht, Ratingen

RWS Verlag Kommunikationsforum GmbH · Köln

Die Deutsche Nationalbibliothek verzeichnet diese Publikation in der Deutschen Nationalbibliografie; detaillierte bibliografische Daten sind im Internet über http://dnb.d-nb.de abrufbar.

© 2016 RWS Verlag Kommunikationsforum GmbH
Postfach 27 01 25, 50508 Köln
E-Mail: info@rws-verlag.de, Internet: http://www.rws-verlag.de

Satz und Datenverarbeitung: SEUME Publishing Services GmbH, Erfurt
Druck und Verarbeitung: CPI books GmbH, Leck

Vorwort zur 2. Auflage

Die deutsche Wirtschaft erscheint seit Jahren stabil, jedenfalls im Vergleich zu den meisten anderen Volkswirtschaften im internationalen Vergleich. Wenngleich die Zahl der Unternehmensinsolvenzen seit Jahren rückläufig ist, vermeldete das Statistische Bundesamt in 2015 insgesamt 23.123 Unternehmensinsolvenzen. Darunter sind nicht nur Kapitalgesellschaften aus unterschiedlichen Branchen, sondern auch Kleingewerbe, Freiberufler und ebenso Ärzte. Im Gesundheits- und Sozialwesen waren 488 eröffnete Insolvenzverfahren zu verzeichnen. Bezogen auf 10.000 Unternehmen entsprach dieses laut „Destatis" einer „Insolvenzhäufigkeit" von 54 Fällen. Krisen machen an den Pforten der Büros, Kanzleien oder Praxen der Freiberufler nicht halt; Insolvenzen sind auch bei Ärzten und Medizinischen Versorgungszentren (MVZ) inzwischen keine exotischen Erscheinungen mehr, sondern gehören zum Wirtschaftskreislauf.

Nach den Zahlen des Statistischen Bundesamtes für 2015 hat sich die wirtschaftliche Lage der 121.641 Ärzte und 53.303 Zahnärzte in den vergangenen Jahren überwiegend verschlechtert. Ein Teil der Erlösminderungen ist auf die Vergütungsreduzierung infolge einer (erneuten) Gesundheitsreform zurückzuführen; ein anderer Teil der Einkommensverschlechterung hängt mit dem Verhalten der Kostenträger bzw. Krankenkassen zusammen, die zunehmend genauer und kostensensibler Vergütungen der Ärzteschaft kontrollieren. Jedenfalls sind in der Bundesrepublik Insolvenzen auch bei Ärzten, Gemeinschaftspraxen und Medizinischen Versorgungszentren festzustellen, welche es in dieser Ausprägung zu Zeiten der Konkursordnung nicht gab.

Sanierungen in „Arzt-Fällen" sind besondere Verfahren. Ein Arzt ist selbst „Entscheider", allerdings in erster Linie in Gesundheits- und Behandlungsfragen. Er agiert und entscheidet aufgrund der besonderen Verpflichtung gegenüber dem Patienten anders als ein freier Handelsvertreter, ein Unternehmer, ein Notar, ein Anwalt, ein Steuerberater oder ein anderer Freiberufler. Ein Arzt ist meist kein Sanierungs- oder gar Insolvenzprofi. Alle Selbstständigen entwickeln ihre eigene Art, eine Krise zu analysieren, ihr zu begegnen und sie zu lösen, was nicht nur vom „Typ" des Freiberuflers, Unternehmers oder Arzt abhängt. Letztlich sind auch die Sanierungsempfehlungen und Handlungsabläufe der Arztpraxis in der Krise und u. U. auch in der Insolvenz mitunter besonders gelagert. Parallel dazu ist das Ziel der bestmöglichen Versorgung der Patienten zu beachten, ja im Vordergrund zu sehen. Motiv und Anspruch dieses Skripts ist es, den Arzt, die Praxis und das Medizinische Versorgungszentrum in der Krise und Insolvenz zu beleuchten, Sanierungschancen aufzuzeigen, Besonderheiten zu erörtern und betroffenen Praxen, aber auch Beratern einen Leitfaden zu geben.

Der Aufbau des Skripts orientiert sich – wie schon die erste Auflage – an dem „Lebenszyklus" einer Arztpraxis. Zunächst werden die rechtlichen Umstände und der juristische Rahmen für den Arzt in der Einzelpraxis, aber auch als Gesellschafter einer Gesellschaft bürgerlichen Rechts (GbR) erläutert. Sodann werden die Werkzeuge und Mittel dargestellt, die eingesetzt werden können, um Krisen früh zu erkennen, idealerweise rechtzeitig geeignete Maßnahmen zum Turnaround zu ergreifen und rasch die Krise zu überwinden. Der Hauptteil beschäftigt sich mit der außergerichtlichen Sanierung der ärztlichen Praxis oder des Medizinischen Versorgungszentrums und der Sanierung im eröffneten Insolvenzverfahren. Dabei wird auf die im gerichtlichen Verfahren bestehenden Einschränkungen des Arztes eingegangen. Der Ablauf des Insolvenzverfahrens, Rechte und Pflichten der Beteiligten, die Beendigung des Verfahrens (mit Restschuldbefreiung) sowie der Insolvenzplan sind Gegenstand besonderer Betrachtung. Am Ende beschäftigt sich das Werk mit dem Pfändungsschutz, dem Handeln und Wirken des Arztes im Insolvenzverfahren bis zur Beendigung desselben sowie Spezialfragen zu Ärzten in der Insolvenz.

Ratingen, im April 2016   *Marc d'Avoine*

Inhaltsverzeichnis

VII

Literaturverzeichnis

Kommentare

Andres/Leithaus
Insolvenzordnung: InsO, Kommentar, 3. Aufl., 2014
(zit.: Andres/Leithaus/*Bearbeiter*, InsO)

Ascheid/Preis/Schmidt
Kündigungsrecht Großkommentar zum gesamten Recht der Beendigung
von Arbeitsverhältnissen, 4. Aufl., 2012
(zit.: Ascheid/Preis/Schmidt/*Bearbeiter*, KündigungsR)

Bamberger/Roth
Beck'scher Online-Kommentar zum BGB, 37. Edition
(Stand: November 2013)
(zit.: BeckOK-BGB/*Bearbeiter*)

Braun, Eberhard (Hrsg.)
Insolvenzordnung, Kommentar, 6. Aufl., 2014
(zit.: Braun-InsO/*Bearbeiter*)

Erfurter Kommentar zum Arbeitsrecht
hrsg. von Müller-Glöge/Preis/Schmidt, 16. Aufl., 2016
(zit.: ErfKomm/*Bearbeiter*)

Henssler/Strohn
Gesellschaftsrecht, 2. Aufl,. 2014
(zit.: *Bearbeiter*, in: *Henssler/Strohn*, Gesellschaftsrecht)

Kreft (Hrsg.)
Heidelberger Kommentar zur Insolvenzordnung, 8. Aufl., 2016
(zit.: HK-*Bearbeiter*, InsO)

Jaeger/Henckel
Konkursordnung, Großkommentar, 9. Aufl., 1997

Kindl/Meller-Hannich/Wolf (Hrsg.)
Gesamtes Recht der Zwangsvollstreckung, ZPO, ZVG, Nebengesetze,
Europäische Regelungen, Kosten, Handkommentar, 3. Aufl., 2016
(zit.: RechtZV/*Bearbeiter*)

Kübler/Prütting/Bork (Hrsg.)
InsO – Kommentar zur Insolvenzordnung, 66. Ergänzungslieferung
(Stand: November 2015)
(zit.: Kübler/Prütting/Bork/*Bearbeiter*, InsO)

Münchener Kommentar zum Bürgerlichen Gesetzbuch
hrsg. von Säcker/Rixecker, 7. Aufl., 2015
(zit.: MünchKomm-BGB/*Bearbeiter*)

Münchener Kommentar zur Insolvenzordnung
hrsg. von Kirchhof/Lwowski/Stürner
Bd. 1: Einleitung, § 1–102, InsVV, 2. Aufl., 2007
Bd. 2: § 103–269, 3. Aufl., 2013
(zit.: MünchKomm-InsO/*Bearbeiter*)

Münchener Kommentar zur Zivilprozessordnung
hrsg. von Rauscher/Wax/Wenzel, 4. Aufl., 2012
(zit.: MünchKomm-ZPO/*Bearbeiter*)

Musielak, Hans-Joachim
Kommentar zur Zivilprozessordnung, 12. Aufl., 2015
(zit.: Musielak-ZPO/*Bearbeiter*)

Nerlich/Römermann
Kommentar zur Insolvenzordnung (Losebl.), 28. Ergänzungslieferung
(Stand: Januar 2015)
(zit.: Nerlich/Römermann/*Bearbeiter*, InsO)

Palandt, Otto
Bürgerliches Gesetzbuch, 75. Aufl., 2016
(zit.: Palandt/*Bearbeiter*)

Ratzel/Lippert
Kommentar zur Musterberufsordnung der Ärzte, 6. Aufl., 2015

Saenger, Ingo
Zivilprozessordnung, FamFG, Europäisches Verfahrensrecht,
Handkommentar, 6. Aufl., 2015
(zit.: Saenger-ZPO/*Bearbeiter*)

Schmidt (Hrsg.)
Hamburger Kommentar zum Insolvenzrecht, 5. Aufl., 2015
(zit.: HambKomm-InsO/*Bearbeiter*)

Uhlenbruck, Wilhelm (Hrsg.)
Insolvenzordnung: InsO, Kommentar, 14. Aufl., 2015
(zit.: Uhlenbruck-InsO/*Bearbeiter*)

Wimmer (Hrsg.)
Frankfurter Kommentar zur Insolvenzordnung, 7. Aufl., 2013
(zit.: *Bearbeiter-FK*, InsO)

Handbücher

Beck/Depré
Praxis der Insolvenz, Ein Handbuch für die Beteiligten und ihre Berater,
2. Aufl., 2010
(zit.: Beck/Depré-*Bearbeiter*, Praxis der Insolvenz)

Frege/Keller/Riedel
Insolvenzrecht, 8. Aufl., 2015

Gogger, Martin
Insolvenzgläubiger-Handbuch, 3. Aufl., 2011

Gottwald; Peter
Insolvenzrechts-Handbuch, 5. Aufl., 2015

Ott/Göpfert
Unternehmenskauf aus der Insolvenz, 2. Aufl., 2011

Ries/Schnieder/Althaus/Großbölting/Voß
Arztrecht: Praxishandbuch für Mediziner, 3. Aufl., 2012

Sinz/Hiebert/Wegener
Verbraucherinsolvenz, 3. Aufl., 2014

Smid/Rattunde/Martini
Der Insolvenzplan, 4. Aufl., 2015

von Westphalen, Friedrich, Graf/Thüsing, Gregor
Vertragsrecht und AGB-Klauselwerke, 37. Ergänzungslieferung
(Stand: Oktober 2015)
(zit.: *Bearbeiter* in: von Westphalen/Thüsing, Vertragsrecht)

Ziegenhagen/Denkhaus
Unternehmenskauf in Krise und Insolvenz, 2. Aufl., 2011

van Zwoll/Mai/Eckardt/Rehborn
Die Arztpraxis in Krise und Insolvenz, 2. Aufl., 2011

Aufsätze/Monographien

Armbrüster, Christian
Die Schranken der „unbeschränkten" persönlichen Gesellschafterhaftung in der BGB-Gesellschaft, ZGR 2005, 34

Arnold/Dötsch
Persönliche Haftung für Altschulden beim Eintritt in eine GbR, DStR 2003, 1398

Bange, Hubertus
Die Veräußerung einer Arztpraxis im Rahmen eines (Liquidations-) Insolvenzplanverfahrens, ZInsO 2006, 362

Berger, Christian
Die unternehmerische Tätigkeit des Insolvenzschuldners im Rahmen der Haftungserklärung nach § 35 Abs. 2 InsO, ZInsO 2008, 1101

Boehme, Matthias
Neue Grundsätze zur Haftung des Beitretenden für alte GbR-Schulden, NZG 2003, 764

Bork, Reinhard
The Scheme of Arrangement, International Law Review 2012, 477

Bunzel, David
Insolvenz des Apothekers, unveröffentlichte Dissertation, Universität zu
Köln, 2013 (zit.: *Bunzel*, Insolvenz des Apothekers)

Canaris, Claus-Wilhelm
Die Übertragung des Regelungsmodells der §§ 125–130 HGB auf die
Gesellschaft bürgerlichen Rechts als unzulässige Rechtsfortbildung contra
legem, ZGR 2004, 69

Cranshaw, Friedrich L.
Sanierungsunterstützende Maßnahmen des Kreditgebers außerhalb der
„klassischen" Kreditgewährung, ZInsO 2008, 421

Dauner-Lieb, Barbara
Ein neues Fundament für die BGB-Gesellschaft, DStR 2001, 356

Ebenroth/Müller
Die Abfindungsklausel im Recht der Personengesellschaften und der
GmbH-Grenzen privatautonomer Gestaltung, BB 1993, 1153

Ehlers, Harald
Chancen des Insolvenzrechts noch nicht angekommen?, NJW Editorial
Heft 49/2009

Gerster, Erwin
Insolvenzplan, „das unbekannte Wesen" oder „der Maßanzug des
Insolvenzrechts"?, ZInsO 2008, 437

Grau, Janet
Die Insolvenz des selbständigen Freiberuflers aus der Sicht des
Verwalters, Frankfurt 2010

Großbölting/Jaklinnes
Zulassungsentzug, NZS 2002, 525

Grunewald, Barbara
Anmerkung zu BGH, Urt. v. 22.1.2004 – IX ZR 65/01, JZ 2004, 683

Gutmann, Thomas
Wundersames zur Haftung des Neugesellschafters für Altverbindlichkeiten der GbR, NZG 2005, 544

Gutsche, Lason
Die schicksalhafte Begegnung der Dauerschuldverhältnisse mit der
„Freigabe" gem. § 35 Abs. 2 InsO, ZVI 2008, 41

Habersack, Mathias
Die Anerkennung der Rechts- und Parteifähigkeit der GbR und der
akzessorischen Gesellschafterhaftung durch den BGH, BB 2001, 477

Harlfinger, Wolf
Der Freiberufler in der Insolvenz, Kiel 2005

Hess/Röpke
Die Insolvenz der kammerabhängigen freien Berufsangehörigen,
NZI 2003, 233

Holzer, Johannes
Erklärungen des Insolvenzverwalters bei Ausübung einer selbständigen
Erwerbstätigkeit des Schuldners, ZVI 2007, 289

Kleindiek, Detlef
Eintrittshaftung in der BGB-Gesellschaft, in: Crezelius/Hirte/Vieweg
(Hrsg.), Festschrift für Volker Röhricht zum 65. Geburtstag, Gesellschaftsrecht – Rechnungslegung – Sportrecht, S. 315
(zit.: *Kleindieck* in: Festschrift Röhricht)

Kluth, Thomas
Die freiberufliche Praxis „als solche" in der Insolvenz – „viel Lärm um
nichts"?, NJW 2002, 186

Mai, Vera
Therapieempfehlung: Insolvenzplan – Ein Praxisbericht aus der Arzt-
insolvenz, ZInsO 2008, 414

Mayer, Dieter
Neues zur Buchwertklausel in Personengesellschaftsverträgen, Der Betrieb
1990, 1319

Morawietz, Christiane
Nachvertragliche Wettbewerbsverbote beim Ausscheiden aus einer ärztlichen Gemeinschaftspraxis, NJOZ 2008, 3813

Morshäuser/Falkner
Unternehmenskauf aus der Insolvenz, NZG 2010, 881

Münchner Empfehlungen
zur Wahrung der ärztlichen Schweigepflicht bei Veräußerung einer Arztpraxis, MedR 1992, 207

Neu/Ebbinghaus
Die Feststellung der Zahlungsunfähigkeit und die Prognoseproblematik,
ZInsO 2012, 2229

Neuhof, Rudolf
Sanierungsrisiken der Banken: Die Vor-Sanierungsphase, NJW 1998, 3225

Pape, Gerhard
Änderungen im eröffneten Verfahren durch das Gesetz zur Vereinfachung des Insolvenzverfahrens, NZI 2007, 481

Pape, Gerhard
Gläubigerbeteiligung im Insolvenzverfahren, 2000

Pardey, Frank
Der Vollstreckungsschutz des Kraftfahrzeughalters nach §§ 811, 812,
850f ZPO, DGVZ 1987, 180

Peifer, Karl-Nikolaus
Rechtsfähigkeit und Rechtssubjektivität der Gesamthand – die GbR als OHG?, NZG 2001, 296

Piltz, Detlev J.
Rechtspraktische Überlegungen zu Abfindungsklauseln in Gesellschaftsverträgen, BB 1994, 1021

Ries, Stephan
Urteilsanmerkung zu BGH (Freigabe der beruflichen Selbstständigkeit eines natürlichen Schuldners löst Dauerschuldverhältnisse mit sofortiger Wirkung aus der Masse heraus.), Urt. v. 9.2.2012 – IX ZR 75/11, FD-InsR 331006

Roth, Gregor
Zur Haftung des Scheingesellschafters einer GbR für Gesellschaftsschulden, Der Betrieb 2007, 616

Schäfer, Carsten
Offene Fragen der Haftung des BGB-Gesellschafters, ZIP 2003, 1225

Schmidt, Karsten
Die BGB-Außengesellschaft: rechts- und parteifähig – Besprechung des Grundlagenurteils II ZR 331/00 vom 29.1.2001, NJW 2001, 993

Schmidt, Karsten
Die Gesellschafterhaftung bei der Gesellschaft bürgerlichen Rechts als gesetzliches Schuldverhältnis – Zum Stand der nach den BGH-Urteilen vom 24.2.2003 und vom 7.4.2003, NJW 2003, 1897

Segna, Ulrich
Neues zur Haftung des Eintretenden für Altverbindlichkeiten der GbR: Das partielle Ende des Vertrauensschutzes für Altfälle, NJW 2006, 1566

Sinz/Hiebert
Verwertung der Betriebs- und Geschäftsausstattung eines selbstständig tätigen Insolvenzschuldners – zur Reichweite des § 811 Nr. 5 ZPO, ZInsO 2012, 63

Smid, Stefan
Freigabe des Neuerwerbs in der Insolvenz selbständig tätiger Schuldner, DZWiR 2008, 133

Spickhoff, Andreas
Die Entwicklung des Arztrechts 2010/2011, NJW 2011, 1651

Tetzlaff, Christian
Rechtliche Probleme in der Insolvenz des Selbständigen: ein Überblick über aktuelle Entwicklungen in der Rechtsprechung und in der Praxis diskutierte Probleme, ZInsO 2005, 393

Ulmer, Peter
Die Haftungsverfassung der BGB-Gesellschaft, ZIP 2003, 1113

Ulmer, Peter
Die höchstrichterlich „enträtselte" Gesellschaft bürgerlichen Rechts,
ZIP 2001, 585

Vallender, Heinz
Die Arztpraxis in der Insolvenz, in: Wolfgang van Betteray/Wolfgang
Delhaes (Hrsg.), Festschrift für Friedrich Wilhelm Metzeler zum
70. Geburtstag, 2003, S. 21
(zit.: *Vallender*, in: Festschrift Metzeler)

Vallender, Heinz
Wohin mit den Patientenakten? – Aufbewahrung von Patientenakten in
der Insolvenz des Krankenhausträgers, NZI 2013, 1001

Vallender, Heinz
Rechtliche und tatsächliche Probleme bei der Abwicklung der Arztpraxis
in der Insolvenz, NZI 2003, 530

van Zwoll, Christiane
Der „außergerichtliche Insolvenzplan", ZInsO 2008, 418

van Zwoll, Christiane
Entscheidungsanmerkung zu AG Köln, Beschl. v. 15.4.2003, GesR,
Zeitschrift für Arztrecht, Krankenhausrecht, Apotheken- und Arznei-
mittelrecht 2003, 331

Westermann, Harm Peter
Erste Folgerungen aus der Anerkennung der Rechtsfähigkeit der
BGB-Gesellschaft, NZG 2001, 289

Wischemeyer, Markus
Die Zahlungspflicht des selbstständig tätigen Schuldners im eröffneten
Insolvenzverfahren gem. §§ 35 Abs. 2 Satz 2, 295 Abs. 2 InsO,
ZInsO 2010, 2068

Wischemeyer, Markus
Die Freigabe der selbständigen Tätigkeit gem. § 35 Abs. 2 InsO – eine
„kleine" übertragene Sanierung?, ZInsO 2009, 937

Wischemeyer, Markus
Freigabe einer selbständigen Tätigkeit nach § 35 Abs. 2 InsO – Praxis-
fragen und Lösungswege, ZInsO 2009, 2121

A. Einleitung

Der Arzt ist Freiberufler. Zum Jahresbeginn 2015 gab es etwa 1,309 Millionen **1**
Freiberufler in Deutschland. Die Heilberufe verzeichneten mit plus 3,9 Prozent (auf insgesamt 404.000 selbstständige Freiberufler zum 1.1.2015) den stärksten Anstieg, gefolgt von den Kulturberufen, den technisch-naturwissenschaftlichen Berufen und den rechts-, wirtschafts- und steuerberatenden Berufen. Mittlerweile ist beinahe jeder dritte Selbstständige Freiberufler. Seit Ende der 90er-Jahre hat sich die Anzahl der Selbstständigen in den freien Berufen verdoppelt. Diese beschäftigen rund drei Millionen Mitarbeiter[1] und erwirtschaften etwa 9 % des BIP.[2]

I. Der Arzt als klassischer „freier Beruf"

Der Arzt betreibt kein Gewerbe i. S. d. Gewerbeordnung (GewO). Ein Ge- **2**
werbe ist grundsätzlich jede wirtschaftliche Tätigkeit, die auf eigene Rechnung, eigene Verantwortung und auf Dauer mit der Absicht zur Gewinnerzielung betrieben wird, wie typischerweise Industrie und Handwerk. Obwohl diese Definition grundsätzlich auch auf freie Berufe oder landwirtschaftliche Tätigkeiten zutrifft, betreibt ein Arzt dennoch kein Gewerbe, sondern übt vielmehr einen klassisch „freien Beruf" gemäß § 1 Abs. 2 Bundesärzteordnung (BÄO) aus. Die persönliche, eigenverantwortliche und fachlich unabhängige Erbringung von Dienstleistungen höherer Art steht im Interesse der Auftraggeber und der Allgemeinheit (§ 1 Abs. 2 PartG) im Vordergrund. Die Insolvenzordnung (InsO) kennt den Begriff des Freiberuflers nicht. Gemeinsames Merkmal der freien Berufe ist, dass sie Einkünfte aus selbstständiger Tätigkeit beziehen. Der insolvenzrechtliche Begriff der „selbstständigen Tätigkeit", wie er in § 35 Abs. 2 InsO verwendet wird, ist weiter und umfasst jede berufliche Betätigung, die nicht in abhängiger Beschäftigung ausgeübt wird, sodass neben Freiberuflern auch Gewerbetreibende und sonstige Einzelunternehmer darunterfallen.[3]

Ärzte müssen sich zwar dem Wettbewerb stellen, heute mehr denn je. Sie **3**
sind aber keine Unternehmer i. S. d. § 5 Abs. 1 Satz 1 GewStG. Konsequenterweise unterliegen sie weder der Gewerbeordnung noch der Gewerbesteuer. Neben dem allgemeinen Arzt zählen auch Zahnärzte, Tierärzte, Heilpraktiker, Dentisten, Krankengymnasten, Hebammen, Heilmasseure und Diplom-Psychologen zu den klassischen Katalogberufen gemäß § 18 EStG bzw. § 1 PartGG, soweit der Betreffende nicht bei einem Gewerbebetrieb angestellt ist.

---

1) Daten und Fakten herausgegeben vom Bundesverband der freien Berufe, abrufbar unter http://www.freie-berufe.de/ueber-die-freien-berufe/daten-und-fakten.html (Stand: vorläufiges Ergebnis zum 1.1.2015).

2) Siehe http://de.wikipedia.org/wiki/Freier_Beruf_(Deutschland), Unterabschnitt: Wirtschaftliche Bedeutung der freien Berufe (Stand: 1.8.2015).

3) HambKomm-InsO/*Lüdtke*, § 35 Rn. 242.

II. Persönlichkeitsmerkmale des Arztes

4 Solange der Arzt allein aktiv ist, handelt er faktisch wie ein Einzelunternehmer. Als solcher nimmt er am Wirtschaftsleben und am Wettbewerb mit seinen ärztlichen Kollegen teil, zuweilen auch über den Fachbereich und die Grenzen des Bezirks hinaus. Der Erfolg oder Misserfolg jedes Einzelnen wird maßgeblich durch vier zentrale Merkmale („4 P") bestimmt (siehe Schaubild).

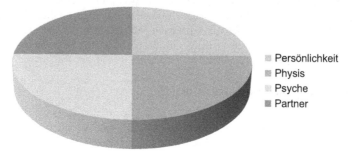

Abb. 1: Schaubild „4 P"

5 Von den vier „P-Merkmalen" ist die „Persönlichkeit" das wohl wichtigste für den Grad des Erfolges. Die Persönlichkeit zeigt sich in diversen Schattierungen und Ausprägungen innerer und äußerer Art (siehe Schaubild).

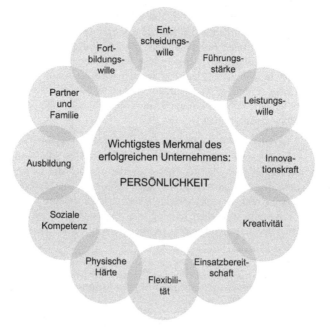

Abb. 2: Schaubild „Persönlichkeit"

Der Arzt mag eine herausragende Persönlichkeit besitzen und einzeln erfolg- 6
reich sein. Gleichwohl gilt: „Gemeinsamkeit" macht stark". Die Bündelung
der Kräfte und die Vereinigung von Kompetenzen u. a. in Form von Ärztege-
meinschaften ist nicht nur „modern", sondern bietet dem Patienten auch ein
breiteres Angebot fachärztlicher Kompetenz. Fachausrichtung und Spezialisierung in der Gemeinschaftspraxis bringen letztlich auch berufliche Sicherheit und Beschleunigung der Abläufe bei Behandlungen.

III. Zusammenschluss von Ärzten in Arztpraxen und medizinischen Versorgungszentren

Der Zusammenschluss von Ärzten erfolgt für gewöhnlich in der Organisati- 7
onsform der Personengesellschaft, meist in Form einer Gesellschaft bürgerlichen Rechts (GbR) nach den §§ 705 ff. BGB. Diese entsteht fast ausnahms-
los durch einen „Vertrag über eine Berufsausübungsgemeinschaft" (BAG). Das
muss aber nicht sein. Denn eine wirksame GbR entsteht bereits durch münd-
liche Absprache oder faktisches Handeln zur Verfolgung eines gemeinsamen
beruflichen Ziels. Die Gesellschaft kann und wird i. d. R. – wenigstens später
– durch einen schriftlichen Vertrag dokumentiert und geregelt. Eine (reine)
Praxisgemeinschaft ohne gemeinsame Strukturen, vor allem ohne gemeinsames Wirtschaften, stellt noch keine Gesellschaft dar.

Seit 1994 bietet die Partnerschaftsgesellschaft (PartG) Möglichkeiten, auch 8
im Zusammenschluss von Ärzten und anderen Freiberuflern die Haftung des
Einzelnen zu begrenzen. Angehörige einer Partnerschaft können nur natürliche Personen sein. Die Arztpraxis als Partnerschaftsgesellschaft haftet für
ihre gemeinschaftlichen Aktivitäten und damit für Verbindlichkeiten gegenüber Banken, Kassen und anderen Gläubigern mit ihrem Geschäftsvermögen
und – zusätzlich – dem Privatvermögen der Gesellschafter, somit eines jeden
Arztes. Allerdings kann sich ein Anspruchsteller, beispielsweise ein vermeintlich nicht korrekt behandelter Patient, nicht in jedem Fall an alle Gesellschafter wenden; die Haftung für Fehler im Rahmen der Berufsausübung ist auf
den verursachenden Arzt beschränkt. Ärzte in einer Gemeinschaftspraxis erhalten so eine Haftungsprivilegierung. Der unbeteiligte Arzt muss nicht für
(vermeintliche) Kunstfehler seines Kollegen haften, wenn er nicht an der Behandlung oder Operation beteiligt war. Daneben steht die Partnerschaft für
alle Risiken und Verantwortungen ein, bei denen auch die gesamte Partnerschaft
betroffen ist.

Seit Einführung des GKV-Modernisierungsgesetzes vom 14.11.2013 steht meh- 9
reren Ärzten auch der Weg in die Rechtsform einer juristischen Person des Privatrechts offen, insbesondere durch die Gründung eines medizinischen Versorgungszentrums.

3

10 Mit Urteil vom 25.11.1993[4] stellte der BGH fest dass ein Zusammenschluss mehrerer (Zahn-)Ärzte in Form einer juristischen Person des Privatrechts zulässig ist. Ärzte sind demnach frei, sich insbesondere in der Rechtsform einer GmbH oder AG zu betätigen. Allerdings gelten hierfür Einschränkungen, die sich aus dem ärztlichen Berufsrecht ergeben. Insoweit bestimmt § 23a MBO-Ä:

> „(1) Ärztinnen und Ärzte können auch in der Form der juristischen Person des Privatrechts ärztlich tätig sein. Gesellschafter einer Ärztegesellschaft können nur Ärztinnen und Ärzte sowie Angehörige der in § 23b Absatz 1 Satz 1 genannten Berufe sein. Sie müssen in der Gesellschaft beruflich tätig sein. Gewährleistet sein muss zudem, dass
>
> a) die Gesellschaft verantwortlich von einer Ärztin oder einem Arzt geführt wird; Geschäftsführer müssen mehrheitlich Ärztinnen und Ärzte sein,
>
> b) die Mehrheit der Gesellschaftsanteile und der Stimmrechte Ärztinnen und Ärzten zustehen,
>
> c) Dritte nicht am Gewinn der Gesellschaft beteiligt sind,
>
> d) eine ausreichende Berufshaftpflichtversicherung für jede/jeden in der Gesellschaft tätige Ärztin/tätigen Arzt besteht.
>
> (2) Der Name der Ärztegesellschaft des Privatrechts darf nur die Namen der in der Gesellschaft tätigen ärztlichen Gesellschafter enthalten. Unbeschadet des Namens der Gesellschaft können die Namen und Arztbezeichnungen aller ärztlichen Gesellschafter und der angestellten Ärztinnen und Ärzte angezeigt werden."

11 Hiermit ist allerdings noch nichts über die mögliche Teilnahme der juristischen Person an der kassenärztlichen Versorgung ausgesagt. Gemäß § 95 Abs. 1 Satz 1 SGB V nehmen an der vertragsärztlichen Versorgung zugelassene Ärzte und zugelassene medizinische Versorgungszentren sowie ermächtigte Ärzte und ermächtigte Einrichtungen teil. Die kassenärztliche Zulassung ist damit nicht der juristischen Person selbst zu erteilen, soweit es sich bei dieser nicht um ein medizinisches Versorgungszentrum handelt. So urteilte das Bundessozialgericht mit Urteil vom 15.8.2012[5], dass ein einzelner Arzt (Zahnarzt, Psychotherapeut) seine vertragsärztliche Tätigkeit nicht in der Rechtsform einer juristischen Person des Privatrechts ausüben kann.

12 Allerdings steht mehreren Ärzten inzwischen die Möglichkeit offen, ihre ärztliche Tätigkeit im Rahmen eines medizinischen Versorgungszentrums (nachfolgend auch MVZ) zu erbringen. Nach der Legaldefinition des § 95 Abs. 1 Satz 2 SGB V sind MVZ ärztlich geleitete Einrichtungen, in denen Ärzte, die in das Arztregister nach Absatz 2 Satz 3 eingetragen sind, als Angestellte oder Vertragsärzte tätig sind. Gemäß § 95 Abs. 1a Satz 1 Hs. 2 SGB V ist die Gründung nur in der Rechtsform einer Personengesellschaft, einer eingetragenen

---

4) BGHZ 124, 224 = ZIP 1994, 381, dazu EWiR 1994, 785 *(Kleine-Cosack)* = NJW 1994, 786 = MedR 1994, 152.

5) BSG, Urt. v. 15.8.2012 – B 6 KA 47/11 R (LSG RhPf, Urt. v. 15.9.2011 – L 5 KA 4/11).

Genossenschaft oder einer Gesellschaft mit beschränkter Haftung oder in einer öffentlich-rechtlichen Rechtsform möglich. Wie der Bestimmung zu entnehmen ist, enthält diese eine abschließende Aufzählung der zulässigen Gesellschaftsformen. Als Kapitalgesellschaften sind einzig die eG und GmbH zulässig.

Aufgrund der vorbenannten Bestimmung sind unterschiedliche Ausprägungs- 13
formen des MVZ denkbar. Bei den dort tätigen Ärzten handelt es sich entweder um Freiberufler (Vertragsarzt-MVZ) oder angestellte Ärzte (Angestellten-MVZ). Daneben sind auch Mischformen möglich. Freiberufler und Angestellte können nebeneinander in einem MVZ tätig werden.

IV. Krisenverlauf in der Arztpraxis

Ärzte in Einzel-, aber auch in Gemeinschaftspraxen geraten mitunter in wirt- 14
schaftliche Schieflage. Von der Krise in die existenzielle Notlage ist es häufig nur ein kurzer Zeitraum.

Krisen sind in jedem Lebensbereich anzutreffen. Die wirtschaftliche Krise 15
des Arztes und seiner Praxis basiert meist auf mehreren Gründen, welche ihn in unterschiedliche (weitere) Krisen führen kann. Diese haben folgende Anzeichen und greifen dann in der Regel ineinander über (siehe Schaubild Krisenentwicklung Abb. 3):

• **Strategische Krise**

Strategische Krisen können auf unterschiedliche Weise entstehen und verschieden gelagert sein. In den meisten Fällen sind sie auf Veränderungen von Bedingungen im Umfeld zurückzuführen. Strategische Krisen entwickeln sich schleichend, stellen daher keine sofortige Bedrohung für die ärztliche Praxis dar und sind durch den verantwortlichen Berufsträger häufig nicht offensichtlich. Faktoren, die in Zukunft zu einer strategischen Krise führen können, sind u. a. Veränderung in der Bevölkerungsstruktur, wissenschaftliche und technische Entwicklungen, die nicht nachvollzogen werden, steigender Konkurrenzdruck etc., aber auch Änderungen der gesetzlichen oder politischen Rahmenbedingungen. Für den handelnden Arzt ergibt sich daher die Notwendigkeit einer ständigen Beobachtung des Marktes und seiner Praxis im Kontext. Denn nur so können kurzfristig notwendige Anpassungen vorgenommen werden, um der sich andeutenden Krise frühzeitig entgegenzuwirken.

Dabei gibt es für Arztpraxen keinesfalls nur „eine Strategie", gleich welche Fachrichtung der Arzt einschlägt und welche Patientengruppe er ansteuert. Spezialisierung und Konzentration auf bestimmte medizinische Bereiche oder Techniken oder Erweiterung des ärztlichen Behandlungsspektrums liegen als Strategie diametral gegenüber. In den allermeisten Fällen schließt die Konzentration auf einen Bereich die Erschließung anderer Tätigkeitfelder aus. Dennoch kann diese Vorgehensweise im Fall des konkreten Arztes zielführend sein. In Ballungsgebieten ist die Strategie für den fachausgebildeten Arzt mit Schwerpunkt auf bestimmten Organen/Körperteilen/Systemen/Krankheiten/Suchten/Symptomen eine andere als in ländlichen Bereichen, in denen eher der Allgemeinmediziner gefragt ist. Die örtliche Lage der Praxis in einem entsprechenden Gebiet oder einer Stadt kann eine bestimmte Fachausrichtung rechtfertigen, welche zu einem eher überdurchschnittlichen Anteil an Privatpatienten führen kann. Damit kann der Arzt u. U. einzelne Patientenkreise nicht mehr bedienen, andererseits aber andere Patientengruppen erschließen. Auch der Arzt, der Allgemeinmediziner bleibt, kann durchaus ein „Alleinstellungsmerkmal" besetzen und sich gegenüber Konkurrenten abheben; er kann aber auch gerade durch eine versäumte Facharztausbildung einen strategischen Fehler begehen, welcher in eine strategische Krise mündet.

- **Leistungswirtschaftliche Krise (Ergebniskrise)**

„Leistung muss bezahlt werden". So einfach dieser Allgemeinplatz ist, so schwierig ist die Umsetzung im Gesundheitswesen mit seinen Regeln und Besonderheiten des Abrechnungswesens einerseits und dem ärztlichen Behandlungsgebot andererseits. Jede ärztliche Behandlung begründet einen Vergütungsanspruch. Dessen Bezahlung erfolgt nur bei Privatpatienten nach den Regeln des freien Marktes. Bei Kassenpatienten findet durch die Regelleistungsvolumina eine Honorarbegrenzung statt. Die Leistung, welche der Arzt erbringt, wird somit nicht in allen Fällen adäquat vergütet. Seit Anfang 2012 führen die Gestaltungsspielräume der Kassenärztlichen Vereinigung (aufgrund der Neuregelungen durch das GKV-Versorgungsstrukturgesetz) teilweise zu Reduzierungen von Honoraren, was zu einer leistungswirtschaftlichen Krise (Ergebniskrise) führen kann. Es werden Maßnahmen zur Verbesserung der Rendite pro ärztlichem Einsatz und Anwendung erforderlich.

- **Finanzwirtschaftliche Krise (Liquiditätskrise)**

Der Vermögensstatus der Arztpraxis zeigt regelmäßig die verfügbare Liquidität zur Finanzierung aller laufenden Kosten der Praxis. Steigende Kosten bei stagnierenden oder gar rückläufigen Umsatzerlösen und/oder dauerhaft defizitäres Wirtschaften können zu einem Verzehr der notwendigen Liquidität führen. Die Kassenärztliche Vereinigung, die Verrechnungsstellen, Patienten und andere „Drittschuldner" zahlen u. U. mit Abschlägen oder verzögert bzw. erst nach qualifizierter Mahnung. In der Folge gerät die Praxis in Zahlungsschwierigkeiten. Die Forderungen der Vermieter, Banken, Lieferanten, Arbeitnehmer, Sozialversicherungsträger, des Finanzamts und sonstiger Gläubiger können nicht mehr sämtlich innerhalb der vereinbarten Zahlungsziele bedient werden. Es kommt zu ersten Zahlungsstockungen. Der Übergang zur Zahlungsunfähigkeit ist fließend. Der Arzt benötigt wenigstens ein Programm zur Wiederherstellung ausreichender Liquidität.

• **Existenzielle Krise und Insolvenz**

Wenn die Zahlungsstockung zur Zahlungsunfähigkeit wird, ist die Insolvenzreife erreicht. Soweit Zahlungsunfähigkeit und die letzte Stufe der „existenziellen Krise" nicht zu lösen sind, können das MVZ oder der Arzt Insolvenzantrag über sein persönliches Vermögen und damit gleichzeitig auch das der Arztpraxis stellen. Als Alternative verbleibt die Liquidation des MVZ oder der Praxis. Bei selbstständigen Ärzten kann das einer Beendigung der beruflichen Tätigkeit gleichkommen. Hingegen kann die Einleitung eines geordneten Insolvenzverfahrens zur Neupositionierung des MVZ, zum Erhalt der Praxis, zur persönlichen Restschuldbefreiung des betroffenen Arztes und damit zur Lösung der existenziellen Krise führen.

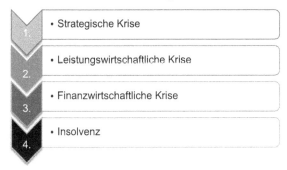

Abb. 3: Schaubild Krisenentwicklung

B. Unternehmensplanung Arztpraxis und Krisenursachen

Jedem Arzt muss vor dem Start in die Selbstständigkeit bewusst sein, dass er 16 mit Gründung der Praxis – allein oder mit Berufskollegen oder im Rahmen eines MVZ – Unternehmer wird. Unternehmen bedeutet Chance und Risiko. Die Chance, die Möglichkeiten des Marktes Gesundheitswesen zu nutzen, aber auch typische Unternehmerrisiken, gerade bei selbstständigen Ärzten, zu tragen. Die Mehrzahl der Arztpraxen geht mit den Risiken bewusst um und ist durchaus erfolgreich. Wenngleich die Überschüsse der Praxen zum Teil in Abhängigkeit der Facharztschaften stark differieren, lassen sich bei durchschnittlich angepassten Kostenstrukturen dauerhaft Überschüsse erzielen. Auch mit Allgemeinarztpraxen ohne nennenswertes Aufkommen an Privatpatienten sind stabile Gewinne zu erwirtschaften. Allerdings ist der Grat zwischen erfolgreicher Praxis und dem Arzt bzw. dem MVZ in der Krise mitunter schmal.

I. Aufnahme und Verwertung aller Daten

Viele wirtschaftliche Fehlentwicklungen, mit dem Resultat eines Liquiditätseng- 17 passes und damit einer Krise der ärztlichen Praxis, lassen sich bereits im Vorfeld wirksam vermeiden. Entscheidend für jede erfolgreiche Praxis ist die vollständige und richtige Aufnahme und Verwertung aller Daten und die sorgsame **Planung**, was die nachfolgende Aufstellung verdeutlicht:

1. **Objektiver Maßstab** aller Daten, Hintergrundinformationen und anderen Erkenntnisquellen für die zu planende Arztpraxis, Eliminierung subjektiver Einflüsse im Planungsprozess, somit neutrale und nicht persönlich motivierte Informationen als Basis jeder Anfangsüberlegung.

2. Dogma/Grundsatz der **Klarheit, Echtheit** der Daten aus dem Gesundheitsbereich und dem Markt für medizinische Leistungen.

3. Überprüfung der Belastbarkeit der Informationen aus dem Gesundheitswesen und **Richtigkeit** der Quellen betreffend vergleichbare Arztpraxen.

4. Exakte vollständige Datenlage – **Genauigkeit der Daten** und Informationen:

   • Regelmäßige und aktuelle Erhebung der internen und externen Daten aus dem Gesundheitswesen und der Medizintechnik.

   • Zeitplanung bis zur Vorlage der planungsrelevanten Daten.

   • **Zuverlässigkeit** der verfügbaren Quellen aus dem Gesundheitswesen und der Medizintechnik sowie aus vergleichbaren Arztpraxen und der von dort gewonnenen Daten.

   • **Vollständigkeit** der Daten aus vergleichbaren Arztpraxen.

- Ggf. Verlässlichkeit des der Planung zugrunde liegenden Rechnungswesens.

- Richtigkeit und Exaktheit der Daten anderer Projekte oder anderer Arztpraxen.

- **Relevanz** der Daten für den aktuellen Prozess der hier zu planenden Arztpraxis.

- **Verwendbarkeit** der Daten, wenn nein, ggf. Parameter für die Umrechnung oder Transformation der historischen Daten in verwendbare Daten bzw. Umwandlung der historischen Daten in eine aktuell verarbeitungsfähige Form.

- **Kosten** des Zugangs zu betriebswirtschaftlichen/ärztlichen Erkenntnisquellen und Kosten der Informationsbeschaffung im Einzelfall.

- **Ausschalten** nicht planungsrelevanter Aspekte und nicht „wesentlicher" Daten und Informationen. Unwesentliche, weil nicht relevante oder hier nicht einschlägige Daten brauchen nicht erhoben und ausgewertet zu werden (Zeit- und Kosteneinsparung).

5. Grundsatz der **periodengerechten und zeitpunktgetreuen Planung** (Periodenabgrenzung bei Ertragsplanung, Zahlungsfluss bei Liquiditätsplanung).

6. Grundsatz der **Vorsicht** im Verbund mit maßvoller Zurückhaltung bei der Planung:

- Realistische Planung des Standorts, der dortigen Ärztedichte und der übrigen medizinischen Versorgung.

- Realistische Planung der (künftigen) Patientenstruktur inkl. Privatpatienten

- Vorsichtige Planung der vorstehenden Parameter.

- Einbau von Bewertungsabschlägen künftiger Projekte/Belegungen/ Aufträge/Behandlungen und daraus erwarteter Erträge.

- Berücksichtigung weiterer Sicherheitspuffer in Abhängigkeit von „weichen" Planungsparametern und unter Berücksichtigung allgemeiner Unsicherheitsfaktoren jeder unternehmerischen Planung.

7. Transparenz, Übersichtlichkeit und Klarheit der Ergebnisse der Planung der ärztlichen Praxis.

8. Vergleichbarkeit der Planung mit Parallelprojekten betreffend Arztpraxen.

9. Anpassungsfähigkeit bei Veränderung der medizinischen, organisatorischen oder strukturellen Planungsparameter (Elastizität der Planung).

10. Fähigkeit der Auditierung und Überprüfbarkeit der Planung ggf. durch einen sachverständigen Dritten in angemessener Zeit.

11. **Flexibilität** zur Änderung und ggf. Anpassung der vorstehenden Schritte bzw. Planungsmodule im konkreten Fall der Arztpraxis in Abhängigkeit zur (neuen) Situation; ggf. unternehmerischer Mut zur Änderung historisch getroffener Ansätze und Grundüberlegungen.

II. Plan-Gewinn- und Verlustrechnung (Plan-GuV) und Liquiditätsplan

Unerlässlich für die Planung der Praxis ist ein belastbarer Businessplan mitsamt einer verlässlichen Plan-Gewinn- und Verlustrechnung (Plan-GuV). Ohne entsprechende Planung befindet sich der praktizierende Arzt gleichsam im „Blindflug" und wird in Folge dessen nicht in der Lage sein, Mängel und Defizite zu erkennen und bei ggf. festgestellten Fehlentwicklungen gegenzusteuern. 18

Eine vereinfachte Plan-Gewinn-und-Verlustrechnung kann wie folgt aussehen: 19

Plan Gewinn- und Verlustrechnung			
		Planjahr	2020
	EUR	% von Gesamt	Januar/ff.
Umsatzerlöse			
Bestandsveränderungen			
andere aktivierte Eigenleistungen			
Gesamtleistung			
sonstige betriebliche Erträge			
davon Deinvestitionserträge, beispielsweise Verkauf eines Röntgengerätes, Behandlungseinrichtung, vormaliger technischer Geräte beispielsweise Verkauf eines Röntgengerätes, Behandlungseinrichtung, vormaliger technischer Geräte zu einem Preis oberhalb des letzten aktivierten Buchwertes			
Materialaufwand: a) Aufwendungen für RHB und bezogene Waren b) Aufwendungen für bezogene Leistungen			
Personalaufwand: a) Löhne und Gehälter b) Soziale Abgaben und Aufwendungen für Altersversorgung			

Plan Gewinn- und Verlustrechnung			
		Planjahr	2020

	EUR	% von Gesamt	Januar/ff.
Abschreibungen: a) auf immaterielle Vermögensgegenstände des Anlagevermögens und auf Sachanlagen b) auf Vermögensgegenstände des Umlaufvermögens, soweit diese die üblichen Abschreibungen überschreiten			
sonstige betriebliche Aufwendungen			
davon Deinvestitionsverluste, beispielsweise Verkauf eines Röntgengerätes, Behandlungseinrichtung, vormaliger technischer Geräte zu einem Preis unterhalb des letzten aktivierten Buchwertes			
Betriebsergebnis			
Erträge aus Beteiligungen			
Erträge aus anderen Wertpapieren und Ausleihungen des Finanzanlagevermögens			
Sonstige Zinsen und ähnliche Erträge			
Erträge/Aufwendungen aus Verlustübernahme			
Abschreibungen auf Finanzanlagen und auf Wertpapiere des Umlaufvermögens			
Zinsen und ähnliche Aufwendungen			
Erträge/Aufwendungen aus Gewinngemeinschaften			
Finanzergebnis			
Ergebnis der gewöhnlichen Geschäftstätigkeit			
Außerordentliche Erträge			
Außerordentliche Aufwendungen			
Außerordentliches Ergebnis			
Steuern vom Einkommen und vom Ertrag			
Sonstige Steuern			
Steueraufwand			
Jahresergebnis			

Zusätzlich sollte eine belastbare Liquiditätsplanung aufgestellt werden: 20

Stufe 1:
- Statische Liquiditätsbilanz erstellen (stichtagsbezogen)
- Nicht ernsthaft geltend gemachte Verbindlichkeiten eliminieren
- Schnell veräußerliche Vermögenswerte ermitteln und ggf. einplanen

Stufe 2:
- Ertragsplanung erstellen
- Mindestumfang der Planung: Wochenplanung
- Netto-Brutto-Umstellung vornehmen (Umsatzsteuer bei eventuellen Zusatz-leistungen!)
- Pagatorische Korrekturen vornehmen
- Rahmendaten für zeitliche Korrekturen ermitteln
- Zeitliche Korrekturen vornehmen
- Sicherheitspuffer ermitteln und einstellen

Stufe 3:
- Ergebnis der Drei-Wochen-Prognose bewerten
- Besteht eine positive oder eine negative Prognose für die Zukunft?
- Bei Liquiditätsdeckung ist der Prüfungszeitraum zu erweitern
- Ist Gläubigern ein Zuwarten zumutbar?
- Ist in absehbarer Zeit (max. drei Monate) mit an Sicherheit grenzender Wahrscheinlichkeit die Bezahlung aller fälligen Verbindlichkeiten dargelegt und sichergestellt?

Stufe 4:
- Soll-/Ist-Vergleich erstellen und ggf. Abweichungen analysieren
- Gegebenenfalls Planung überarbeiten

Abb. 4: Liquiditätsplanung

Jede Planung basiert auf Prognosen; Abweichungen sind vorprogrammiert 21
und führen mitunter in eine Krise. Für die Gründe der Krise einer ärztlichen
Einzel- oder Gemeinschaftspraxis gibt es keine belastbaren Statistiken. Erfahrungen aus Sanierungsfällen führen zu der Erkenntnis, dass interne und
externe Gründe ineinander übergehen und mit unterschiedlicher Gewichtung
Ursache für eine Krise werden können.

Gleich, ob **interne Ursachen** aus dem Kernbereich der Praxis oder **externe** 22
Ursachen die Krise des Praxisbetriebes oder des MVZ begründet hatten, deren Analyse und deren Kenntnis sind elementar für weitere Überlegungen in
Richtung Änderung bzw. Sanierung des ärztlichen Betriebs. In jedem Fall ist
vor dem Einstieg in weitere Überlegungen eine Ursachenanalyse notwendig.

13

III. Ursachen und Auslöser der Krise in der ärztlichen Praxis

23 Interne und externe Ursachen können eine Krise auslösen. Sie zeigen sich auf unterschiedliche Weise, wobei diese quasi am „Zeitstrahl" zu markieren sind.[6)]

1. Fehlerhafte Untersuchung des Bedarfs am jeweiligen Standort

24 Patienten müssen zu ihrem „Behandler" passen. Nicht jeder Patient zeigt die gleiche Affinität zu „seinem" Arzt; nicht jede Region, jeder Ort und jeder Bereich benötigt eine gleich intensive und übergreifende ärztliche Versorgung. Der Facharzt findet seine Daseinsberechtigung mit Sicherheit in Ballungszentren sowie in großen und mittleren Städten. In ländlichen Bezirken dürfte die Besetzung durch Allgemeinärzte eher dem lokalen Bedarf entsprechen. Häufig analysieren Bewerber im Vorfeld nicht oder nicht sachgerecht, welcher Bedarf (in Gebieten ohne Zulassungsbeschränkungen) für ihren Fachbereich in der konkret ins Auge gefassten Region besteht. Die Erfahrung der ersten Berufsjahre offenbart oftmals erst, ob und inwieweit am „Bedarf vorbei" geplant wurde. Eine Änderung der Fachrichtung kommt dann vielfach zu spät.

25 Die Standortanalyse ist ein zentrales Merkmal einer profunden Unternehmensplanung. Der Arzt mit Weitblick hat sich vor Begründung seiner Praxis darüber ein Bild zu verschaffen, welche Ärzte mit welcher Fachausrichtung an dem gewählten Standort bereits ansässig sind und ob es sich um einen gesperrten Planungsbereich mit Zulassungsbeschränkungen handelt. Zudem spielen Alter und Reputation der Mitbewerber vor Ort eine tragende Rolle, da sie für deren „Verbleibenszeit" vor Ort relevant sein können. In diesem Zusammenhang ist auch zu untersuchen, ob es vorwiegend Kassen- oder Privatpatienten sind, die die ärztlichen Leistungen in Anspruch nehmen werden. Diese beiden Aspekte sind entscheidend für die Entwicklung einer zu gründenden Arztpraxis. Sie spielen aber auch eine Rolle, wenn es um die Frage geht, ob eine alt-eingesessene Praxis am Standort verbleibt, der unter einem „negativen Strukturwandel" leidet.

2. Unzureichender oder zu optimistischer Businessplan

26 „Kein Geschäft ohne Planung". Ein fundierter und belastbarer Businessplan ist Grundvoraussetzung für jede Unternehmensplanung, unabhängig davon, ob und inwieweit ein begleitendes oder nachschauendes Controlling installiert wird, welches gleichermaßen existentiell ist. Wenngleich es nicht die ursprüngliche Profession des Arztes ist, muss er im Vorfeld die wirtschaftliche Entwicklung planen und später steuern. Gerade im Fall einer Arztpraxis mit Kassenpatienten bietet sich, da auch die Abrechnungen quartalsmäßig erfolgen, eine quartalsmäßige Plan-Gewinn- und Verlustrechnung sowie eine quartals-

---

6) Siehe Übersicht und Unterscheidung nach externen und internen Faktoren in: *van Zwoll/Mai/Eckardt/Rehborn*, Die Arztpraxis in Krise und Insolvenz, Rn. 5 ff.; vgl. auch *van Zwoll*, ZInsO 2008, 418–420.

mäßige Liquiditätsplanung an. Mit diesen Instrumenten soll eine grundsätzliche Fehlplanung vermieden werden, die häufig mit Fehlinvestitionen zu Beginn der Praxis anfängt und sich über falsche und ggf. zu hohe betriebliche Aufwendungen, sei es in Betriebs- und Geschäftsausstattung, Umlaufvermögen oder Personal fortsetzt. Exemplarisch seien die Kosten für die Sprechstundenhilfen, Reinigungskräfte, den Lieferservice, aber auch die Dauerschuldverhältnisse, wie etwa Miete für Geräte und Praxisräume sowie Versicherungsbeiträge genannt. Die Praxis lehrt, dass der unbedarfte und zu schnelle Start in eine vermeintlich attraktive berufliche Tätigkeit die Initialzündung für eine spätere wirtschaftliche Schieflage sein kann.

3. Unterlassenes oder fehlerhaftes Controlling

Kontrollen sind unabdingbar, in der Führung kleiner und großer Haushalte **27** und auch in Arztpraxen jedweder Größe. Auf dem vorerwähnten „Zeitstrahl" können sich Fehlentscheidungen oder unterlassene Kontrollen auswirken. Gerade der Arzt muss nicht nur das Wohl und die Entwicklung seiner Patienten beobachten, sondern auch die wirtschaftliche Entwicklung seiner Praxis genau und ständig kontrollieren. Der in der Praxis anzutreffende Kardinalfehler, in eigener Sache nachlässig zu sein, die wirtschaftliche Entwicklung und ggf. finanzielle Engpässe der Praxis nicht ausreichend zu würdigen und nicht rechtzeitig gegenzusteuern, wird häufig übersehen, oft auch bagatellisiert.

Gerade bei Investitionen im laufenden Betrieb, etwa beim Auswechseln techni- **28** scher Geräte, ist betriebswirtschaftliche Sorgfalt notwendig. Eine Reaktion des Arztes in Form der Untersuchung bzw. Hinzuziehung geeigneter Fachberater kommt häufig zu spät. Nicht selten werden Steuerberater und/oder Rechtsanwälte mit Sanierungserfahrung erst konsultiert, wenn faktisch eine Zahlungsunfähigkeit bereits eingetreten ist, wenn beispielsweise Rechnungen, Löhne, etc. nicht mehr bezahlt werden können. Eine Sanierung nach eingetretener Zahlungsunfähigkeit gestaltet sich mitunter schwierig bis unmöglich, insbesondere, wenn der Praxisbetrieb durch Zwangsvollstreckungsmaßnahmen gestört wird und oder die finanzierende Bank die Kündigung der Praxisdarlehen ausgesprochen hat.

4. Planungs-„Problem": Variable Einnahmen der Ärzteschaft

Jeder Unternehmer muss sich auf variable Einnahmen einstellen. Das Vergü- **29** tungssystem und die unregelmäßigen Zuflüsse sowie mitunter nicht eingeplante Abflüsse (nicht nur durch Regresse) bringen Arztpraxen immer wieder in Schwierigkeiten. Die KV zahlt Gesamtvergütungen an ihre Vertragsärzte, § 85 Abs. 4 Satz 1 SGB V. Dies erfolgt auf der Grundlage des Einheitlichen Bewertungsmaßstabes, des sog. EBM. Die Verteilung an sich richtet sich nach Art und Umfang der Leistungen, somit nach den vom Vertragsarzt nachgewiesenen Leistungen im Einzelfall.

30 Die Leistungen der jeweiligen Krankenkasse an die **KV** (Kassenärztliche Vereinigung) unterliegen einer Quartalsabrechnung. Die Krankenkasse leistet eine im Vorfeld feststehende Vergütung, die unabhängig von der Anzahl der von den jeweiligen Ärzten erbrachten Leistungen ist. Auf der anderen Seite werden anhand des EBM Punkte errechnet und auf diese Weise die Leistungen, welche die KV an die Vertragsärzte zu zahlen hat. Die Höhe des Wertes eines Einzelpunktes unterliegt einer komplizierten Berechnung. Vereinfacht ausgedrückt, wird die von den Krankenkassen gezahlte Gesamtvergütung durch die Summe der von allen Ärzten nach dem EBM abgerechneten Punkte dividiert. Es ergibt sich ein sog. „Punktwert". Dieser entspricht dem Betrag, der für einen einzelnen Punkt gezahlt wird.

31 Im Hinblick auf den Wert eines Punktes zeigten sich in der Vergangenheit starke Unterschiede von Quartal zu Quartal, teilweise aber auch von Region zu Region. Vielen Ärzten war eine feste Kalkulation dadurch kaum möglich. Die Fixkosten der jeweiligen Praxis hingegen, also Leistungen Löhne und Gehälter, Sozialversicherungsabgaben, Lohnsteuer, Miete, Pacht und Leasing etc. sind nahezu konstant und nehmen keine Rücksicht auf eventuelle Punktwerte bzw. Verdienste des jeweiligen Arztes im betreffenden Quartal. Hinzu kommen regelmäßig Ausgaben, allerdings in unterschiedlicher Höhe für bezogene Arzneien und Heilmittel. Die ungleichen Parameter stellen für viele Ärzte unkalkulierbare Zu- und Abflüsse dar, die sie nicht steuern können. Im Ergebnis können diese variablen Parameter die Liquidität der Praxis erheblich belasten.

32 Modifizierungen bzw. Anpassungen sind den Kassenärztlichen Vereinigungen in den letzten Jahren nur zum Teil geglückt. Insofern bleibt es bei der Unsicherheit für die Vertragsärzte im Hinblick auf die Vergütung ihrer vertragsärztlichen Tätigkeiten.

33 Anders ist die Betrachtung bei den **privatärztlichen Tätigkeiten.** Die Honorare aus privatärztlicher Tätigkeit sind in der Regel zwar attraktiver, sie sind allerdings auch weniger kalkulierbar. Denn sie unterliegen ebenfalls einer Schwankung. Sie sind abhängig von der persönlichen Bekanntheit, den Akquisefähigkeiten und -möglichkeiten des Arztes, seinem Zeitaufwand, der technischen Ausstattung der Praxis, dem Umstand der jeweiligen Behandlung, Ausführung der Leistung etc. Eine generalisierende Betrachtung verbietet sich daher.

34 Zudem sind Veränderungen der Technik bzw. medizinischen Forschung zu erwähnen. Medizinischer Fortschritt wirkt sich mittelbar und unmittelbar auf ärztliche Behandlungen und damit auch auf abrechenbare Leistungen aus. Umgekehrt fallen auch Leistungen weg. Insbesondere bei Einführung neuer Methoden bzw. Anwendung von Praktiken, die mitunter Jahrzehnte bestanden haben. Die jeweiligen Gesundheitsreformen bringen zahlreiche Änderungen. Manche historisch gewachsene und jahrelang florierende Praxis hat einen

schleichenden Niedergang erlitten, weil die Entwicklung der Technik nicht nachvollzogen wurde.

Daneben ist immer wieder festzustellen, dass die Praxis durchaus Einnahmen 35 in nicht geringer Höhe erwirtschaftet, der Arzt es aber versäumt, zeitnah gegenüber der KV abzurechnen. Hierdurch bestehen die Gewinne zwar auf dem Papier, die Liquidität der Praxis bleibt jedoch unverändert.

5. Charakterliche Merkmale/Psyche/Physis/Führung

Die individuellen Merkmale des Arztes – etwa Charakter, Persönlichkeit, 36 Psyche, Physis –, aber auch seine Partner entscheiden in erster Linie über Erfolg und Misserfolg, was in den obigen Schaubildern und Erläuterungen bereits dargestellt wurde. Denn Ärzte sind nicht nur Mediziner und Seelsorger im Behandlungs- und Heilungsprozess ihrer Patienten. Sie sind auch Leiter eines Unternehmens, Organisatoren ihrer Praxis und Vorgesetzte der Mitarbeiter. Die Rolle des Arztes ist vielschichtig und anspruchsvoll. Die Mitarbeiter arbeiten nur partiell eigenverantwortlich. Umso mehr kommt es auf die Führungsqualitäten und den Führungsstil des Arztes an. Er leitet, weist an, plant den Personaleinsatz, er stimmt sich ab und steht im Dialog mit seinen Mitarbeitern. Defizite in der Führung und Kontrolle der Beschäftigten haben unmittelbare Auswirkungen auf die Performance der Praxis.

6. Emotionale Aspekte/private Lebensumstände/Familie und Partner

Private Bindungen, Aufbau einer Partnerschaft, Trennung vom Partner und 37 sonstige Veränderungen im privaten Bereich belasten naturgemäß jeden Freiberufler und damit auch jeden Arzt. Hinlänglich bekannt ist, dass insbesondere gescheiterte Ehen wirtschaftliche Auswirkungen auf die Leistungsfähigkeit eines Arztes haben. Es mag darüber spekuliert werden, ob und inwieweit psychologische Momente leistungsmindernd oder unter Umständen auch leistungsfördernd wirken. Tatsache ist allerdings, dass diverse Arztpraxen zahlungsunfähig geworden sind, weil der Arzt die seitens des Ehepartners reklamierten Ansprüche auf Unterhalt und/oder Zugewinnausgleich aus den verfügbaren Mitteln nicht hat bedienen können. Mit Vollstreckung des (Ex-)Partners in das Privat-, aber auch das Betriebsvermögen geht in manchen Fällen auch die Zahlungsunfähigkeit der Praxis einher. Wenngleich gerade in derartigen Personen- und Sachkonstellationen eine Mediation häufig angezeigt wäre, führen in der Praxis mitunter unverrückbare Rechtspositionen, emotional verursachte Haltungen und Zwangsmaßnahmen der Ex-Partner untereinander zum wirtschaftlichen Niedergang, insbesondere der bis dahin möglicherweise florierenden Arztpraxis.

7. Persönlicher Lebensbedarf und Luxusfinanzierung

„Leben kostet Geld". Der Typ, der Lebensstil, Familie, Freunde und auch 38 Bekannte, somit die privaten Strukturen des Arztes bestimmen sein Konsumverhalten. Der private Bereich ist häufig nicht auf die Ertragskraft der Praxis abgestimmt. Fahrzeuge, Hobbies und hochpreisige Konsumgenstände sind nicht zwangsläufig aus dem Betrieb zu finanzieren, gerade nicht in der Startphase. Das Statussymbol Auto wird häufig zu hoch bewertet, verursacht jedoch überdurchschnittlich hohe Kosten. Zu hohe Entnahmen, die aus den laufenden Erträgen der Praxis nicht gedeckt werden können, mindern die Liquidität und führen nicht selten zur wirtschaftlichen Schieflage in der Praxis.[7]

8. Vermögensanlagen und Steuergestaltungen

39 Kapitalanlagen und deren nicht gemäß Prospekt verlaufende Performance können einen Anleger in wirtschaftliche Schwierigkeiten bringen. Gerade Ärzte sind regelmäßig im Fokus von Banken und Beratern, die mit dieser Klientel Kontakte knüpfen und Geschäfte machen wollen. Hohes Einkommen geht in der Praxis häufig einher mit hoher Risikobereitschaft für Kapitalanlagen und Spekulationsgeschäfte. Nicht zuletzt begünstigt durch steuerliche Anreize haben viele Freiberufler, vor allem Ärzte, in vergangenen Jahren Anlagemodelle gewählt, bei denen häufig hohe Abschreibungen primäres Ziel der Anlegerentscheidung waren, weniger die Ertragskraft der gewählten Anlage. Div. Anlegergesellschaften, Solarenergiefirmen, Windkraftanlagenbetreiber und Schiffsfonds sind insolvent geworden. In diversen Fällen waren Entscheidungen für spekulative Wertpapiere Grund für einen späteren Vermögensverfall. Die später bessere Erkenntnis führt nicht in allen Fällen zu einem rechtzeitigen Ausstieg aus einer möglicherweise als riskant erkannten Anlage. Ein Verlust ursprünglich als lukrativ eingeschätzter Vermögenspositionen oder gar ein Wertpapierverlust hat so manche Arztpraxis in wirtschaftliche Schieflage gebracht.

40 In diese Kategorie fällt auch regelmäßig die Betätigung des Arztes außerhalb seines angestammten Fachgebiets. So versuchen sich Ärzte teilweise im Immobiliensektor, da sie sich hiervon außerordentliche Gewinne versprechen. In diesem Zusammenhang wird jedoch dann bereits im Vorfeld häufig übersehen, dass ein solches Engagement nicht mit dem Kauf oder dem Bau der Immobilie und anschließendem Verkauf abgeschlossen ist. Vielmehr wird der Arzt mit vorher zwar absehbaren, von ihm aber nicht eingeplanten Folgeverpflichtungen, wie der Geltendmachung von Gewährleistungsansprüchen, Streitigkeiten mit dem Bauträger oder anderen rechtlichen Problemen konfrontiert. Ohne hinreichende externe Beratung führt dies zur Überforderung, die nicht allein bewältigt werden kann.

---

7)   *Vallender*, in: Festschrift Metzeler, S. 21.

9. Ursachen des Scheiterns (Schaubild)

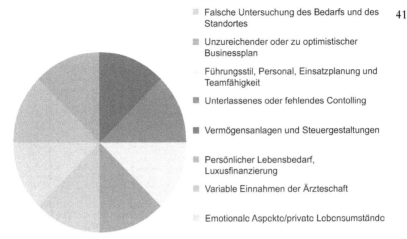

Falsche Untersuchung des Bedarfs und des Standortes 41

Unzureichender oder zu optimistischer Businessplan

Führungsstil, Personal, Einsatzplanung und Teamfähigkeit

Unterlassenes oder fehlendes Contolling

Vermögensanlagen und Steuergestaltungen

Persönlicher Lebensbedarf, Luxusfinanzierung

Variable Einnahmen der Ärzteschaft

Emotionale Aspekte/private Lebensumstände

Abb. 5: Schaubild Ursachen des Scheiterns eines Arztes

IV. „Giftliste" – Typische Fehler bei der Planung der Arztpraxis

Viele der vorgenannten Krisenursachen können durch den Arzt beeinflusst 42
werden. Er muss aus diesem Grund proaktiv handeln, die Ursachen im Vorfeld erkennen und zeitnah gegen etwaige Fehlentwicklungen vorgehen. Die nachfolgende Übersicht listet daher eine Reihe von ständig und wiederholt zu stellenden Fragen auf, deren Beantwortungen, Indizien zur wirtschaftlichen Lage und Entwicklung der Praxis bietet. Im Idealfall sollten alle nachfolgenden Fragen mit „Ja" beantwortet werden können.

	Ja	nein
Zutreffende Ableitung der künftigen Patientenzahlen und Umsätze aus Patientenzahlen und Umsätzen der Vergangenheit?	☐	☐
Ausreichende Berücksichtigung von Bewertungsabschlägen oder Sicherheitspuffern trotz erkannter Wagnisse und Unsicherheiten aus der konkreten Praxis?	☐	☐
Vollständige und zutreffende Analyse von Veränderungen im Einzugsbereich der Praxis, in medizinischen Techniken oder in der laufenden Praxis (innerbetriebliche Strukturen und Abläufe) und entsprechende Planungsanpassungen?	☐	☐
Gewinn- und verlustwirksame Berücksichtigung der ergriffenen Sanierungsmaßnahmen (etwa Personalabbau, Mietreduzierung etc.) und Folgen (etwa Abfindungen oder Abstandszahlungen sowie Steuerfolgen)?	☐	☐
Liquiditätswirksame Berücksichtigung der ergriffenen Sanierungsmaßnahmen (s. o.)?	☐	☐

	Ja	nein
Klarheit und Transparenz von Unternehmenskonzept, Sanierungsmaßnahmen, Ertrags- und Liquiditätsplan?	☐	☐
Belastbarkeit und Nachhaltigkeit der revolvierenden Planung der künftigen Umsätze und Ergebnisse?	☐	☐
Transparenz und Nachvollziehbarkeit insbesondere der Kostenplanung?	☐	☐
Ausreichende Tiefe der Personalkostenplanung, Personalaufwendungen nach Ertrags- und Liquiditätswirksamkeit ermittelt, saisonale Schwankungen, Sonderbehandlungen, Einzelbehandlungen, OP und Urlaubszeiten berücksichtigt?	☐	☐
Hinreichende Erläuterungen der Plan-Gewinn-und-Verlustrechnung/Ertragsplanung inkl. Planungsparameter?	☐	☐
Hinreichende Erläuterungen der Liquiditätsplanung inkl. Planungsparameter?	☐	☐
Übersichtlichkeit und Verständlichkeit der Planung für objektiven Dritten, insbesondere die finanzierende Bank, welche weiter Liquidität/Linien zur Verfügung stellen soll?	☐	☐
„Griffigkeit", Schlüssigkeit und Überzeugungskraft des Konzepts?	☐	☐
„Risikoanalyse" – hinreichende Offenbarung und ausreichende Gewichtung der Risiken einer jeden Arztpraxis und der speziellen Praxis im konkreten Fall?	☐	☐

C. Außergerichtliche Sanierung der Einzel- und Gemeinschaftspraxis (GbR, Berufsausübungsgemeinschaft) sowie des Medizinischen Versorgungszentrums (MVZ)

Oftmals werden die vorgenannten Aspekte und Indizien zur wirtschaftlichen **43** Lage und Entwicklung der Praxis nicht oder nur unzureichend berücksichtigt. Wenn dann auch noch die prognostizierten Umsatzerlöse ausbleiben und die geplanten Ergebnisse bzw. Überschüsse der Praxis nicht erreicht werden, führt dies zwangsläufig zur Krise der Praxis. Doch auch bei äußerster Sorgfalt bei der Planung können sich die oben genannten Ursachen negativ auf den Verlauf und den Erfolg der Praxis auswirken. Schwierige wirtschaftliche Situationen sind damit nicht immer zu vermeiden. Jedoch ist bei einer einmal eingetreten Krise Eile angezeigt. Je länger der Arzt unverändert weiter wirtschaftet und die Augen vor der eingetretenen Situation verschließt, desto schwieriger wird es, erfolgreiche Sanierungskonzepte auszuarbeiten und umzusetzen. Das gilt auch und insbesondere für größere Einheiten und Medizinische Versorgungszentren (MVZ). Dabei können im Vorgriff bzw. zur Vermeidung eines Insolvenzverfahrens bereits außergerichtliche Sanierungsversuche zielführend, angezeigt und erfolgversprechend sein.

In der Krise der Praxis bzw. des ärztlichen Unternehmens, spätestens bei **44** Zahlungsstockung gebietet sich zunächst eine betriebswirtschaftliche Untersuchung, insbesondere auf der Grundlage einer aktuellen und realistischen **Plan-Gewinn- und Verlustrechnung** sowie einer belastbaren **Liquiditätsprüfung**.[8] Ohne Ermittlung des Status quo ist eine profunde Fehleranalyse nicht möglich. Dabei steht nicht nur der „operative Betrieb" der Arztpraxis im Fokus; es ist auch ein Blick auf die privaten Vermögensverhältnisse, individuelle Lebensumstände etc. zu richten. Hier beeinflussen die persönlichen Umstände, Familienstand, Unterhaltsverpflichtungen, individuelle Standards etc. Art und Ausmaß der notwendigen Entnahmen aus der Praxis, um den privaten Lebensbedarf zu decken.[9] Symptome der Krise und strategische Handlungsmöglichkeiten zur Sanierung können wie folgt dargestellt werden:

---

8)   Siehe Rn. 19 und 20.
9)   Vgl. *Harlfinger*, Der Freiberufler in der Insolvenz, S. 21 f.

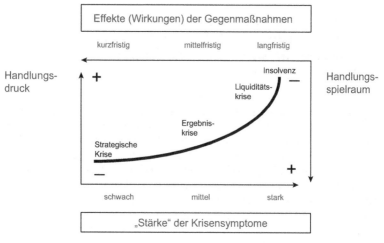

Abb. 6: Symptome und Handlungsmöglichkeiten

I. Sanierungsfähigkeit der Praxis oder des Medizinischen Versorgungszentrums (MVZ)

45 Grundlage eines jeden Sanierungskonzeptes ist die **Fortführungsmöglichkeit** und **Fortführungsfähigkeit** einer Arztpraxis oder eines Medizinischen Versorgungszentrums (MVZ). Die Fortführungsfähigkeit kann nur durch eine Plan-Gewinn- und Verlustrechnung in Kombination mit einem Liquiditätsplan für das laufende und das künftige Geschäftsjahr festgestellt und nur durch ein stimmiges Unternehmerkonzept sichergestellt werden. Dies setzt eine integrierte Unternehmens-, Ertrags- und Finanzplanung voraus.[10] Außerdem ist eine Markt- und Marktfeldanalyse erforderlich. Die Maßnahmen überfordern regelmäßig einen Arzt, der sich ohne vertiefte betriebswirtschaftliche Kenntnisse und ohne Bereitschaft, sich mit Plan- und Ist-Zahlen, den betriebswirtschaftlichen Kenndaten und sowohl den Liquidations- als auch den Fortführungswerten der Praxis auseinanderzusetzen, beschäftigen soll. In der überwiegenden Zahl der Krisenfälle dürfte es für den Arzt daher angezeigt sein, sich durch sanierungs- und insolvenzerfahrene Berater, wie Rechtsanwälte, Steuer- und/oder Unternehmensberater professionell unterstützen zu lassen. Dabei sollte besonderes Augenmerk auf den Umstand gelegt werden, dass der jeweilige Berater ebenfalls mit den komplexen Fragen, die im Zusammenhang mit ärztlichen Sanierungsfällen entstehen, vertraut ist.

46 Sanierung der Arztpraxis oder des Medizinischen Versorgungszentrums (MVZ) bedeutet:

• Krisenkennzeichen erkennen und korrekt aufnehmen

---

10) BGH, ZIP 2006, 2171.

- Krisenursachen richtig selektieren und analysieren

- Geeignete Maßnahmen ohne Zögern ergreifen

- Neupositionierung der Praxis bzw.

- des MVZ nach Sanierung

- Vorbeugung Wiederholung historischer Fehler

Im Hinblick auf die persönliche Haftung des Arztes gegenüber Banken, aber   47
auch anderen Kreditgebern etc. kann den Arztpraxen in der Krise nur die gründ-
liche Analyse der Fehler oder Defizite der Vergangenheit und rasches Gegen-
steuern empfohlen werden. Gerade mit Blick auf die Möglichkeit eines Insolvenzplans empfiehlt sich in vielen Fällen der rechtzeitige Versuch einer außergerichtlichen Sanierung, quasi im Vorgriff auf einen denkbaren Insolvenzplan.

Eine solche außergerichtliche Sanierung bietet sowohl für Schuldner als auch   48
Gläubiger unübersehbare Vorteile. In erster Linie ist das **Zeitmoment** zu nennen. Eine außergerichtliche Sanierung kann durchaus durch gezielte Ansprache
der beteiligten Gläubiger schnell und erfolgreich abgewickelt werden. Eine
Sanierung im Rahmen eines „normalen" Insolvenzverfahrens dauert zumindest die Antragsphase plus drei, fünf oder sechs Jahre bis zur Erteilung der
Restschuldbefreiung. Auch ein Zeitverlust durch Verzögerungen des regulären Insolvenzverfahrens ist im Rahmen der außergerichtlichen Sanierung nicht
zu befürchten. Da die außergerichtlichen Maßnahmen und Einigungsversu-
che nicht im Internet veröffentlicht sind, muss der Arzt erst einmal keinen
Imageverlust befürchten. Die Gläubiger dürften schon im Eigeninteresse den
Einigungsvorschlag vertraulich behandeln und zunächst intern prüfen, ob
dieser für sie konkret günstiger ist als ein u. U. folgendes gerichtliches Insolvenzverfahren.

Im Übrigen bedeutet außergerichtliche Sanierung **Flexibilität und Kreativität**   49
im konkreten Einzelfall. Die beteiligte Hausbank agiert anders als die praxis-
finanzierende Bank, letztere wiederum anders als die Leasinggesellschaft. Finanzamt und Sozialversicherungsträger zeigen sich meist wenig verzichtsbe-
reit und verweisen auf das Fiskalinteresse bzw. die Solidargemeinschaft der
Versicherten. Kleingläubiger sind hingegen häufig verzichts- oder vergleichs-
bereit. Die Besonderheiten können und sollten bei dem Versuch einer Gesamt-
verständigung vor Insolvenz flexibel betrachtet und für den Arzt optimal
verhandelt werden. Mithilfe der außergerichtlichen Sanierung lassen sich vielfach – im Fall der Verfahrenseröffnung mögliche – Abstimmungsschwierig-
keiten mit anderen Gläubigern, dem Insolvenzverwalter oder dem Gericht vermeiden. Auch vor dem Hintergrund der gesetzlichen Regelungen über das
Verfahren und die einzuhaltenden Fristen genießt die außergerichtliche Sanierung gegenüber dem Insolvenzverfahren den Vorzug.[11] Die individuelle außergerichtliche Einigung kennt (außer Sittenwidrigkeit, Betrug etc.) praktisch keine

---

11) *Gogger*, Insolvenzgläubiger-Handbuch, § 3 Rn. 279.

Grenze, es gilt weder eine Notwendigkeit, öffentlich – bekannte oder unbekannte – Gläubiger zu beteiligen, noch sind Minderheiten geschützt. Andererseits kann sich unter Umständen auch eine Orientierung an den Regeln des Insolvenzplanverfahrens (§§ 217 ff. InsO) anbieten.[12]

50 Die Gläubigerstruktur entscheidet maßgeblich über Notwendigkeit und ggf. Intensität der Ansprache. Nicht nur Banken spielen häufig eine markante Rolle in der Finanzierung von Arztpraxen und bedürfen daher der gesonderten Betrachtung, eventuell auch mit Blick auf Sonderregelungen beim Verzicht und/oder Stundung fälliger und überfälliger Beträge. Die Finanziers der elektrischen Geräte und medizinischen Apparaturen wissen um die Bedeutung der Sicherungsgegenstände und zeigen sich in der Regel als harte Verhandlungspartner. Sie lassen sich gleichwohl durch eine belastbare und engagiert vorgetragene Sanierungslösung zu **individuellen Kompromissen** bewegen. Das sollte in jedem Fall versucht werden, sei es via Teilverzicht, via Reduzierung der Leistungsrate oder des Zinssatzes.

51 Des Weiteren sind **Kostenvorteile** einer außergerichtlichen Sanierung zu nennen. Verfahrenskosten, die in einem Insolvenzverfahren entstehen, werden erspart. Andererseits sind Beraterhonorare auch im fünfstelligen Bereich durchaus üblich und angemessen. Die Summe der Beratungskosten in einem zügigen und ergebnisorientierten Prozess dürfte allerdings nicht die Gerichtskosten, die Verwaltervergütung und die Kosten für die Vergütungen eines eventuellen Gläubigerausschusses übersteigen. Das Kostenmoment i. V. m. dem Zeitmoment dürfte in den meisten Fällen Grund und Anlass für den Versuch einer außergerichtlichen Sanierung sein.

52 Dabei wird nicht verkannt, dass eine außergerichtliche Sanierung durchaus auch nachteilig sein kann. Um ein Moratorium bzw. einen Gesamtvergleich nicht dem **Risiko einer Anfechtbarkeit** wegen Gläubigerbenachteiligung auszusetzen, müssen grundsätzlich alle Gläubiger zustimmen. Es mag Gläubiger geben, die aus persönlichen oder sachlichen Gründen ihre Zustimmung nicht geben können oder wollen. Diese müssen ggf. überzeugt werden, was intensive Ansprache und auch diverse Verhandlungen voraussetzt. Eine gesonderte oder höhere Quotierung belastet ein eventuelles Moratorium mit dem Risiko der Anfechtbarkeit gemäß § 133 InsO oder sogar der Nichtigkeit gemäß § 138 BGB.[13] Im Ergebnis ist es nicht ausgeschlossen, dass dauerhaft nicht verhandlungsbereite Gläubiger oder „Störer" nicht für einen Vergleich außerhalb eines Gerichtsverfahrens gewonnen werden können. Dieses ist im Zweifel hinzunehmen und versperrt damit den Weg für einen erfolgreichen außergerichtlichen Vergleich. Der Weg führt in diesen Fällen zwangsläufig in das gerichtliche Verfahren in Form des Insolvenzverfahrens über das Vermögen des betroffenen Arztes.

---

12) *van Zwoll*, ZInsO 2008, 418, 419.
13) Vgl. BGH, Urt. v. 9.7.1953 – IV ZR 242/52, BGHZ 10, 228.

Im Übrigen besteht im außergerichtlichen Verfahren auch **kein Vollstre-** 53
ckungshindernis für Gläubiger. Der Vollständigkeit halber: Nach den Regelungen des zum 1.3.2012 in Kraft getretenen Gesetzes zur Erleichterung der
Sanierung von Unternehmen (ESUG) bestehen weitreichende Möglichkeiten
des Schutzes vor Vollstreckungen bei gerichtlichen Verfahren. Hat der Schuldner den Eröffnungsantrag bei drohender Zahlungsunfähigkeit (oder Überschuldung sofern zulässig) gestellt, die Eigenverwaltung beantragt und ist die
angestrebte Sanierung nicht offensichtlich aussichtslos, dann hat das Insolvenzgericht dem Schuldner eine Frist zur Vorlage eines Insolvenzplans von
maximal drei Monaten einzuräumen (Schutzschirmverfahren), § 270b InsO.
In dieser Zeit ist der Schuldner vor Zwangsvollstreckungsmaßnahmen geschützt. Letztere Möglichkeit wird in der Praxis auch im Rahmen des Verfahrens nach § 270a InsO eingeräumt, also bei Antrag auf Eigenverwaltung
ohne „Bescheinigung" nach § 270b InsO.

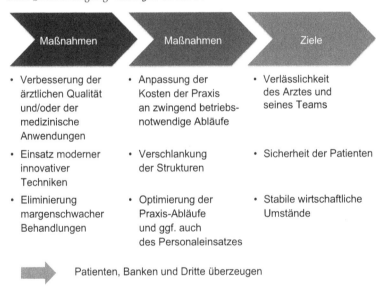

Abb. 7: Erfolgreiche Sanierung/Turnaround

II. Sanierungskonzept

Das Sanierungskonzept ist ein Leitfaden für die Praxis und das MVZ. Es kann 54
– muss aber nicht zwingend – folgende **Phasen** abbilden:

- Beschreibung der Praxis in ihrer Gesamtheit, insbesondere Darstellung der
  bisherigen Entwicklung, der rechtlichen, finanzwirtschaftlichen, medizin-
  technischen, strukturellen, organisatorischen und tatsächlichen Verhältnisse
  unter Beleuchtung besonderer Bereiche im Einzelfall (Vollständigkeit der
  Informationen notwendig).

- Analyse der Praxis unter persönlicher Einbeziehung des Arztes und seiner persönlichen und medizinischen Kompetenz und

- unter Ausweis der Feststellung Zahlungsunfähigkeit und/oder Überschuldung.

- Darstellung und Analyse der Krisenursachen mittels Praxisbeschreibung und Ursachenforschung für die Krise.

- Lagebeurteilung und Ermittlung der Stärken/Schwächen der Praxis sowie des agierenden Arztes mit Betonung der besonderen Chancen und Risiken im örtlichen Umfeld und mit der besonderen Fachausrichtung der Praxis.

- Neuausrichtung, Neupositionierung und Präsentation des neuen Leitbilds der sanierten Praxis mit Darlegung der Wettbewerbsfähigkeit und dauerhaften Marktpräsenz.

- Notwendige Maßnahmen für die Sanierung der Praxis mit Beschreibung ihrer Aus- und Wechselwirkungen.

- Rechnerische Verprobung des geplanten Sanierungsablaufes und Beleg der Finanzierbarkeit des Sanierungskonzeptes unter Benennung der Planbilanzen, Plangewinn- und Planverlustrechnungen sowie eines Liquiditätsplans über einen Zeitraum von wenigstens drei, idealerweise aber fünf Jahren.

55 Ein fundiertes, an den vorbenannten Punkten orientiertes Sanierungskonzept ist dabei ein wichtiger Baustein der angestrebten außergerichtlichen Sanierung. Es ermöglicht den beteiligten Gläubigern, die durch den Schuldner entwickelten Maßnahmen zu überblicken, diese anhand der dargelegten Planzahlen auf ihre wirtschaftliche Effektivität zu bewerten und das Konzept insgesamt zu verifizieren. Die Gläubiger erhalten somit gewissermaßen einen „Fahrplan" an die Hand, der die Sanierungsbemühungen erläutert. Das Konzept gibt den Gläubigern die Möglichkeit, die – nicht immer einfache – Entscheidung zur Begleitung des Sanierungsweges abwägen zu können. Eine sorgsame Abwägung ist u. a. deshalb elementar, weil die Mehrzahl der Sanierungskonzepte mit einem Verzicht auf Teile der (alten) Forderungen verbunden ist.

III. Sanierungsinhalte

56 Sowohl auf der Seite der Wertschöpfung (Umsatz) als auch auf der Kostenseite bietet sich ein breiter Strauß an Maßnahmen und Inhalten der Sanierung an, wovon hier exemplarisch folgende genannt werden:

Auf Seiten der Wertschöpfung/Umsatz:

1. Betonung der eigenen Kompetenz, belegt u. a. durch die Facharztschaft, Verlautbarung der Kompetenz gegenüber Patienten und Krankenkassen beispielsweise durch gezielte „Mundpropaganda", Mailingaktionen, Flyer, In-House-Seminare, Veranstaltungen in Krankenhäusern, Schulungen externer Fachkräfte u. a. in interdisziplinären Gemeinschaftspraxen.

2. Konzentration auf Fachdisziplinen und bestimmte Anwendungen/Techniken/OP/Heilmethoden/Maßnahmen mit Verstärkung einer Privatpatientenwerbung im o. g. Sinn.

3. Optimierung der ärztlichen Dienstleistungspalette, u. a. durch Direktlieferung ärztlicher Heilmittel und Unterstützungsgeräte an Patienten.

4. Angebot von Zusatzleistungen für Patienten durch Kooperation mit nachgelagerten Einrichtungen (Apotheken/Physiopraxen/Reha-Praxen/Hauspflegeteams etc., allerdings unter Beachtung des **Kooperationsverbots** des § 11 ApoG u. a. Bestimmungen).

5. Veranstaltung von Seminaren und Informations-Veranstaltungen innerhalb und außerhalb der eigenen Praxis, bei Kollegen, in interdisziplinären Gemeinschaftspraxen und in Krankenhäusern.

6. Ausweitung von Hausbesuchen (insbesondere im Bereich der Privatpatienten).

7. Vermittlung eines mobilen Services für Patienten, beispielsweise durch Hol- und Bringservice, nicht nur, aber auch als „Krankentransporte" beworben, Titulierung etwa als „Team-Asphalt Arzt Dr. X" oder „Rollendes Team Arzt Dr. X" (Achtung: Gefahr gewerblicher Tätigkeit, Personenbeförderungsgesetz PBefG, Unlautere Werbung nach UWG, Heilmittelwerbegesetz HWG)

8. Proaktive Nachschau erledigter „Fälle", gezielte Nachfrage bei ehemals behandelten Patienten nach deren Wohlergehen und dem weiteren Heilungsverlauf usw., ggf. durch „Weihnachtsgruß"

Auf Seiten der Betriebs- und Personalkosten:

1. Kostenoptimierung in allen Bereichen, ggf. „Sale-and-Lease-Back" technischer Geräte zur Reduzierung des Investitionsvolumens oder zur Schöpfung von Liquidität.

2. Prüfung und ggf. Verbesserung der Konditionen aller laufender Dauerschuldverhältnisse, ggf. Nachverhandeln der Miethöhe für die Praxisräume, Reduzierung u. U. nützlicher, aber nicht zwingend notwendiger Wartungsverträge, Anpassen der Leasingraten für technisches Gerät, Auslösen von Geräten aus Leasingverträgen gegen Einmalzahlung.

3. Reduzierung administrativer Funktionen, ggf. Verzicht auf Mehrfachbesetzung im Empfangsbereich.

4. Konzentration des operativ tätigen Personals (Behandlungsassistenten) auf Kernaufgaben und effiziente Organisation der Praxis mit dem Ziel der Personalreduzierung.

5. Abfederung von Urlaubs- und Quartalsspitzen durch Leihpersonal/externes Personal/Fremdpersonal.

6. Mehrfacheinsatz von Inventar und Spezialgeräten zur effektiven Ausnutzung über die Gesamttages-/Einsatzzeit.

7. Kooperationen und (Praxis-) Gemeinschaften zur Verbesserung der Auslastung und Reduzierung anteiliger Betriebskosten bei medizinischen Gerätschaften, wie z. B. Ultraschall/Röntgen/etc.

8. Aufbau bzw. Entwicklung eines Personalkooperationssystems mit anderen Praxen für Urlaubs-, Krankheits- und sonstige Fehlzeiten, Aufbau von Kooperationen und (Praxis-) Gemeinschaften zur Reduzierung anteiliger Personalkosten.

9. Ggf. Verkauf bestimmter Geräte, Straffung des Praxisinventars und Begrenzung auf die elementar wichtigen Anwendungen und Geräte.

10. Auslagerung von Verwaltungsaufgaben und Abrechnungssystematiken an spezialisierte Dienstleister, insbesondere Übertragung des Forderungseinzugs und des Inkassos auf Externe.

57 Gelingt eine Überwindung der Krise der Praxis nicht oder scheitert die Sanierung unter Erhalt aller Strukturen bei gleichzeitiger Erfüllung der Verbindlichkeiten, werden weitere Maßnahmen erforderlich. Dazu kann, muss aber nicht, ein Moratorium mit den Gläubigern oder ein Versuch der Einigung mit einzelnen oder allen Gläubigern des Arztes gehören.

IV. Einigungsversuch durch Schuldenbereinigungsplan

58 Zwar ist es im Einzelfall durchaus denkbar, sich mit einzelnen Gläubigern über die Behandlung bestehender Forderungen, deren Höhe, Ratenzahlungen, Zinshöhe, Teilverzicht o. Ä. zu einigen. Regelmäßig sind jedoch mehrere Gläubiger beteiligt, die fällige oder überfällige Forderungen verfolgen. Insofern sollte die Regelung der Vermögensverhältnisse des Arztes, des MVZ oder der Praxis in der Krise in der Gesamtheit erfolgen. Ein außergerichtlicher Einigungsversuch durch einen „Schuldenbereinigungsplan" mit den Gläubigern sollte die rechtlichen, tatsächlichen und wirtschaftlichen Verhältnisse skizzieren und einen konkreten Vorschlag zur Behandlung (idealerweise Bezahlung) der Forderungen der Gläubiger beinhalten. Das Musterschreiben für einen Schuldenbereinigungsplan (hier exemplarisch für einen allein praktizierenden Arzt) kann lauten:

Sehr geehrte Damen und Herren,

bekanntlich berate ich Herrn Dr. A in wirtschaftlicher Hinsicht. Dr. A ist unverändert als Arzt in seiner Praxis aktiv und möchte diese fortsetzen. Allerdings ist Dr. A nicht mehr in der Lage, alle Forderungen seiner Gläubiger innerhalb der gesetzten Zahlungsziele zu bedienen. Zur Sanierung des Dr. A und seiner Praxis unterbreiten wir daher einen Vorschlag zur Regelung der Forderungen mit Teilverzicht der Gläubiger. Insofern übersenden wir auf der Grundlage der Insolvenzordnung (InsO) einen Vorschlag für eine Schuldenbereinigung.

Sollte der außergerichtliche Schuldenbereinigungsversuch scheitern, müsste Herr Dr. A einen Antrag auf Durchführung des Insolvenzverfahrens stellen. Das gerichtliche Verfahren setzt voraus, dass eine außergerichtliche Einigung mit den Gläubigern über die Schuldenbereinigung auf der Grundlage eines Plans versucht worden ist. Daher schreiben wir Sie an.

Die tatsächlichen und rechtlichen Verhältnisse sowie die Vermögenslage von Herrn Arzt Dr. A. stellen sich zurzeit wie folgt dar:

- Herr Dr. A ist geboren am [...].

- Dr. A studierte vom [...] bis [...] Medizin und schloss [...] ab.

- Dr. A erhielt den Titel Dr. med. von der Universität X am [...].

- Dr. A ist verheiratet mit Frau [...].

- Aus der Ehe gingen die Kinder [...] hervor.

- Es bestehen zurzeit folgende Unterhaltspflichten [...].

- Dr. A bewohnt (zusammen mit [...]) eine Mietwohnung unter der Adresse [...].

- Die monatlichen Mietkosten betragen [...].

- Dr. A führte von [...] bis [...] eine Einzelpraxis in [...]. Die Praxis gab er am [...] auf.

- Seit dem [...] ist Dr. A als angestellter Arzt in [...] tätig.

- Sein monatliches Nettoeinkommen beläuft sich dort auf ca. [...] €.

- Zugunsten der [...]-Bank wurde eine Lohn- und Gehaltsabtretung vereinbart.

- Dr. A ist nicht Eigentümer von Grundvermögen.

- Dr. A hält keine Beteiligungen.

- Dr. A ist Eigentümer des Kfz [...], Erstzulassung [...], Kennzeichen [...]. Der Wagen wird zur Fahrt zwischen Wohnung und Arbeitsstätte benötigt und ist nicht pfändbar.

- Ein auf Dr. A lautendes Wertpapierdepot besteht nicht (mehr).

- Dr. A hat keine Forderungen gegen Dritte, er ist nicht Inhaber von Lebens- oder Rentenversicherungen.

- Der Hausstand ist gewöhnlich, besondere Einrichtungsgegenstände existieren nicht.

- Das Bargeld wird zur Zahlung des täglichen Lebensunterhalts benötigt.

- Weitere pfändbare Vermögensgegenstände sind nicht vorhanden.

- Die Verbindlichkeiten des Dr. A bei zehn Gläubigern belaufen sich auf rund [...] €. Hauptgläubigerin ist die [...]-Bank mit Ansprüchen in Höhe von insgesamt ca. [...] €. Weitere größere Gläubiger sind [...].

- Ein Verzeichnis der Gläubiger sowie eine Liste der jeweiligen Forderungen liegen in der Anlage bei.

- Auf Grund der wirksamen Lohn- und Gehaltsabtretung wäre zunächst die Bank aus möglichen pfändbaren Lohn-/Gehaltsbestandteilen vorrangig zu befriedigen. Unter Berücksichtigung der bestehenden Unterhaltspflichten ergibt sich momentan kein pfändbarer Betrag. (Achtung: § 114 InsO inzwischen aufgehoben)

Vor dem Hintergrund des § 305 Abs. 1 Nr. 1 InsO schlagen wir Ihnen und allen anderen Gläubigern gleichlautend folgendes Verfahren vor:

a) Zum Ausgleich seiner Gesamtverbindlichkeiten verpflichtet sich Dr. A, in den kommenden drei/vier/fünf/sechs Jahren ab einem eventuellen Zustandekommen des Schuldenbereinigungsplans den jeweils pfändbaren Anteil seines Nettoeinkommens auf ein Treuhandkonto zu zahlen. Eine Höchstgrenze bildet hierbei stets der pfändbare Betrag nach § 850c ZPO. Die eingehenden Beträge werden von uns ausschließlich zur Befriedigung der Gläubiger verwandt. Zunächst werden die pfändbaren Beträge für einen Zeitraum von längstens 24 Monaten (maximal bis zur Erfüllung der Verbindlichkeiten) ab Zustandekommen dieses Schuldbereinigungsplans gemäß der wirksamen Abtretung an die Bank gezahlt werden.

b) Im Anschluss werden die Beträge ausschließlich zur quotalen Befriedigung der Gläubigergesamtheit verwandt werden. Maßgeblich für die Quotenfestsetzung sind die angegebenen Forderungen auf Basis per 31.12 dieses Jahres. Die Quote soll einmal jährlich an Sie gezahlt werden.

c) (Eventuell) Zudem hat sich ein Dritter, Frau/Herr D bereit erklärt, im Fall des Zustandekommens des außergerichtlichen Einigungsversuchs (aufschiebende Bedingung) einen Betrag von [...] € auf das o. g. Treuhandkonto zu zahlen. Dieser Betrag dient ausschließlich der Verbesserung der Quote der beteiligten Gläubiger.

d) Sollte innerhalb der sechs Jahre ein Erbe zugunsten des Dr. A anfallen, verpflichtet er sich, die Hälfte des Erbes (maximal in Höhe der bestehenden Gesamtverbindlichkeiten) seinen Gläubigern zur Verfügung zu stellen. Es wird auch hier eine quotale Verteilung stattfinden.

e) Alle Gläubiger und damit auch Sie, verzichten für die Zeit des außergerichtlichen Schuldenbereinigungsverfahrens auf Zwangsvollstreckungsmaßnahmen jeglicher Art. Nach Annahme des Plans und Zuteilung der letzten quotalen Zahlung werden Sie den/die Ihnen zur Verfügung stehenden Schuldtitel an uns als die Vertreter des Schuldners aushändigen.

f) Alle Gläubiger werden die Erfüllung der Verbindlichkeiten dem Amtsgericht X sowie der Schufa mitteilen. Außerdem werden Sie schriftlich den Verzicht auf die bis dahin noch nicht getilgte Restverbindlichkeit erklären.

Wir bitten Sie um wohlwollende Prüfung des Vorschlages, der hier durchaus eine Verkürzung des Verfahrens und eine Teilbefriedigung der Gläubiger bewirken kann. Sollten wir bis zum [...] keine Rückmeldung von Ihnen erhalten, müssen wir unterstellen, dass Sie eine außergerichtliche Einigung mit Dr. A ablehnen.

Um die Quote bei Annahme des Angebotes exakt berechnen zu können und für den Fall der ansonsten erforderlichen Insolvenzantragstellung, überlassen Sie uns bitte innerhalb der vorgenannten Frist nochmals eine aktuelle Forderungsaufstellung. Idealerweise senden Sie einen Ausdruck des Kontos OP-Debitoren Ihrer Buchhaltung, ggf. nebst Belegen. Der Abgleich der Forderungssalden ist wichtig für das weitere Verfahren. Hören wir innerhalb der

o. g. Frist nichts von Ihnen, gehen wir von einem unveränderten Bestand nach hiesiger Aktenlage aus.

Sollten alle Gläubiger diesem Plan zustimmen, werden wir Sie über den weiteren Ablauf informieren. Sollten Sie keine Reaktion unsererseits erhalten, müssen Sie leider davon ausgehen, dass der Schuldenbereinigungsplan gescheitert ist. Wir würden dann u. U. einen Insolvenzantrag vorbereiten und voraussichtlich zeitnah stellen.

Wir danken Ihnen sehr für die wohlwollende Prüfung und rasche Rückmeldung binnen 14 Tagen ab Zugang dieses Schreibens.

Mit freundlichen Grüßen

Dr. A/Vertreter Dr. A

V. Außergerichtliche Sanierung contra Insolvenzverfahren und Sanierungswege

„Sanierung" ist kein definierter Begriff. Sie geht in den meisten Fällen einher **59** mit einem Teilverzicht der beteiligten Gläubiger. Diese müssen auf einen Teil der Valuta, wenigstens aber auf Teile von Zinsen und die (zwangsläufig wegen Verzugs) entstandenen Kosten verzichten. Damit sind in der Regel nicht alle Beteiligten einverstanden. Schlägt der außergerichtliche Einigungsversuch fehl, bieten die im Vorfeld getroffenen Maßnahmen dennoch den Vorteil, dass der bisher vorbereitete außergerichtliche Insolvenzplan nochmals mit dem Antrag auf Eröffnung des Insolvenzverfahrens nach § 218 Abs. 1 Satz 2 InsO den Gläubigern unterbreitet werden kann. Vor diesem Hintergrund lässt sich unter Umständen auch der bereits angesprochene „Störer" davon überzeugen, seine Zustimmung zum außergerichtlichen Vergleich zu erteilen, wenn im anschließenden Insolvenzplanverfahren zu erwarten ist, dass entsprechend § 244 Abs. 1 InsO die Mehrheit der abstimmenden Gläubiger wie auch im außergerichtlichen Verfahren, dem Plan zustimmt und die Summe der Ansprüche der zustimmenden Gläubiger mehr als die Hälfte der Summe der Ansprüche der abstimmenden Gläubiger beträgt.[14]

Die Europäische Kommission hat im Rahmen ihres Aktionsplans zur Schaf- **60** fung einer Kapitalmarktunion am 30.9.2015 auch eine Richtlinie vorgesehen, welche in den Mitgliedstaaten ein außergerichtliches Sanierungsverfahren implementieren soll.[15] In der englischen Rechtsordnung hat sich inzwischen das „Scheme-of-Arrangement" durchgesetzt, damit können auch Ärzte in UK eine Einigung mit ihren Gläubigern erreichen. Dieses geht auf Sections 895 to 901 of the Companies Acts 2006 (CA 2006) zurück und strebt völlig flexible Kompromisse zwischen der Gesellschaft und ihren Gläubigern, aber auch den Gesellschaftern an.[16] Insofern ist es grundsätzlich auch auf den

---

14) *van Zwoll*, ZInsO, 418–420.
15) Aktionsplan zur Schaffung einer Kapitalmarktunion vom 30.9.2015, COM 2015, 468.
16) *Bork*, International Law Review, 2012, 477 ff.

Einzelarzt anwendbar, wenngleich das Scheme-of-Arrangement aus dem Gesellschaftsrecht entwickelt wurde.

61   Bei wertender Betrachtung wiegen die Vorteile einer außergerichtlichen Sanierung indes höher als die Nachteile, die damit zwangsläufig verbunden sind. Besonders markant sind das Zeit- und das Kostenargument. Unter Einsatz entsprechender Sanierungsberater und unter Mitwirkung eines motivierten Arztes können die Nachteile durchaus begrenzt und zum Teil auch überwunden werden. Entscheidend kommt es auf eine fundierte Analyse des Status Quo und eine gleichsam fundierte Planung der Sanierung und in der Folge der sanierten Praxis an. Überzeugend wirkt das Sanierungskonzept in der Regel dann, wenn außer den vorerwähnten Maßnahmen und Umständen der Arzt im Verbund mit seinem Berater ein konkretes Konzept (**Prepackaged Plan**) präsentieren kann. Dieses Konzept kann Grundlage für die Durchführung eines außergerichtlichen Verfahrens sein, unter Umständen aber auch im (gerichtlichen) Insolvenzverfahren in Form eines „Asset-Deals" oder eines Planverfahrens eingesetzt werden. Scheitern sämtliche Regelungsversuche mit den Gläubigern, muss es zum Insolvenzverfahren kommen.

62   **Sanierungswege** sind in folgender Übersicht aufgeführt:

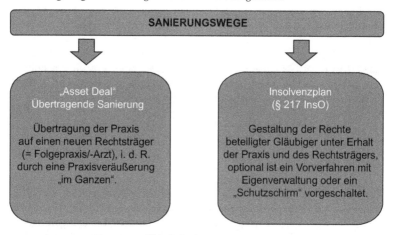

Abb. 8: Sanierungswege

D. Grundlagen des Insolvenzverfahrens über das Vermögen des Arztes, der Berufsausübungsgemeinschaft und des Medizinischen Versorgungszentrums (MVZ)

Wenn eine außergerichtliche Sanierung nicht gelingt, bleibt dem Arzt, der ärzt- **63** lichen Berufsausübungsgemeinschaft (BAG) in Form der GbR, aber auch dem Medizinischen Versorgungszentrum (MVZ) das geordnete Insolvenzverfahren als Chance und Ausweg aus der existentiellen Krise. Dieses ist keineswegs, wie oft zunächst befürchtet, darauf ausgerichtet, die Praxis des insolventen Arztes schnellstmöglich zu liquidieren und ihm auf Dauer die Lebensgrundlage zu entziehen. Vielmehr bietet das Verfahren die Möglichkeit, die Praxis unter erleichterten Bedingungen zu sanieren. Schon durch das Verbot von Vollstreckungen der Gläubiger während des laufenden Verfahrens nach § 89 InsO wird Zeit gewonnen, die ohne die Verfahrenseröffnung oftmals nicht vorhanden ist.

Im Nachfolgenden werden die einzelnen Verfahrensabschnitte und die hier- **64** mit zusammenhängenden Fragen und Problemfelder eingehender erläutert.

I. Ziele des Insolvenzverfahrens

Erstes Ziel eines Insolvenzverfahrens ist die gemeinschaftliche und gleichmäßi- **65** ge Befriedigung der Forderungen der Gläubiger durch Verwertung des Schuldnervermögens und Verteilung des Erlöses (**par conditio creditorum**) gemäß § 1 InsO. Bei Unternehmen, wie etwa einer Arztpraxis, gilt zusätzlich, dass diese nach dem Willen des Gesetzgebers, wenn möglich, erhalten und saniert werden sollen. Dieser Grundsatz hat in § 22 Abs. 1 Nr. 2 InsO Ausdruck gefunden. Die Bestimmung sieht vor, dass der vorläufige Insolvenzverwalter ein Unternehmen, das der Schuldner betreibt, bis zur Entscheidung über die Eröffnung des Insolvenzverfahrens fortzuführen hat, soweit nicht das Insolvenzgericht einer Stilllegung zustimmt, um eine erhebliche Verminderung des Vermögens zu vermeiden. Die Insolvenzmasse (immaterielle Vermögenswerte, Praxiseinrichtung, Betriebs- und Geschäftsausstattung, Beteiligungen, Forderungen usw., nicht aber die kassenärztliche Zulassung) wird durch den Verwalter verwertet, um aus der so generierten Barmasse nach Abzug von Kosten und Gebühren gemäß §§ 54, 55 InsO eine Quote an die berechtigten Gläubiger ausschütten zu können. Vorrechte sind vorab zu bedienen. Das gilt beispielsweise für die Rechte absonderungsberechtigter Gläubiger (§§ 49 ff. InsO), wie etwa des Vermieters, wegen seines Vermieterpfandrechts oder der Bank als Sicherungseigentümerin wegen eines ihr zur Sicherheit übertragenen Gegenstands. Erst die so verbleibende Masse ist Grundlage der Verteilung.

Im Insolvenzverfahren über das Vermögen natürlicher Personen besteht für **66** den schuldnerischen Arzt die Möglichkeit der Erteilung der **Restschuldbefreiung**. § 1 InsO definiert als zweites Ziel des Insolvenzverfahrens:

„Dem redlichen Schuldner wird Gelegenheit gegeben, sich von seinen restlichen Verbindlichkeiten zu befreien".

67 Der „Discharge" ist Grund und Anlass für die Einleitung tausender Insolvenzverfahren.

II. Insolvenzfähigkeit des Arztes und der ärztlichen (Gemeinschafts-)Praxis

68 Grundvoraussetzung eines jeden Insolvenzverfahrens ist die Insolvenzfähigkeit des betroffenen Schuldners. Insoweit regelt § 11 InsO abschließend die möglichen Insolvenzsubjekte. Absatz 1 bestimmt, dass ein Insolvenzverfahren über das Vermögen jeder natürlichen und jeder juristischen Person eröffnet werden kann. Daraus folgt, dass sowohl der Arzt als natürliche Person als auch die ärztliche Gesellschaft bürgerlichen Rechts (GbR) oder Arztgesellschaften anderer Rechtsformen (insbesondere Medizinische Versorgungszentren) bestehend aus mehreren Ärzten **insolvenzfähig** sind, also Subjekt eines eröffneten Insolvenzverfahrens sein können.

69 Im Hinblick auf die ärztliche Gesellschaft bürgerlichen Rechts sind zwei unterschiedliche Praxisformen zu unterscheiden.

70 Rechtlich ohne besondere Komplikationen ist allein die Praxisgemeinschaft, das heißt der Zusammenschluss wirtschaftlich selbstständiger Ärzte in Form einer Kooperation bei ansonsten getrennter Berufsausübung. In dieser Konstellation liegt keine tatsächlich existente GbR vor. Die Ärzte sind keine Gesellschafter einer **gemeinsamen** Praxis. Sie partizipieren lediglich zu gleichen Teilen an der angeschafften Ausstattung der Praxis, in Form von medizinischem Gerät und Mobiliar und teilen sich das angestellte Personal. Ziel dieser Ausgestaltung ist die Senkung von Kosten und die Nutzung von Synergieeffekten.

71 Im Fall einer Gemeinschaftspraxis/Berufsausübungsgemeinschaft(BAG) hingegen, typischerweise in Form einer Gesellschaft des bürgerlichen Rechts i. S. d. §§ 705 ff. BGB, aber auch in der Rechtsform der Partnerschaft, § 1 Abs. 2 Nr. 2 PartGG, besteht eine eigenständige Gesellschaft. Die zusammengeschlossenen Ärzte sind Gesellschafter und nach den Bestimmungen des Gesellschaftsvertrags am Praxisvermögen beteiligt. Die Ärzte befinden sich nicht lediglich in einem losen Verbund, sondern stellen ihre gesamte Arbeitskraft (vorbehaltlich etwaiger Abweichungen im Gesellschaftsvertrag) der Gesellschaft zur Verfügung. Der Betrieb ist „Gesamthandsvermögen". Das angeschaffte Anlage- und Umlaufvermögen steht nicht den Gesellschaftern direkt zu, sondern ist als Gesellschaftsvermögen gebunden. Dafür halten die Ärzte als Gesellschafter eine Beteiligung an der rechtlich verselbstständigten Gesellschaft. Wenn im Nachfolgenden also von der Gesellschaft gesprochen wird, so ist grundsätzlich die BAG und nicht die bloße Praxisgemeinschaft angesprochen.

1. Die ärztliche Praxis als Gesellschaft bürgerlichen Rechts als Insolvenzsubjekt

Die Praxis als Gesellschaft bürgerlichen Rechts und ihre Insolvenzfähigkeit   72
wurden jahrzehntelang kontrovers diskutiert. Inzwischen ist sie als rechts-
und parteifähig anerkannt.

Die Gesellschaft bürgerlichen Rechts (GbR) ist zwar eine Gesellschaft ohne   73
Rechtspersönlichkeit, gleichwohl wird ihr die Insolvenzfähigkeit zuerkannt
ebenso wie den Personenhandelsgesellschaften OHG und KG. § 11 Abs. 2
Nr. 1 InsO und § 728 Abs. 1 BGB (Neufassung) sind seit dem 1.1.1999 in
Kraft.[17]

Diese insolvenzrechtliche (Auf-)Wertung hatte zunächst keine Auswirkun-   74
gen auf den Streit um die Rechtsnatur der BGB-Gesellschaft. Dieser wurde
erst durch die im Jahr 2001 erfolgte höchstrichterliche Anerkennung der
(Außen-)GbR als rechtsfähiger Verband beendet. Die **Insolvenzfähigkeit
der GbR** unterstellt die Existenz eines Gesellschaftsvermögens, welches im
Fall der Verfahrenseröffnung gemäß § 35 InsO Insolvenzmasse wird. Die
Gegenstände der ärztlichen Praxis sind daher (mit Ausnahme der ärztlichen
Zulassung) vom Insolvenzbeschlag umfasst, gleich, ob es sich um Geräte und
Anlagen des einzelnen Arztes oder ob es sich um Geräte einer Gesellschaft
bürgerlichen Rechts handelt. In der (bloßen) Praxisgemeinschaft bleibt derjenige zivilrechtlich alleiniger Eigentümer eines Gegenstands, der ihn angeschafft hatte. Die Insolvenzfähigkeit der Außen-GbR endet mit der Einstellung des Insolvenzverfahrens, wenn also die Vollbeendigung der Gesellschaft
nach Verwertung und Verteilung des gesamten Vermögens erreicht ist, § 11
Abs. 3 InsO.[18]

2. Der Arzt (= natürliche Person) als Insolvenzsubjekt

Die Insolvenz der ärztlichen Praxis als Gesellschaft bürgerlichen Rechts geht   75
in der Regel einher mit der Insolvenz des Arztes als natürliche Person. Ein
Automatismus besteht indes nicht; die Eröffnung des Insolvenzverfahrens
über das Vermögen der GbR kann, muss aber nicht zu einer Eröffnung des
Verfahrens über das Vermögen des Arztes führen. Die Gesellschaft und der
Arzt sind unterschiedliche Personen und verschiedene wirtschaftliche Einheiten. Sollte der Insolvenz des Arztes die Insolvenz der Praxis als Gesellschaft bürgerlichen Rechts folgen oder umgekehrt, so sind zwei selbstständige Insolvenzverfahren zu betreiben.[19] Genau genommen dürften es sogar
(mindestens) drei Insolvenzverfahren sein:

- Insolvenzverfahren über das Vermögen der Arztpraxis A & B Gesellschaft
  (GbR).

---

17) MünchKomm-BGB/*Schäfer*, § 728 Rn. 4 ff.
18) MünchKomm-BGB/*Schäfer*, § 728 Rn. 4, 6 f.
19) MünchKomm-BGB/*Schäfer*, § 728 Rn. 32.

- Insolvenzverfahren über das Vermögen des Arztes A (als natürliche Person)
- Insolvenzverfahren über das Vermögen des Arztes B (als natürliche Person)
- [...] ggf. Arzt C

3. Die ärztliche Praxis (= juristische Person) als Insolvenzsubjekt

76 Im Zusammenhang mit der Insolvenzfähigkeit juristischer Personen des Privatrechts ergeben sich keine Besonderheiten. Diese sind gemäß § 11 InsO uneingeschränkt insolvenzfähig.

III. Beteiligte des Insolvenzverfahrens im Fall der Gesellschaft bürgerlichen Rechts

77 Schuldner im Insolvenzverfahren ist die Gesellschaft als solche, es sind nicht die Gesellschafter der Praxis. Dies ist die logische Konsequenz aus der Anerkennung der Insolvenzfähigkeit der GbR durch den Gesetzgeber (§ 11 Abs. 2 Nr. 1 InsO). Verfahrensrechtlich ist daher auch der Eröffnungsbeschluss (§ 30 Abs. 2 InsO) an die Gesellschaft selbst zuzustellen. Soweit ein Gesellschafter zum Vertreter bestimmt ist, muss an ihn zugestellt werden.

78 Aus dem gleichen Grund steht die **Beschwerdebefugnis** (§ 34 InsO) ebenfalls allein der Gesellschaft zu. Soweit die Gesellschaft bürgerlichen Rechts – auch Berufsausübungsgemeinschaft (BAG) genannt – Eigentümerin eines Grundstücks oder anderer dinglicher Rechte ist, wird sie vom Grundbuchamt in Abt. I des Grundbuchs geführt. In Abt. II wäre sodann ein Insolvenzvermerk gemäß § 32 Abs. 1 InsO einzutragen.

79 Die Auskunftpflicht gegenüber dem Insolvenzgericht und den sonstigen Beteiligten nach §§ 20 Abs. 1, 97 InsO ist von den vertretungsberechtigten Gesellschaftern, also dem zum Vertreter bestimmten Arzt, zu erfüllen. Das gilt auch, soweit sonstige Erklärungen für die GbR abzugeben sind oder Rechtsmittel nach § 101 Abs. 1 Satz 1 InsO eingelegt werden sollen. Grundlagengeschäfte indes, die den Kernbereich der Rechte eines jeden Gesellschafters tangieren, wie beispielsweise die interne Beschlussfassung über einen Insolvenzplan oder einen Fortsetzungsbeschluss nach Einstellung oder Aufhebung des Insolvenzverfahrens, liegen nur in der Kompetenz aller Gesellschafter.[20] Insoweit kann kein Gesellschafter allein entscheiden.

IV. Gesellschafter als Insolvenzgläubiger

80 Insolvenzgläubiger sind Anspruchsberechtigte, die einen zur Zeit der Eröffnung des Insolvenzverfahrens begründeten Vermögensanspruch gegen den Schuldner haben, § 38 InsO. Auch die Gesellschafter der GbR kommen als Insolvenzgläubiger in Betracht. Sie können ausstehende Forderungen als In-

---

20) MünchKomm-BGB/*Schäfer*, § 728 Rn. 13, 14.

solvenzforderung anmelden, soweit diese vor der Insolvenzeröffnung entstanden sind. Gleiches gilt für etwaige Abfindungsansprüche.[21) Solche Ansprüche sind allerdings in der Regel nachrangig. Denn Ansprüche nach dem Katalog des § 39 Abs. 1 Nr. 5 InsO sind automatisch im Nachrang eingeordnet, gehen also den „einfachen" Insolvenzforderungen nach und werden nur dann über eine entsprechende Quote abgefunden, wenn alle vorrangigen Insolvenzforderungen vollständig bedient sind. In der Praxis ist die vollständige Befriedigung der „normalen" Insolvenzgläubiger aber die absolute Ausnahme, sodass Gläubiger nachrangiger Insolvenzforderungen zumeist nicht mit einer Ausschüttung rechnen dürfen. Dagegen sind **Sozialverbindlichkeiten** aus der Zeit **nach Insolvenzeröffnung**, vorbehaltlich eines Insolvenzplans, von vornherein undurchsetzbar.

V. Gesellschafterhaftung gemäß § 93 InsO

Grundsätzlich besteht aus § 128 HGB analog die **Haftung der Gesellschaf-** 81 **ter** auch nach Eröffnung des Insolvenzverfahrens fort. Die Praxis zeigt, dass leistungsfähige Gesellschafter in der Regel die Insolvenz der GbR verhindern können. Denn die Gesellschafter haften ohnehin unbeschränkt. Sollten die Gesellschafter allerdings nicht ausreichend leistungsfähig sein, können sie mitunter die Insolvenz „ihrer" Gesellschaft bürgerlichen Rechts nicht (mehr) verhindern. Die Insolvenz der GbR kann im Ergebnis durchaus zu einer (Folge-)Insolvenz des betreffenden Gesellschafters, also des an der GbR beteiligten Arztes führen. Für die bis zur Insolvenzeröffnung entstandenen Forderungen haften die Gesellschafter als Gesamtschuldner persönlich und unbeschränkt. Demgegenüber haften sie für die durch den Insolvenzverwalter eingegangenen Verbindlichkeiten nicht.[22) Diese haben nicht sie, sondern der Verwalter begründet. Faktisch haben Gesellschafter nach Insolvenzeröffnung kaum noch Einflussmöglichkeiten auf die Geschäftsführung der Gesellschaft, weswegen eine persönliche Haftung auch nicht in Betracht kommt.

In der Insolvenz der Arztgesellschaft können Ansprüche nicht mehr von den 82 einzelnen Gläubigern, sondern nur noch durch den Insolvenzverwalter geltend gemacht werden (§ 93 InsO). Der Verwalter ist allein und ausschließlich „Herr des Verfahrens" und damit auch legitimiert, Ansprüche gegen die Gesellschafter zu verfolgen. Dadurch wird ein Gläubigerwettlauf um die größtmögliche Haftungssumme verhindert und eine faire Verteilung des vorhandenen Kapitals erreicht.[23) Die Ordnungsfunktion des gerichtlichen Insolvenzverfahrens wird deutlich.

Bereits gegen die Gesellschafter anhängige Rechtsstreitigkeiten werden ana- 83 log § 240 ZPO oder § 17 Abs. 1 Satz 1 AnfG unterbrochen, wenn das Insol-

---

21) MünchKomm-BGB/*Schäfer*, § 728 Rn. 20.
22) MünchKomm-InsO/*Brandes/Gehrlein*, § 93 Rn. 7 f.
23) MünchKomm-BGB/*Schäfer*, § 728 Rn. 21.

venzverfahren über das Vermögen der GbR eröffnet wird. Diese Verfahren kann der Insolvenzverwalter gemäß § 85 InsO aufnehmen. In diesen Prozessen können die Gesellschafter die Erfüllung der Ansprüche verweigern, wenn und soweit offensichtlich ist, dass die eingeklagten Leistungen nicht für die Zwecke des Insolvenzverfahrens benötigt werden. Daneben können sie sich weiterhin auf Einwendungen und Einreden der Gesellschaft, analog § 129 Abs. 1 bis 3 HGB, sowie auf eigene Einreden berufen.[24]

84 Soweit es sich demgegenüber um Ansprüche von Gesellschaftsgläubigern gegen Gesellschafter aus der Einräumung persönlicher oder dinglicher Sicherheiten handelt, unterfallen diese nicht dem § 93 InsO.[25] Sie können daher weiterhin außerhalb des Insolvenzverfahrens geltend gemacht werden. Der Gläubiger wendet sich wegen solcher Ansprüche somit weiter an „seinen" Schuldner.

85 Forderungen, die nach § 93 InsO durch den Insolvenzverwalter realisiert worden sind, bilden eine Sondermasse. Aus dieser sind die Insolvenzgläubiger zu befriedigen, welche die persönliche Haftung des in Anspruch genommenen Gesellschafters für ihre Forderungen reklamieren können. Dies ist grundsätzlich die Gesamtheit der Insolvenzgläubiger; ausgenommen ist die Konstellation, in denen der Insolvenzverwalter einen inzwischen ausgeschiedenen Gesellschafter in Haftung nimmt, welcher nicht für die nach seinem Ausscheiden begründeten Verbindlichkeiten haftet (§ 726 Abs. 2 BGB i. V. m. § 25 Abs. 2 HGB). Die generierte Sondermasse muss den berechtigten Gläubigern, bereinigt um die im Rahmen der Rechtsverfolgung u. U. entstandenen Kosten, grundsätzlich ungeschmälert zu ihrer Befriedigung zur Verfügung gestellt werden. Eine Ausnahme gilt hinsichtlich der Kosten des Insolvenzverfahrens gemäß § 54 InsO, die auch aus dieser Sondermasse beglichen werden dürfen.[26] Unzulässig hingegen ist die Erfüllung von sonstigen Masseverbindlichkeiten i. S. d. § 55 InsO, welche der Verwalter begründet hat.

VI. Fortsetzung der Gesellschaft

86 Die Eröffnung oder der Abschluss des Verfahrens bedeutet nicht zwingend das Ende der ärztlichen Praxis und der durch sie gebildeten Gesellschaft bürgerlichen Rechtes. Die Gesellschaft kann unter gewissen Umständen fortgeführt werden, wenn das Insolvenzverfahren beendet ist. Nach § 728 Abs. 1 Satz 2 BGB setzt eine solche Fortführung voraus, dass das Insolvenzverfahren auf Antrag der Gesellschaft eingestellt oder nach der Bestätigung eines Insolvenzplans, der den Fortbestand der Gesellschaft vorsieht, aufgehoben ist. Des Weiteren bedarf es eines Fortsetzungsbeschlusses der Gesellschafter.

---

24) MünchKomm-BGB/*Schäfer*, § 728 Rn. 21.
25) MünchKomm-BGB/*Schäfer*, § 728 Rn. 21.
26) Nerlich/Römermann/Wittkowski/*Kruth*, Inso, § 93 Rn. 6a.

Die Einstellung des Verfahrens auf Antrag der Gesellschaft ist in zwei Kon- **87**
stellationen denkbar. Die Einstellung kann nach § 212 InsO erfolgen, wenn
der Schuldner – also die GbR – einen Antrag stellt und gewährleistet ist, dass
nach der Einstellung des Verfahrens beim Schuldner weder Zahlungsunfähigkeit noch drohende Zahlungsunfähigkeit noch, soweit die Überschuldung
Grund für die Eröffnung des Insolvenzverfahrens war, Überschuldung vorliegt. Zudem ist das Fehlen dieser Eröffnungsgründe glaubhaft zu machen.

Zum anderen ist eine Einstellung nach § 213 InsO im Konsens mit allen Gläu- **88**
bigern möglich, die u. a. dann in Betracht kommt, wenn die Gläubiger bereits
eine konkrete Quotenaussicht haben und rasch eine Teilbefriedigung via Quote
erreichen wollen. Dies kann wiederum nur auf Antrag erfolgen. Hier ist die
Zustimmung aller Insolvenzgläubiger zu der Einstellung beizubringen. In der
gerichtlichen Praxis zeigt sich, dass die (absolute) Einstimmigkeit mitunter an
dem Protest einzelner Gläubiger scheitert. In diesem Fall ist der Weg über
den Insolvenzplan indiziert.

In beiden Fällen bedarf der Einstellungsbeschluss der öffentlichen Bekannt- **89**
machung gemäß § 215 Abs. 1 InsO, wobei die Beteiligten vorab über den Zeitpunkt des Wirksamwerdens der Einstellung zu unterrichten sind. Gegen den
Einstellungsbeschluss ist für jeden Insolvenzgläubiger das Rechtsmittel der
sofortigen Beschwerde gegeben.

Kommt es zu einer (vorzeitigen) **Einstellung des Verfahrens**, erlangt die Ge- **90**
sellschaft gemäß § 215 Abs. 2 Satz 1 InsO das Recht zurück, über die Insolvenzmasse frei zu verfügen. Damit kann zu diesem Zeitpunkt auch ein Fortsetzungsbeschluss gefasst werden.

Neben den oben genannten Gründen für die Einstellung besteht auch nach Er- **91**
öffnung des Verfahrens die Möglichkeit, selbiges mangels Masse gemäß § 207
InsO sowie nach Anzeige der Masseunzulänglichkeit gemäß § 211 InsO ein-
zustellen. In der Praxis herrschen tatsächlich masseschwache Verfahren vor,
sodass die Einstellung wegen Masseinsuffizienz (mangels Masse oder Masseunzulänglichkeit) kein seltener Ausnahmefall ist. Diese Gründe sind in § 728
BGB nicht ausdrücklich genannt, was darauf zurückzuführen sein dürfte, dass
in diesen Fällen zumeist kein Vermögen der Gesellschaft verbleibt, dass einer
Verteilung an die Insolvenzgläubiger zugänglich wäre. Eine grundsätzliche
Versagung der Fortführung scheint jedoch nicht interessengerecht. Warum
den Gesellschaftern die Möglichkeit genommen werden sollte, freiwillig weitere Einlagen zu leisten und mit diesem Kapital die Gesellschaft fortzuführen, ist nicht ersichtlich.[27]

Die zweite in § 728 Abs. 1 Satz 2 vorgesehene Situation, in der ein Fortset- **92**
zungsbeschluss gefasst werden kann, liegt dann vor, wenn ein Insolvenzplan
bestätigt wurde, der den Fortbestand der Gesellschaft vorsieht. Dies kommt

---

27) MünchKomm-BGB/*Schäfer*, § 728 Rn. 26, 27.

vor allem in den Fällen in Betracht, in denen der Insolvenzplan bestimmt, dass die Gesellschaft, nach Ausgleich aller im Plan vorgesehenen Verbindlichkeiten von ihren übrigen Schulden frei wird. Genau dieses ist regelmäßig Ziel und Zweck eines Insolvenzplans.

93 Beschließt die Gläubigerversammlung einen Insolvenzplan i. S. d. §§ 217 ff. InsO, wird das Insolvenzgericht diesen in der Regel bestätigen. Dem Plan muss nach § 230 Abs. 1 Satz 2 InsO eine Erklärung der Gesellschafter beigefügt sein, die Geschäfte fortführen zu wollen. Diese beruht auf einem zuvor durch alle Gesellschafter gefassten Fortsetzungsbeschluss, der jedoch erst Wirksamkeit entfaltet, nachdem der Insolvenzplan durch das Gericht bestätigt und das Verfahren zudem aufgehoben ist.[28] Genau dieses ist Ziel der Gesellschafter, die aktiv die Durchführung eines Insolvenzplanverfahrens betreiben und mit Zustimmung der Gläubiger am Ende auch die Sanierung der Gesellschaft per *„faktischem Teilverzicht"* auf die historischen Forderungen erreichen.

VII. Schicksalsfrage – Insolvenz des Arztes als Auflösungsgrund für die GbR?

94 Wird über das Vermögen eines Gesellschafters das Insolvenzverfahren eröffnet, wird die Gesellschaft gemäß § 728 Abs. 2 BGB aufgelöst. Die Vorschrift ist allerdings abdingbar. In der Regel gibt es im Gesellschaftsvertrag der Praxis-GbR eine **Fortsetzungsklausel**, welche sinngemäß besagt, dass der insolvente Gesellschafter ausgeschlossen wird, die Gesellschaft an sich allerdings durch die übrigen Gesellschafter fortgeführt werden darf. Damit scheidet der betroffene Gesellschafter aus der GbR aus. Seine Beteiligung wird liquidiert. Als finanziellen Ausgleich erhält er eine Abfindung gemäß der §§ 738 bis 740 BGB oder gemäß der im Gesellschaftsvertrag getroffenen Abreden, beispielsweise eine Buch- oder Verkehrswertabfindung (vgl. Rn. 490, 503). Die Auflösung der Gesellschaft kann zum einen – wie dargelegt – durch die vorherige Aufnahme einer Fortsetzungsklausel (§ 736 Abs. 1) abbedungen werden. Zum anderen besteht die Möglichkeit, im Gesellschaftsvertrag zu vereinbaren, dass für den Fall der Insolvenz ein nachträglicher Fortsetzungsbeschluss durch die übrigen Mitgesellschafter gefasst werden kann.[29]

95 § 728 Abs. 2 BGB ist im Unterschied zu § 728 Abs. 1 BGB, der die Eröffnung des Insolvenzverfahrens über das Vermögen der Gesellschaft betrifft, nicht nur auf die Außen-, sondern auch auf die Innengesellschaft anwendbar. In solchen Fällen ist es unerheblich, ob überhaupt Vermögen der GbR vorhanden ist. Es geht einzig und allein darum, den Wert der Beteiligung zu realisieren und ihn entsprechend zur Masse ziehen zu können.[30]

---

28) MünchKomm-BGB/*Schäfer*, § 728 Rn. 29.

29) MünchKomm-BGB/*Schäfer*, § 728 Rn. 31.

30) MünchKomm-BGB/*Schäfer*, § 728 Rn. 33.

Wird per **Gerichtsbeschluss** über das Vermögen des Gesellschafters das Ver- 96
fahren eröffnet, ist die Auflösung der Gesellschaft gemäß § 728 Abs. 2 BGB
die Regelfolge. Der Eröffnungsbeschluss kann durch die sofortige Beschwerde
angegriffen werden (§ 34 InsO). Hat diese Erfolg, entfällt auch der Auflö-
sungsgrund für die Gesellschaft sowie der Ausscheidensgrund für den betroffenen Gesellschafter. Die in der Zwischenzeit durch einen Insolvenzverwalter vorgenommenen Rechtshandlungen werden hierdurch jedoch nicht berührt (§ 34 Abs. 3 Satz 3 InsO). Die Gesellschaft wird nach Aufhebung des
Beschlusses mit dem Gesellschafter fortgesetzt.

Nur zur Klarstellung: Wird das Insolvenzverfahren über das Vermögen des 97
Arztes überhaupt erst nicht eröffnet, gibt es auch keine Auflösung und kein
Zwangsausscheiden. Anders ist es allerdings bei nachträglicher Einstellung
des Verfahrens. Diese hat keine Auswirkung auf die Auflösung der Gesellschaft oder das Ausscheiden des Gesellschafters. Es erfolgt keine automatische Wiederherstellung des früheren Zustandes. Die Gesellschafter sind jedoch nicht gehindert, nach Beendigung des gerichtlichen Verfahrens die
Fortsetzung der Gesellschaft zu beschließen bzw. den ausgeschiedenen Gesellschafter wieder aufzunehmen.[31]

VIII. Fortgeltung übertragener Geschäftsführung trotz Insolvenz

Wird die Arztpraxis als Gesellschaft aufgrund einer Gesellschafterinsolvenz 98
aufgelöst, so kommt eine Fortgeltung der Geschäftsführungsbefugnis für die
verbleibenden Gesellschafter sowohl nach § 728 Abs. 2 Satz 2 BGB i. V. m.
§ 727 Abs. 2 Satz 2, 3 BGB als auch nach § 729 BGB in Betracht.

§ 727 Abs. 2 Satz 2, 3 BGB wird als Notgeschäftsführung bezeichnet. Auf- 99
grund dieser Vorschrift haben die Mitgesellschafter das Recht und die Pflicht,
die Geschäfte fortzuführen, wenn Gefahren für die Gesellschaft drohen.

Daneben enthält § 729 BGB eine reine **Fiktion** des Fortbestehens der Ge- 100
schäftsführungsbefugnis. Dies gilt zum einen für den Fall, dass der geschäftsführungsbefugte Arzt als Gesellschafter keine Kenntnis von der Auflösung
der Gesellschaft hat oder haben muss (§ 729 Satz 1 BGB). Zum anderen ist
der umgekehrte Fall erfasst, dass der geschäftsführungsbefugte Gesellschafter keine Kenntnis von seinem eigenen Ausscheiden aus der Gesellschaft oder
dem Verlust der Befugnis auf sonstige Weise hat (§ 729 Satz 2 BGB). Die Norm
bezweckt den Schutz des betroffenen Gesellschafters. Dieser kann somit weder im Innenverhältnis aus Geschäftsführung ohne Auftrag noch im Außenverhältnis als Vertreter ohne Vertretungsmacht in Anspruch genommen werden.[32] Wenn die Geschäftsführung bereits nach § 727 Abs. 2 Satz 2 BGB
gestattet ist, so bleibt für die Anwendung der Fiktion des § 729 BGB kein
Raum.

---

31) MünchKomm-BGB/*Schäfer*, § 728 Rn. 36.
32) MünchKomm-BGB/*Schäfer*, § 729 Rn. 1.

101 Dem Insolvenzverwalter steht die Befugnis, die Geschäfte gemäß § 727 Abs. 2 Satz 2 BGB fortzuführen, nicht zu. Dies gilt unabhängig davon, ob dem Arzt nach dem Gesellschaftsvertrag die Geschäftsführungsbefugnis zustand oder nicht.[33]

IX. Verbindlichkeiten des schuldnerischen Arztes aus der Gesellschafterstellung

102 Existieren Forderungen der Mitgesellschafter, welche gesellschaftsrechtlicher Natur sind, so werden diese geltend gemacht, indem sie in die Berechnung des Abfindungsguthabens (oder des Fehlbetrags) eingestellt werden. Ebenso wird mit Sozialansprüchen der Gesamthand gegen den schuldnerischen Arzt verfahren. Anderes gilt für Forderungen, die nicht aus dem Gesellschaftsvertrag resultieren. Diese können in die Berechnung nicht mit einbezogen werden.[34]

103 Daneben können Ansprüche von Gesellschaftsgläubigern gegenüber dem schuldnerischen Arzt persönlich bestehen. Diese Forderungen ergeben sich aus § 128 HGB analog. Gegenüber dem Schuldner treten diese Personen als einfache Insolvenzgläubiger auf. Sie können ihre Forderungen gegen die Gesellschaft in voller Höhe auch beim Insolvenzverwalter über das Vermögen des schuldnerischen Arztes anmelden. Dies folgt daraus, dass der insolvente Gesellschafter neben den verbleibenden Gesellschaftern als Gesamtschuldner haftet. Er ist selbstverständlich jedoch nur verpflichtet, die Forderung insoweit zu begleichen, wie diese noch valutiert.[35]

104 Neue Forderungen können nach Eröffnung des Insolvenzverfahrens nicht durch die Gesellschafter-Geschäftsführer der fortgeführten GbR begründet werden. Insoweit greift die Sperrwirkung des § 38 InsO, der bestimmt, dass nur die zur Zeit der Eröffnung des Insolvenzverfahrens begründeten Verbindlichkeiten einen Anspruch der Insolvenzgläubiger vermitteln.

105 Anderes gilt für Rechtshandlungen des Insolvenzverwalters in seiner Eigenschaft als Liquidator der Arzt-GbR. Durch ihn getroffene Verfügungen sind gemäß § 55 Abs. 1 Satz 2 InsO Masseverbindlichkeiten.

X. Regel- oder Verbraucherinsolvenzverfahren und Restschuldbefreiung

106 Bereits vor der Eröffnung des Insolvenzverfahrens muss regelmäßig die Frage entschieden werden, ob über das Vermögen des Arztes das Regelinsolvenzverfahren zu eröffnen ist oder das vereinfachte Insolvenzverfahren, § 304 InsO, gewählt werden kann. In beiden Varianten kann und sollte es – aus dem Blickwinkel des insolventen Arztes – zur Restschuldbefreiung kommen.

---

33) MünchKomm-BGB/*Schäfer*, § 728 Rn. 39.
34) MünchKomm-BGB/*Schäfer*, § 728 Rn. 40.
35) MünchKomm-BGB/*Schäfer*, § 728 Rn. 41.

1. Regelinsolvenzverfahren bei laufenden Arztpraxen

Die laufende Arztpraxis mit Personal, Strukturen und Patienten führt in der 107
Regel zu einem Regelinsolvenzverfahren. Wenn die Praxis bereits stillgelegt
ist und keine ärztlichen Leistungen mehr erbracht werden und zudem die
Vermögensverhältnisse des (Ex-)Arztes überschaubar erscheinen, kann das
(vereinfachte) Verbraucherinsolvenzverfahren in Betracht kommen.

Das sog. Regelinsolvenzverfahren ist in der seit 1999 geltenden Insolvenz- 108
ordnung (InsO) vorgesehen. Es ist nicht nur auf juristische Personen (z. B.
GmbH, AG) anzuwenden, sondern steht auch natürlichen Personen wie dem
Arzt offen. Voraussetzung dafür ist, dass die betreffende Person entweder
aktuell selbstständig tätig ist oder in der Vergangenheit selbstständig war;
zudem müssen die Vermögensverhältnisse als nicht überschaubar gelten. Ab
20 Gläubigern gelten die Vermögensverhältnisse grundsätzlich als nicht mehr
überschaubar, § 304 Abs. 2 InsO. Auch bei weniger als 20 Gläubigern können
die Vermögensverhältnisse unüberschaubar sein oder werden, beispielsweise,
wenn die Ansprüche auch nur eines Gläubigers aus einer Vielzahl verschieden gelagerter Rechtsverhältnisse oder Verträge resultieren. Reklamiert (nur)
ein Gläubiger Ansprüche aus Arbeitsverhältnissen ist ebenfalls ein Regelinsolvenzverfahren durchzuführen, § 304 Abs. 1 InsO. Greifen diese Voraussetzungen nicht, können natürliche Personen das (vereinfachte und i. d. R.
kürzere) Verbraucherinsolvenzverfahren durchlaufen. In der gerichtlichen Praxis sind die unterschiedlichen Verfahren anhand des Aktenzeichens zu unterscheiden: IN steht für Regelverfahren und IK bedeutet, dass dort ein Verbraucherinsolvenzverfahren abgewickelt wird.

Seit Inkrafttreten der Insolvenzrechtsreform (Gesetz zur Verkürzung des 109
Restschuldbefreiungsverfahrens und zur Stärkung der Gläubigerrechte) zum
1.7.2014[36] wird das Verbraucherinsolvenzverfahren nicht mehr von einem
Treuhänder, sondern einheitlich von einem Insolvenzverwalter betreut. Wenngleich in der InsO der Begriff des „Treuhänders" noch verwandt wird, ist (nach
Wegfall des alten § 313 InsO) der Insolvenzverwalter berufen. Er kann wie im
Regelinsolvenzverfahren aus eigenem Recht die Insolvenzanfechtung betreiben und belastete Vermögensgegenstände verwerten. Auch die Verteilung der
Insolvenzmasse erfolgt inzwischen in allen Verfahren gleich. Nach Streichung
des § 312 Abs. 2 InsO a. F. ist auch in der Verbraucherinsolvenz die Durchführung eines Insolvenzplanverfahrens möglich. Allerdings ist eine Eigenverwaltung nach dem neuen § 270 Absatz 1 Satz 3 InsO weiterhin ausgeschlossen. Letztlich erfolgte auch eine Neuregelung der von der Restschuldbefreiung ausgenommenen Forderungen (§ 302 InsO).

---

36) Gesetz zur Verkürzung des Restschuldbefreiungsverfahrens und zur Stärkung der
Gläubigerrechte (Drucksache 17/11268), das die Insolvenzordnung ändert, wurde angenommen und ist im Bundesgesetzblatt vom 18.7.2013 veröffentlicht worden.

2. Restschuldbefreiung in Arztfällen

110 Das Verfahren zur Restschuldbefreiung ist seit 1999 fester Bestandteil der Insolvenzordnung. Durch die vorbenannte Insolvenzrechtsreform zum 1.7.2014 haben sich verschiedene Neuregelungen ergeben. Das Insolvenzgericht entscheidet bei Eröffnung des Insolvenzverfahrens über die Zulässigkeit des Antrags des Schuldners auf Restschuldbefreiung, § 287a InsO. Der Schuldner erhält vom Insolvenzgericht bereits am Anfang des Verfahrens eine Nachricht darüber, ob er mit der Restschuldbefreiung rechnen kann. Ist der Antrag zulässig, wird das Gericht feststellen, dass der Schuldner Restschuldbefreiung erlangt, wenn er den Obliegenheiten nach § 295 InsO nachkommt und keine Versagungstatbestände gemäß §§ 290, 297 und 298 InsO vorliegen. Andererseits obliegt es dem Schuldner nach § 287b InsO bereits ab Beginn der Abtretungsfrist bis zur Beendigung des Insolvenzverfahrens, eine angemessene Erwerbstätigkeit auszuüben. Ist er bei Antragstellung ohne Beschäftigung, muss er sich um eine solche bemühen. Der Schuldner darf keine zumutbaren Tätigkeiten ablehnen, will er später nicht der Gefahr der Versagung der Restschuldbefreiung begegnen.

111 Die Reform zum 1.7.2014 nahm die sog. „Sperrfrist-Rechtsprechung" des BGH auf. Unzulässig ist ein Antrag auf Restschuldbefreiung gemäß (der abschließenden Sperrfristenaufzählung des) § 287a Abs. 2 InsO, wenn dem Schuldner

- in den letzten zehn Jahren vor dem Eröffnungsantrag oder danach Restschuldbefreiung erteilt worden ist,

- die Restschuldbefreiung in den letzten fünf Jahren vor dem Eröffnungsantrag oder danach gemäß § 297 InsO versagt worden ist,

- die Restschuldbefreiung in den letzten drei Jahren vor dem Eröffnungsantrag oder danach gemäß §§ 290 Abs. 1 Nr. 5, 6 oder 7 InsO oder 296 InsO oder 297a InsO aus Gründen des § 290 Abs. 1 Nr. 5, 6 oder 7 InsO versagt worden ist. Der Restschuldbefreiungsantrag ist somit nur dann zulässig, wenn dem Schuldner in den letzten drei Jahren vor dem Eröffnungsantrag oder danach die (damalige) Restschuldbefreiung nicht wegen vorsätzlicher oder grob fahrlässiger Verletzung von Auskunfts- oder Mitwirkungspflichten, der Nichtabgabe bzw. Nichtvorlage erforderlicher Erklärungen und Verzeichnisse oder Verstößen gegen die Erwerbsobliegenheit versagt wurde.

112 Der schuldnerische Arzt muss mit dem Antrag auf Restschuldbefreiung erklären, ob Unzulässigkeitsgründe nach § 287a Abs. 2 InsO vorliegen und die Richtigkeit und Vollständigkeit der Erklärung versichern, § 287 Abs. 1 Satz 4 InsO.

113 Liegen die Voraussetzungen vor, erfolgt die Erteilung der Restschuldbefreiung durch gerichtlichen Beschluss. Zuvor hört das Gericht die Insolvenzgläubiger, den Insolvenzverwalter und den Schuldner an, sofern die Abtretungsfrist sechs Jahre nach der Eröffnung des Insolvenzverfahrens gemäß § 287

Abs. 2 Satz 1 InsO ohne vorzeitige Beendigung verstrichen ist, § 300 InsO. Eine vorzeitige Beendigung kann auf Antrag des Schuldners erfolgen, § 300 Abs. 1 Satz 2 InsO, und zwar:[37]

- **jederzeit**, wenn der Schuldner die Kosten des Verfahrens und sämtliche Masseverbindlichkeiten berichtigt und – soweit vorhanden – sämtliche Tabellengläubiger (§ 38 InsO) befriedigt sind,

- nach **Ablauf von drei Jahren** der Abtretungsfrist, wenn die Insolvenzmasse zur Befriedigung der Verfahrenskosten, sämtlicher Masseverbindlichkeiten und mindestens 35 % der Forderungen der Insolvenzgläubiger (§ 38 InsO) ausreicht,

- nach **Ablauf von fünf Jahren** der Abtretungsfrist, wenn der Schuldner zumindest die Kosten des Verfahrens berichtigt.

Allerdings muss der schuldnerische Arzt gemäß § 300 Abs. 1 Satz 2 Nr. 2 InsO **114** mit dem Antrag angeben, woher die Mittel stammen, also die Herkunft der Mittel offenbaren, die an den Treuhänder geflossen sind und die über die Beträge hinausgehen, die von der Abtretungserklärung erfasst sind. In der Praxis bleibt die vorzeitige Beendigung mit einer Quote von 35 % bisher ein exotischer Einzelfall. Nur mit einem finanziell „starken" Umfeld wird die Teilbefriedigung mit 35 % Quote möglich sein. Dennoch ist diese Option die richtige Antwort auf die Discharge-Verfahren im europäischen Ausland.

Gemäß § 301 InsO wirkt die Restschuldbefreiung gegen alle Insolvenzgläu- **115** biger. Dies gilt auch für Gläubiger, die ihre Forderungen nicht angemeldet haben. Diese Regelung gründet auf der Überlegung, dass wesentliche Beschlüsse des Gerichts im Internet auf der jedermann zugänglichen Website http://www.insolvenzbekanntmachungen.de veröffentlicht sind und so jeder Gläubiger Notiz von dem Verfahren nehmen kann. Die Restschuldbefreiung wirkt somit umfassend zugunsten des redlichen Schuldners, gegen den die nach Maßgabe der §§ 301 ff. InsO erfassten Forderungen nicht mehr durchgesetzt werden können.

Mitschuldner und Bürgen des Schuldners partizipieren nicht an der Restschuld- **116** befreiung, die somit nicht etwa wie ein Vertrag zugunsten Dritter wirkt, § 301 Abs. 2 InsO. Vielmehr können Sie weiterhin von den Gläubigern des Schuldners in Anspruch genommen werden. Fest steht aber, dass der Schuldner auch gegenüber Mitschuldnern, Bürgen oder anderen Rückgriffsberechtigten in gleicher Weise befreit wird, wie es gegenüber den anderen Insolvenzgläubigern der Fall ist. Allerdings können Gläubiger des Schuldners weiterhin aus Rechten vollstrecken, die im eröffneten Insolvenzverfahren ein Absonderungsrecht

---

37) Das Gesetz zur Verkürzung des Restschuldbefreiungsverfahrens und zur Stärkung der Gläubigerrechte (Drucksache 17/11268), das die Insolvenzordnung ändert, wurde angenommen und ist im Bundesgesetzblatt vom 18.7.2013 veröffentlicht worden.

gewähren (Grundschulden/Hypotheken, Pfändungen, Sicherungsübereignungen etc.).

117 Sollte aber der schuldnerische Arzt oder ein Dritter einen Gläubiger befriedigen, lässt § 301 Abs. 3 InsO es dabei bewenden. Die – ggf. sogar irrtümliche – Zahlung ist nicht rückforderbar.

118 Nach der Insolvenzrechtsreform[38] sind bzw. bleiben von der Restschuldbefreiung einzelne Forderungen ausgenommen, § 302 InsO:

- Nr. 1: „Deliktische Forderungen" (Verbindlichkeiten des Schuldners aus einer vorsätzlich begangenen unerlaubten Handlung) aus rückständigem gesetzlichen Unterhalt, den der Schuldner vorsätzlich pflichtwidrig nicht gewährt hat, oder Forderungen aus rechtskräftiger Steuerhinterziehung (aus einem Steuerschuldverhältnis, sofern der Schuldner im Zusammenhang damit wegen einer Steuerstraftat nach den §§ 370, 373 oder § 374 der Abgabenordnung rechtskräftig verurteilt worden ist).

In diesen Fällen hat der Gläubiger zur „Verhinderung" einer Teilnahme seiner Forderung an der Restschuldbefreiung, die entsprechende Forderung unter Angabe dieses Rechtsgrundes nach § 174 Absatz 2 anzumelden.

119 Ferner sind nach § 302 InsO von der Restschuldbefreiung ausgenommen:

- Nr. 2: Geldstrafen und die diesen in § 39 Abs. 1 Nr. 3 gleichgestellten Verbindlichkeiten des Schuldners.

- Nr. 3 Verbindlichkeiten aus zinslosen Darlehen, die dem Schuldner zur Begleichung der Kosten des Insolvenzverfahrens gewährt wurden.

120 In § 300a InsO erfährt der Schuldner einen Anreiz zum Erwerb. Verstreicht danach die Laufzeit der Abtretungserklärung oder liegen die Voraussetzungen für eine frühzeitige Erteilung der Restschuldbefreiung vor, so gehört das Vermögen, das der Schuldner während des Insolvenzverfahrens erwirbt (Neuerwerb), nicht mehr zur Insolvenzmasse, wenn dem Schuldner Restschuldbefreiung erteilt wird. Damit wird erreicht, dass dem Schuldner, wenn sich das Insolvenzverfahren über eine Zeitdauer von mehr als sechs Jahren verzögert, keine Nachteile entstehen.

3. Versagung Restschuldbefreiung in Arztfällen

121 Bis zum 30.6.2014 konnten Gläubiger den Versagungsantrag ausschließlich im Schlusstermin stellen (§ 289 Abs. 1 Satz 1 InsO a. F.). Nach der Insolvenz-

---

38) Gesetz zur Verkürzung des Restschuldbefreiungsverfahrens und zur Stärkung der Gläubigerrechte (Drucksache 17/11268), das die Insolvenzordnung ändert, wurde angenommen und ist im Bundesgesetzblatt vom 18.7.2013 veröffentlicht worden.

rechtsreform[39] geht dieses in jeder Phase. Somit können Gläubiger, die Forderungen im Insolvenzverfahren angemeldet haben, Anträge zur Versagung jederzeit stellen. Allerdings müssen Versagungsanträge dem Gericht spätestens im Schlusstermin vorliegen, § 290 Abs. 2 InsO n. F. Sodann prüft das Insolvenzgericht den Fall und die Voraussetzungen einer Versagung der RSB. Nach dem Schlusstermin entscheidet das Gericht über die Erteilung der Restschuldbefreiung (§ 290 Abs. 2 Satz 2 InsO n. F.). Relevant sind nach § 290 Abs. 1 InsO folgende Versagungsgründe:

- **Verurteilung wegen einer Straftat** nach den §§ 283–283c StGB zu einer Geldstrafe von mehr als 90 Tagessätzen oder einer Freiheitsstrafe von mehr als drei Monaten innerhalb der letzten fünf Jahre vor dem Antrag auf Verfahrenseröffnung.

- Vorsätzliche oder grob fahrlässige schriftlich **unrichtige oder unvollständige Angaben** des Schuldners über seine **wirtschaftlichen Verhältnisse**, um damit Kredit zu erhalten oder öffentliche Leistungen zu erhalten oder zu ersparen, innerhalb der letzten drei Jahre vor dem Antrag auf Verfahrenseröffnung.

- Vorsätzliche oder grob fahrlässige **Beeinträchtigung der Insolvenzgläubiger** durch Begründung unangemessener Verbindlichkeiten, Vermögensverschwendung oder verzögerte Insolvenzantragstellung innerhalb der letzten drei Jahre vor dem Antrag auf Verfahrenseröffnung.

- Vorsätzliche oder grob fahrlässige **Verletzung von Auskunfts- oder Mitwirkungspflichten** i. S. d. Insolvenzordnung durch den Schuldner.

- Vorsätzliche oder grob fahrlässige **unrichtige oder unvollständige Angaben** in der nach § 287 Abs. 1 Satz 3 InsO n. F. abzugebenden **Erklärung** bzw. den nach § 305 Abs. 1 Nr. 3 InsO vorzulegenden **Verzeichnissen**.

- Schuldhafte **Verletzung der Erwerbsobliegenheit** nach § 287b InsO, sofern dadurch die Befriedigung der Insolvenzgläubiger schuldhaft beeinträchtigt wird.

Im Falle eines nachträglichen Bekanntwerdens kann noch ein Versagungsantrag gestellt werden, § 297a InsO. Der Antrag ist innerhalb von sechs Monaten nach Bekanntwerden zu stellen. Dabei muss der Gläubiger den Grund für die Versagung der Restschuldbefreiung einschließlich der bisherigen Unkenntnis vom Versagungsgrund glaubhaft machen, § 297a Abs. 1 Satz 2 und 3 InsO.

122

---

39) Gesetz zur Verkürzung des Restschuldbefreiungsverfahrens und zur Stärkung der Gläubigerrechte (Drucksache 17/11268), das die Insolvenzordnung ändert, wurde angenommen und ist im Bundesgesetzblatt vom 18.7.2013 veröffentlicht worden.

123 Nach der Insolvenzrechtsreform[40] sind auch die **Widerrufsgründe in § 303 Abs. 1 InsO** neu geregelt und nunmehr in den folgenden drei Fällen vorgesehen:

• Es stellt sich nachträglich heraus, dass der Schuldner vorsätzlich Obliegenheiten verletzt und dadurch die Befriedigung der Insolvenzgläubiger erheblich beeinträchtigt hat.

• Es stellt sich nachträglich heraus, dass der Schuldner während des Laufs der Abtretungsfrist oder nach vorzeitiger Erteilung der Restschuldbefreiung nach einer in § 297 InsO genannten Straftat verurteilt worden ist.

• Der Schuldner verletzt nach vorzeitiger Erteilung der Restschuldbefreiung Auskunfts- und Mitwirkungspflichten im fortdauernden Insolvenzverfahren.

124 Widerrufsanträge der Gläubiger sind innerhalb eines Jahres nach Rechtskraft der Entscheidung über die Restschuldbefreiung zu stellen, § 303 Abs. 2 Satz 1 InsO.

XI. Zuständigkeit des Gerichts, Formalien der Insolvenzantragstellung, Insolvenzgründe und Kosten des Verfahrens

125 Das Insolvenzverfahren über das Vermögen eines Arztes oder der durch ihn betriebenen (Gemeinschafts-)Praxis wird nur auf Antrag eingeleitet. Als Schuldner kommen natürliche und juristische Personen (GmbH, AG) sowie Gesellschaften ohne Rechtspersönlichkeit (GbR, OHG, KG) in Betracht, § 11 InsO. Ein Sonderfall ist die Eröffnung des Insolvenzverfahrens über den Nachlass eines Verstorbenen (**sog. Nachlassinsolvenzverfahren**). Zum Insolvenzverfahren und dessen Ablauf siehe Abb. 9 unter Rn. 205.

126 Im Folgenden werden die unterschiedlichen Anforderungen an die Zulässigkeit und Begründetheit des Insolvenzantrages dargestellt:

1. Örtliche Zuständigkeit

127 Gemäß § 3 InsO ist örtlich ausschließlich das Insolvenzgericht zuständig, in dessen Bezirk der Schuldner seinen allgemeinen Gerichtsstand hat. Liegt der Mittelpunkt einer selbstständigen wirtschaftlichen Tätigkeit des Schuldners (= Center of Main Interests – COMI) an einem anderen Ort, so ist ausschließlich das Insolvenzgericht zuständig, in dessen Bezirk dieser Ort liegt. Entscheidend ist der Zeitpunkt der Antragstellung, eine spätere Verlagerung des Wohn- oder Arztpraxissitzes ändert an der ursprünglich zutreffenden Zuständigkeit des Insolvenzgerichts nichts mehr.

---

40) Gesetz zur Verkürzung des Restschuldbefreiungsverfahrens und zur Stärkung der Gläubigerrechte (Drucksache 17/11268), das die Insolvenzordnung ändert, wurde angenommen und ist im Bundesgesetzblatt vom 18.7.2013 veröffentlicht worden.

Das zunächst angerufene Gericht ist im Falle seiner festgestellten Unzuständigkeit nicht verpflichtet, von Amts wegen das tatsächlich zuständige Gericht zu ermitteln. Dies gilt jedenfalls dann, wenn der antragstellende Gläubiger trotz Hinweises lediglich die Verweisung an das örtlich zuständige Gericht beantragt, ohne hierzu weiter auszuführen.[41] Bei Kompetenzkonflikten zwischen mehreren (vermeintlich) zuständigen Gerichten entscheidet nach § 36 ZPO das OLG abschließend über die Zuständigkeit, in dessen Bezirk sich das zunächst angerufene Gericht befindet. **128**

2. Insolvenzantragsrecht für Ärzte, Geschäftsführer, Gläubiger u. a. Personen

Ein jedes Insolvenzverfahren setzt einen **Insolvenzantrag** voraus, da das Verfahren gemäß § 13 InsO nur auf Antrag eröffnet wird. Sowohl der spätere Insolvenzschuldner – somit der Arzt selbst oder die Praxis – als auch die Gläubiger haben die Befugnis, einen Insolvenzantrag zu stellen. Zudem steht das Antragsrecht jedem persönlich haftenden Gesellschafter der GbR zu (§ 15 Abs. 1 InsO). Hierdurch soll der einzelne Gesellschafter die Chance erhalten, sich möglichst frühzeitig um die Abwicklung des Unternehmens in einem geordneten Insolvenzverfahren zu bemühen. Der Gesellschafter kann so die Entstehung weiterer Verbindlichkeiten – die letztlich zu einer persönlichen Haftung für ihn führen würden – verhindern.[42] Stellt dabei nur einer der in Gesellschaft verbundenen Ärzte den Antrag auf Eröffnung des Insolvenzverfahrens, so sind die Eröffnungsgründe durch ihn glaubhaft zu machen (§ 15 Abs. 2 Satz 1 InsO). Wenn alle Gesellschafter hingegen den Antrag stellen, ist dies entbehrlich. **129**

Die Organe der Kapitalgesellschaften wie GmbH oder AG und die Organe einer Gesellschaft ohne Rechtspersönlichkeit sind gemäß § 15a InsO verpflichtet, bei Vorliegen eines Insolvenzgrunds Antrag zu stellen. Das ist bei natürlichen Personen und Gesellschaftern (oder Organen) einer GbR anders. Sie trifft grundsätzlich **keine Pflicht**, einen Antrag auf Eröffnung des Insolvenzverfahrens zu stellen. Denn die Gesellschafter haften ohnehin umfassend persönlich; die Gläubiger erleiden somit keinen Nachteil, wenn die Antragstellung verschleppt wird. Eine Ausnahme (positive Antragspflicht) ergibt sich jedoch im Hinblick auf § 130a HGB für Gesellschaften, bei denen kein Gesellschafter eine natürliche Person ist, das trifft typischerweise für die GmbH & Co. KG zu. Sie unterliegt den (strengen) Regeln des GmbHG und damit auch den §§ 43, 64 GmbHG mitsamt der Antragspflicht im Fall der Überschuldung und Zahlungsunfähigkeit nach §§ 17, 19 InsO. **130**

Im Fall der Führungslosigkeit einer GmbH ist gemäß § 15a Abs. 3 InsO auch jeder Gesellschafter zur Stellung des Antrags verpflichtet. Das gilt allerdings **131**

---

41) Uhlenbruck-InsO/*Pape*, § 3 Rn. 6.
42) MünchKomm-InsO/*Klöhn*, § 15 Rn. 3.

nur, wenn der Gesellschafter von der Zahlungsunfähigkeit und der Überschuldung oder der Führungslosigkeit Kenntnis hat. Der unwissende Gesellschafter ist der Antragspflicht nicht ausgesetzt und muss daher aus § 15a InsO auch keine Sanktionen befürchten.

132 Ausnahmsweise kann aus dem gesellschaftsrechtlichen Treuegrundsatz eine Antragspflicht für den vertretungsbefugten Gesellschafter folgen. Dies ist dann der Fall, wenn sich die Pflicht zur Stellung des Antrags aus seinen zivilrechtlichen Sorgfaltspflichten als (faktischer) Geschäftsführer ergibt. Daraus resultierend ist er verpflichtet, Sanierungsmaßnahmen einzuleiten und weitere Verluste zu vermeiden.[43] Gelingt dies nicht, verdichtet sich diese Pflicht zwangsläufig zur Insolvenzantragspflicht.

133 Im Grundsatz besteht für den praktizierenden Arzt als *„natürliche Person"* **keine Antragspflicht**, insofern besteht auch keine Strafdrohung im Fall des Verzugs mit dem Insolvenzantrag. Gleichwohl empfiehlt sich auch für den Arzt in der nicht mehr lösbaren wirtschaftlichen Krise die rechtzeitige Antragstellung. Anderenfalls könnten Gläubiger später Untreue oder Eingehungsbetrug behaupten und Schadenersatz verlangen. Die möglicherweise „geprellten" Gläubiger könnten auch einen Antrag auf Versagung der Restschuldbefreiung stellen, wenn sie durch eine verzögerte Antragsstellung oder in sonstiger Weise benachteiligt worden sind, § 290 Abs. 1 Nr. 4 InsO.

134 Auch **Gläubiger der Gesellschaft** zählen zu dem Kreis der Antragsberechtigten (§ 14 Abs. 1 InsO). Allerdings ist seitens des Gläubigers im (Fremd-)Insolvenzantrag ein Eröffnungsgrund glaubhaft zu machen. Dies kann vor allem dadurch geschehen, dass der Gläubiger beweist (grundsätzlich auch durch Versicherung an Eides statt), zuvor erfolglos versucht zu haben, durch Einzelzwangsvollstreckung seinen Anspruch zu realisieren. Lässt sich der Eröffnungsgrund auf andere Art und Weise glaubhaft machen, so ist der Nachweis vorgelagerter erfolgloser Vollstreckungsversuche entbehrlich.[44] Daneben muss die Forderung selbst glaubhaft gemacht werden. Liegen beide Voraussetzungen vor, ist in der Regel anzunehmen, dass der Gläubiger auch ein Interesse an der Eröffnung des Verfahrens hat. Das Interesse entfällt nur in besonderen Konstellation, beispielsweise dann, *„wenn Umstände bekannt werden, die ernstliche Zweifel an dem schutzwürdigen Anliegen des antragstellenden Gläubigers aufkommen lassen".*[45]

135 Die relativ strengen Anforderungen an einen Fremdantrag gründen auf der Überlegung, dass Druckanträge oder unzulässig bzw. unberechtigt gestellte Anträge nicht durchdringen sollen und dürfen. So soll ein Ausgleich zwischen

43) MünchKomm-BGB/*Schäfer*, § 728 Rn. 12.
44) MünchKomm-InsO/*Schmahl/Vuia*, § 14 Rn. 28.
45) MünchKomm-InsO/*Schmahl/Vuia*, § 14 Rn. 19.

den Interessen der Gläubiger und denen des Schuldners bzw. des schuldnerischen Unternehmens und seiner Gesellschafter erreicht werden.[46]

Übersicht: Antragsberechtigung

- Grundregel, § 13 Abs. 1 Satz 2 InsO: Antragsberechtigt sind neben dem Arzt als Schuldner auch Gläubiger – formelle Erfordernisse des Antrages sind zu beachten.

- Speziell für die GbR, § 15 Abs. 1 Satz 1 InsO: Antragsberechtigt ist außer den Gläubigern jedes Mitglied des Vertretungsorgans.

3. Formelle Anforderungen an einen zulässigen Insolvenzantrag nach § 13 InsO

Durch die Neufassung der InsO zum 1.4.2013 sind die formellen Anforderungen an einen zulässigen Eröffnungsantrag gemäß § 13 InsO verschärft worden. Der bis dahin mögliche Antrag: *„Ich bin pleite, bitte kommen....“* und andere in der Praxis anzutreffende Insolvenzeröffnungsgesuche sind seitdem Historie. **136**

§ 13 Abs. 1 Satz InsO (Eröffnungsantrag) erfordert zunächst die Einhaltung der **Schriftform**, denn das Insolvenzverfahren wird nur auf schriftlichen Antrag eröffnet. Dieser schriftliche Antrag muss dem Gericht verdeutlichen, welche Art und Größe das künftige Verfahren ungefähr aufweisen wird. Daher bedarf es der Konkretisierung durch den Antragsteller. Dem Antrag des Arztes ist ein Verzeichnis der Gläubiger und ihrer Forderungen beizufügen, § 13 Abs. 1 Satz 3. **137**

Wenn der Arzt im Zeitpunkt des Insolvenzantrags den Betrieb seiner Praxis (noch) nicht eingestellt hat, muss das Gericht auch wissen, ob und was es ggf. noch zu veranlassen hat, um rasch handeln und Risiken für Beteiligte mindern zu können. In diesem Fall sollen in dem **Verzeichnis zum Insolvenzantrag** nach § 13 Abs. 1 Satz 4 InsO besonders kenntlich gemacht werden: **138**

1. Die höchsten Forderungen

2. Die höchsten gesicherten Forderungen

3. Die Forderungen der Finanzverwaltung

4. Die Forderungen der Sozialversicherungsträger

5. Die Forderungen aus betrieblicher Altersversorgung

Der schuldnerische Arzt hat in diesem Fall auch Angaben zur Bilanzsumme, zu den Umsatzerlösen und zur durchschnittlichen Zahl der Arbeitnehmer **139**

---

46) MünchKomm-InsO/*Schmahl/Vuia*, § 14 Rn. 1.

des vorangegangenen Geschäftsjahres zu machen, § 13 Abs. 1 Satz 5 InsO. Die unter Nr. 1–5 aufgelisteten Angaben sind verpflichtend, wenn

• der Schuldner die Eigenverwaltung beantragt,

• der Schuldner die Merkmale des § 22a Absatz 1 erfüllt oder

• die Einsetzung eines vorläufigen Gläubigerausschusses beantragt wurde.

140 Dem Verzeichnis nach Satz 3 und den Angaben nach den Sätzen 4 und 5 ist die Erklärung beizufügen, dass die enthaltenen Angaben richtig und vollständig sind.

141 Der Antrag liegt grundsätzlich in der Hand des Antragstellers Er kann den Antrag zurücknehmen, bis das Insolvenzverfahren eröffnet oder der Antrag rechtskräftig abgewiesen ist. Nachdem das Gericht entschieden hat, verliert der Antragsteller seine Dispositionsbefugnis. Er kann seinen ursprünglichen Antrag dann weder ändern noch zurücknehmen.

142 Das Gericht, dort der Insolvenzrichter, prüft den Antrag auf Zulässigkeit und Begründetheit. Beim Gläubigerantrag ist beispielsweise die Berechtigung der Forderung und die Glaubhaftmachung des vorgebrachten Eröffnungsgrundes (i. d. R. trägt der Gläubiger die angebliche Zahlungsunfähigkeit des Schuldners vor) Voraussetzung für einen zulässigen Antrag, § 14 InsO. Ist der „Fremd-Antrag" zulässig, so muss der Schuldner vom Insolvenzgericht gehört werden, § 14 Abs. 2 InsO.

4. Eröffnungsgründe

143 Für die Eröffnung des Insolvenzverfahrens über das Vermögen eines Arztes oder einer Gesellschaft bürgerlichen Rechts (GbR) gibt es den Grund der Zahlungsunfähigkeit und den der (nur) drohenden Zahlungsunfähigkeit.

144 Insolvenzgrund kann zunächst der allgemeine Eröffnungsgrund der **Zahlungsunfähigkeit** sein (§ 17 InsO). Nach § 17 Abs. 2 Satz 1 InsO liegt Zahlungsunfähigkeit dann vor, wenn der Schuldner nicht in der Lage ist, die fälligen Zahlungspflichten zu erfüllen. Dieser Grund besteht auch dann, wenn die akzessorisch haftenden Gesellschafter selbst zahlungsfähig sind.[47]

145 Die Feststellung der Zahlungsunfähigkeit ist Gegenstand zahlreicher Beiträge. Immerhin entscheidet dieses Merkmal über die wichtigste Zulässigkeitsvoraussetzung eines Insolvenzverfahrens. Ausgehend vom Wortlaut des § 17 InsO könnte man Zahlungsunfähigkeit bereits dann annehmen, wenn in einem isoliert betrachteten Zeitpunkt die Zahlungspflichten nicht mehr erfüllt werden können. Diese Sichtweise griffe jedoch zu kurz und berücksichtigte nicht, dass eine bloße Zahlungsstockung, somit vorübergehende Zahlungsengpässe, nicht zwingend zur Zahlungsunfähigkeit i. S. d. § 17 InsO führen dürfen. Sinn

---

47) MünchKomm-BGB/*Schäfer*, § 728 Rn. 10.

und Zweck der Norm ist vielmehr zu gewährleisten, dass „kranke Unternehmen" möglichst zeitig den Insolvenzantrag stellen, während grundsätzlich gesunde Unternehmen nicht vorschnell in die Insolvenz getrieben werden.[48]

Der BGH trifft zur handhabbaren Bewertung der Zahlungsfähigkeit des Unternehmens eine Unterscheidung zwischen **Zahlungsunfähigkeit** und (unerheblicher) **Zahlungsstockung**. Zahlungsunfähigkeit liegt vor, wenn eine innerhalb von drei Wochen nicht zu beseitigende Liquiditätslücke von zehn Prozent oder mehr besteht und „nicht ausnahmsweise mit an Sicherheit grenzender Wahrscheinlichkeit zu erwarten ist, dass die Liquiditätslücke demnächst vollständig oder fast vollständig geschlossen wird und den Gläubigern ein Zuwarten nach den besonderen Umständen des Einzelfalls zuzumuten ist".[49] Anders ausgedrückt, wenn der Schuldner nicht in der Lage ist, innerhalb von drei Wochen seine Zahlungsverpflichtungen mindestens zu 90 % zu erfüllen. **146**

Ist es dem Schuldner hingegen (positiv) möglich, die Liquiditätslücke zu schließen, kann nur von einer unerheblichen Zahlungsstockung die Rede sein. Dabei ist in jedem Fall eine Einzelfallbetrachtung geboten. Indizien für die Zahlungsunfähigkeit sind u. a. das Bestehen von Steuer- und Gehaltsrückständen, das Nichtabführen von Sozialbeiträgen über einige Monate sowie die Nichtzahlung erheblicher Forderungen von Gläubigern.[50] **147**

Ein weiterer Eröffnungsgrund – allerdings nur für den antragstellenden Arzt als Schuldner – liegt in der (nur) **„drohenden" Zahlungsunfähigkeit** (§ 18 InsO). § 18 Abs. 3 InsO eröffnet die Möglichkeit, dass alle Gesellschafter gemeinsam den Antrag stellen, das Insolvenzverfahren wegen drohender Zahlungsunfähigkeit zu eröffnen Wird dieser Antrag nur von einem Gesellschafter oder einem Teil der Gesellschafter gestellt, wird das Verfahren nur eröffnet, wenn dieser bzw. diese zur Vertretung der Gesellschaft berechtigt sind. Im Zweifel sind die Vertretungsverhältnisse im Vorfeld eindeutig zu regeln und wirksam schriftlich zu vereinbaren. **148**

Bei juristischen Personen bildet auch die **Überschuldung** der Gesellschaft einen Eröffnungsgrund (§ 19 InsO). Als Antwort auf die weltweite Finanzmarktkrise und mit Blick auf die exportlastige und deshalb stark kreditgestützte deutsche Wirtschaft hatte der Gesetzgeber § 19 Abs. 2 InsO Ende 2008 geändert. Die in Art. 6 Abs. 3 des Gesetzes zur Umsetzung eines Maßnahmenpakets zur Stabilisierung des Finanzmarktes (Finanzmarkt-Stabilisierungs- **149**

---

48) Vgl. *Neu/Ebbinghaus*, ZInsO 2012, 2229 ff., m. w. N.; BT-Drucks. 12/2443, S. 114.
49) BGH, Urt. v. 9.10.2012 – II ZR 298/11 mit Verweis auf BGH, NZI 2012, 567, NZI 2007, 579, NZI 2007, 517, NZI 2007, 36, NZI 2005, 547 (m. Anm. *Thonfeld*); BGH, Urt. v. 12.10.2006 – IX ZR 228/03, ZIP 2,06, 2222 (m. Bespr. *Hölzle*, ZIP 2007, 613) = ZVI 2006, 577, dazu EWiR 2007, 113 *(Wagner)*.
50) BGH, Beschl. v. 24.4.2008 – II ZR 51/07, ZInsO 2008, 1019 ff.; BGH, Urt. v. 12.10.2006 – IX ZR 228/03, ZIP 2006, 2222 (m. Bespr. *Hölzle*, ZIP 2007, 613) = ZVI 2006, 577.

gesetz – FMStG) am 18.10.2008 in Kraft getretene Neufassung des § 19 Abs. 2 InsO lautet (vgl. ZIP 2008, 2040 ff.):

> „Überschuldung liegt vor, wenn das Vermögen des Schuldners die bestehenden Verbindlichkeiten nicht mehr deckt, es sei denn, die Fortführung des Unternehmens ist nach den Umständen überwiegend wahrscheinlich."

150 Die bis zum 17.10.2008 geltende Fassung, die nach dem Willen des Gesetzgebers nicht wieder eingeführt wird, lautete:

> „Gemäß § 19 Abs. 2 InsO liegt Überschuldung vor, wenn das Vermögen die bestehenden Verbindlichkeiten nicht mehr deckt. Bei der Bewertung des Vermögens der Schuldnerin ist die Fortführung des Unternehmens zugrunde zu legen, wenn diese nach den Umständen überwiegend wahrscheinlich ist."

151 Mit der vorerwähnten Regelung kehrt der Gesetzgeber zu dem vor Inkrafttreten der Insolvenzordnung in der Rechtsprechung entwickelten sog. *„modifiziert zweistufigen Überschuldungsbegriff"* zurück. Dieser schloss und schließt die Annahme einer insolvenzrechtlichen Überschuldung bei positiver Fortführungsprognose aus. In der Insolvenzordnung hatte der Gesetzgeber diesen Überschuldungsbegriff zunächst aufgegeben um dem „Schuldendeckungsprinzip" bei haftungsbeschränkten Rechtsträgern (GmbH, GmbH & Co. KG, AG usw.) Rechnung zu tragen. Das Prognoserisiko sollte nicht bei den Gläubigern liegen. Das ist jetzt aber Geschichte, jedenfalls bis zu einer weiteren/neuen Gesetzesänderung.

5. Feststellung des Eröffnungsgrundes

152 Für Dritte liegt der Insolvenzgrund nicht immer auf der Hand, wenngleich das durchaus vom Antragsteller – nicht zuletzt wegen seines eigenen Interesses an der Eröffnung des Verfahrens – behauptet wird. Das Insolvenzgericht muss den Insolvenzgrund aber sicher feststellen. Wegen der damit verbundenen Schwierigkeiten kommt es regelmäßig zu einem **Beweisbeschluss**, mit dem ein Sachverständiger eingesetzt wird. In der Praxis beauftragen die Gerichte meist Rechtsanwälte, zum Teil auch Steuerberater/Wirtschaftsprüfer als externe Gutachter mit der Prüfung, ob Gründe vorliegen, die eine Einleitung des Insolvenzverfahrens erfordern. Gleichzeitig wird in der Regel die Frage gestellt, ob – etwa weil in einer Praxis oder einem laufenden Betrieb Gefahr für Vermögenswerte besteht – Sicherungsmaßnahmen erforderlich sind. Das Sachverständigengutachten liefert dem Gericht dann etwa vier Wochen bis sechs Monate später eine exakte Darstellung der tatsächlichen und rechtlichen Verhältnisse, die Analyse der Insolvenzgründe, Aussagen zu Fortführungsmöglichkeiten der Praxis sowie eine Darstellung des Vermögens des Schuldners mit entsprechender Gliederung der Drittrechte. Am Ende ist die Frage der Kosten des Verfahrens zu beantworten. Letztlich gibt der Gutachter eine **Beschlussempfehlung**. In der Regel ist dies die Eröffnung des Insolvenzverfahrens oder die Abweisung des Insolvenzantrages mangels einer die Kosten des Verfahrens deckenden Masse. Das Gericht entscheidet sodann nach Lektüre und Prüfung des Sachverständigengutachtens, ob es der Beschlussempfehlung folgen kann und setzt sodann einen Beschluss ab.

6. Insolvenzgründe (Zusammenfassung)

- **Zahlungsunfähigkeit,** § 17 Abs. 2 InsO: Der Schuldner ist zahlungsun-   153
  fähig, wenn er nicht in der Lage ist, die fälligen Zahlungspflichten zu erfüllen.

- **Drohende Zahlungsunfähigkeit,** § 18 Abs. 2 InsO: Der Schuldner droht
  zahlungsunfähig zu werden, wenn er voraussichtlich nicht in der Lage
  sein wird, die bestehenden Zahlungspflichten im Zeitpunkt der Fälligkeit
  zu erfüllen.

- **Überschuldung,** § 19 Abs. 2 Satz 1 InsO: Überschuldung liegt vor, wenn
  das Vermögen des Schuldners die bestehenden Verbindlichkeiten nicht
  mehr deckt, es sei denn, die Fortführung des Unternehmens ist nach den
  Umständen überwiegend wahrscheinlich.

Praxistipp:

Gilt nur bei **juristischen Personen, somit etwa ein Medizinisches Versorgungszentrum in der Form einer GmbH,** ist also grundsätzlich nicht auf den einzelnen Arzt und auch nicht auf die Praxis als Gesellschaft bürgerlichen Rechts
anwendbar.

---

7. Deckung der Kosten des Insolvenzverfahrens

Weitere Voraussetzung für die Eröffnung ist, dass die Insolvenzmasse die   154
Verfahrenskosten deckt, § 26 InsO. Die Insolvenzmasse ist das gesamte Vermögen, das dem Schuldner (Arzt) zur Zeit der Eröffnung gehört und das er
während des Verfahrens erlangt (§ 35 InsO).

Dem Arzt als natürliche Person wird auch ohne Vermögen der Weg in die In-   155
solvenz mit anschließender Restschuldbefreiung geebnet. Deckt die Masse
die Verfahrenskosten nicht, kann er die **Kostenstundung** nach § 4a InsO beantragen. Wird diese bewilligt, so werden die Kosten des Verfahrens durch die
Staatskasse übernommen. Damit kann das Verfahren eröffnet werden. Kommt
eine Stundung nicht in Betracht, muss der Eröffnungsantrag mangels verfah-
renskostendeckender Masse abgewiesen werden.

8. Vollstreckungsschutz im vorläufigen Insolvenzverfahren – Sicherungsmaßnahmen

Insbesondere bei laufenden Arztpraxen sind regelmäßig Sicherungsmaßnah-   156
men angezeigt. Sollten Banken, Krankenkassen, das Finanzamt oder andere
Gläubiger bereits in Werte des Arztes vollstrecken, kann – und sollte – das
Insolvenzgericht ein **Vollstreckungsverbot** beschließen. Wenn Entscheidungen
in der aktiven Praxis zu treffen sind – was schon wegen der regelmäßig fällig

werdenden Zahlungen an Arbeitnehmer, Sozialversicherungsträger, Dienstleister, Energieversorger, Warenlieferanten zutrifft – empfiehlt sich zudem die **Bestellung eines vorläufigen Insolvenzverwalters.**

157 Die insolvenzrechtliche Praxis unterscheidet zwischen dem „starken" vorläufigen **Insolvenzverwalter** mit Verfügungsbefugnis und gleichzeitigem allgemeinen Verfügungsverbot des Schuldners und dem „schwachen" **vorläufigen Insolvenzverwalter** mit Zustimmungsvorbehalt.

158 Der starke vorläufige Verwalter agiert wie der spätere (endgültige) Verwalter. Er übernimmt – mit Ausnahme der ärztlichen Behandlung und medizinischen Eingriffe – die Befugnisse des schuldnerischen Arztes vollständig und hat daher weitgehende Kompetenzen und Aufgaben, insbesondere die Sicherung der Masse, die Weiterführung des Unternehmens sowie die Prüfung, ob die Masse die Verfahrenskosten deckt, § 22 Abs. 1 InsO. Er begründet durch sein Handeln bereits Verbindlichkeiten der Masse.

159 Die Aufgaben und die konkreten Funktionen des „schwachen" vorläufigen Insolvenzverwalters sind weniger scharf und werden vom Gericht abhängig von der konkreten Situation festgelegt. In der Regel beschränkt das Gericht sich in den Beschlüssen darauf, Zwangsvollstreckungsmaßnahmen für unzulässig zu erklären. Gleichzeitig werden Verfügungen des Schuldners unter den „Vorbehalt der Zustimmung" des vorläufigen Insolvenzverwalters gestellt. Letzterer darf nicht mehr Kompetenzen als ein starker vorläufiger Insolvenzverwalter haben, sonst wären die Figuren identisch, § 22 Abs. 2 InsO.

160 Daneben kann das Insolvenzgericht einen Beschluss nach § 21 Abs. 2 Nr. 5 InsO erlassen. Mit dieser Anordnung wird den Gläubigern untersagt, Gegenstände, die für die Fortführung der Praxis elementar sind, aufgrund eines Aus- oder Absonderungsrechtes zu verwerten oder einzuziehen. Zeitgleich wird dem Insolvenzverwalter gestattet, diese Gegenstände für die Fortführung zu nutzen. Unter der Maßgabe des § 21 Abs. 2 Nr. 5 InsO kann der vorläufige Insolvenzverwalter sowohl abgetretene Forderungen einziehen als auch Gegenstände in der Praxis einsetzen, die einem Eigentumsvorbehalt unterliegen oder Dritten zur Sicherheit übereignet sind.

161 Wenn keine Verzögerung und auch keine anderen Nachteile für die Gläubiger zu erwarten sind, kommt auch die Eigenverwaltung durch den betroffenen Arzt selbst in Betracht. Dann bestellt das Gericht (nur) einen vorläufigen Sachwalter. Diese Maßnahme wird nicht veröffentlicht; der schuldnerische Arzt arbeitet weiter, ohne dass die Öffentlichkeit die vorherige Insolvenzantragstellung erfahren muss.

162 Als weitere Sicherungsmaßnahme kommt die **Vorführung** oder gar die **Verhaftung** des Schuldners in Betracht. Diese Zwangsmittel werden etwa notwendig, wenn der schuldnerische Arzt seinen Auskunfts- und Mitwirkungspflichten nach § 97 InsO fortlaufend nicht nachkommt. Beide Maßnahmen werden vom Gericht zunächst angedroht. Der Arzt erhält in allen Fällen des

Eingriffs in seine Rechte zunächst rechtliches Gehör. Erst wenn er auf die Ankündigung nicht reagiert, greift das Insolvenzgericht zum nächst stärkeren Mittel. Die Verhaftung zur Erzwingung einer Aussage ist dabei in der Regel der stärkste Eingriff, der – wie andere auch – stets dem Grundsatz der Verhältnismäßigkeit entsprechen muss. Im laufenden Praxisbetrieb spielt es mitunter eine Rolle, ob und wo der Arzt zurzeit als Mediziner gebraucht wird und wie hoch die Notwendigkeit eines ärztlichen Eingriffs durch ihn in diesem Moment gerade ist. Dann ist abzuwägen: Insolvenzverfahren sind grundsätzlich Eilverfahren, weswegen die Auskunfts- und Mitwirkungsverpflichtung des Arztes seinem ärztlichen Behandlungsgebot nicht per se nachgeordnet werden kann. Allerdings müssen die Mitwirkungsverpflichtungen des Arztes – anders als die Behandlung des Patienten – nicht binnen Stunden erfüllt werden. „Unverzügliche Mitwirkung" bedeutet hier Rückmeldung und Übergabe relevanter vollständiger Daten/Informationen über die rechtlichen, tatsächlichen und wirtschaftlichen Verhältnisse binnen Tagen. Dabei dürfte ein Zeitrahmen von drei Werktagen als angemessen und ausreichend erscheinen. Der Arzt kann und muss also einerseits seine Behandlungen sofort und medizinisch indiziert zeitnah durchführen und andererseits in „seinem" Insolvenzverfahren aktiv mitwirken, indem er dem Gericht und/oder dem bestellten Gutachter die angeforderten Informationen liefert. Sollte der Arzt nicht mitwirken, passiv bleiben oder gar Daten und Unterlagen zurückhalten, können Zwangsmaßnahmen gegen ihn angeordnet werden.

Als anderes geeignetes Mittel der Informationsbeschaffung hat sich immer **163** wieder die **Postsperre** erwiesen; auf diesem Weg erhält der vorläufige Insolvenzverwalter auf direktem Weg die an den Arzt adressierte Post und gewinnt unmittelbar Einsicht in die relevanten Geschäftsvorfälle.

XII. Inhalt und Ablauf eines Arztinsolvenzverfahrens

Der Insolvenzrichter entscheidet über den Eröffnungsantrag. Ist dieser evi- **164** dent zulässig und begründet, eröffnet das Gericht sogleich das Insolvenzverfahren über das Vermögen des Arztes. Zeigen sich offene Punkte oder zu klärende Umstände, stellt der Insolvenzrichter Rückfragen oder gibt dem Antragsteller Auflagen, welche Letzterer binnen einer i. d. R. kurzen Frist von max. zwei Wochen zu beantworten bzw. zu erfüllen hat. Unter Umständen werden auch Belege oder Unterlagen angefordert. Sind die offenen Fragen vielfältig oder erscheint eine kurzfristige Prüfung und abschließende Bewertung des Antrags durch den zuständigen Richter nicht möglich, beauftragt das Gericht in der Regel einen externen Sachverständigen. Dessen Gutachten ist sodann Entscheidungsgrundlage für die Eröffnung des Verfahrens, hauptsächlich in Regelinsolvenzverfahren, mitunter aber auch in Verbraucherinsolvenzverfahren.

Folgt das Gericht dem Gutachten und liegen demnach die Eröffnungsvoraus- **165** setzungen vor, erlässt das Gericht einen **Beschluss zur Eröffnung des Insolvenzverfahrens**. Anschließend veröffentlicht das Insolvenzgericht den Beschluss, wonach das Insolvenzverfahren über das Vermögen des Arztes am Tag x zur Uhrzeit y eröffnet wird, § 30 Abs. 1 InsO. Als (endgültiger) Insolvenzverwalter wird in der Regel der (vormalige) vorläufige Insolvenzverwalter bestellt, der mit der Sach- und Rechtslage und den Beteiligten bereits vertraut ist. Mit dem Beschluss über die Eröffnung des Verfahrens und die Bestellung des Insolvenzverwalters gibt der zuständige Richter das Verfahren zur weiteren Bearbeitung an den nunmehr zuständigen Rechtspfleger ab.

166 Der Insolvenzverwalter erhält ebenso wie der betroffene insolvente Arzt den Eröffnungsbeschluss per Zustellung durch das Insolvenzgericht. Dem Verwalter werden meistens die weiteren Zustellungen an Gläubiger und Drittschuldner übertragen, für die grundsätzlich das Gericht zuständig wäre (§ 8 Abs. 3 InsO). Der Insolvenzverwalter informiert umgehend alle von ihm ermittelten potentiellen Gläubiger (Banken, Sozialversicherungsträger, Kassenärztliche Vereinigung, Finanzamt usw.) über die Eröffnung des Verfahrens, die beteiligten Organe und den Schuldner. Er fordert die Gläubiger mit Verweis auf den gerichtlichen Beschluss zur Geltendmachung ihrer Forderungen und Sicherungsrechte innerhalb einer vorgegebenen Frist auf, § 28 InsO. Nach dem Erlass des Eröffnungsbeschlusses übernimmt der Rechtspfleger die Bearbeitung des gerichtlichen Verfahrens vom Insolvenzrichter, soweit dieser sich nicht ausnahmsweise die Zuständigkeit ganz oder teilweise selbst vorbehält.

1. Übergang der Verwaltungsbefugnisse auf den Insolvenzverwalter gemäß § 80 InsO

167 Mit Eröffnung des Insolvenzverfahrens ändern sich die Befugnisse der Beteiligten fundamental. Die Verwaltungs- und Verfügungsbefugnis über die Insolvenzmasse der Arztpraxis geht auf den **Insolvenzverwalter** über, § 80 Abs. 1 InsO. Gemäß § 81 InsO sind Verfügungen des Schuldners nach der Eröffnung des Insolvenzverfahrens unwirksam. Der öffentliche Glaube des Grundbuchs nach § 892 BGB gilt weiterhin; daher gilt zugunsten desjenigen, „welcher ein Recht an einem Grundstück oder ein Recht an einem solchen Recht durch Rechtsgeschäft erwirbt, der Inhalt des Grundbuchs als richtig", es sei denn, dass ein Widerspruch gegen die Richtigkeit eingetragen oder die Unrichtigkeit dem Erwerber bekannt ist.

168 Im Grundsatz jedoch verfügt der Insolvenzverwalter, der die Gläubigerinteressen bündelt und das zur Masse gehörende Vermögen in Besitz nimmt, § 148 Abs. 1 InsO.

169 Im Unterschied zu der grundsätzlich vorgesehenen Liquidation einer GbR auf Grundlage der §§ 730 ff. BGB, richtet sich die Abwicklung im eröffneten Insolvenzverfahren gemäß § 730 Abs. 1 nach der Insolvenzordnung. Dem Insolvenzverwalter sind hierbei weitgehende Befugnisse eingeräumt. Er ist im Rahmen der Liquidation allerdings nicht berechtigt, auf die Grundlagen der

Praxis als Gesellschaft einzuwirken sowie den Gesellschaftsvertrag zu ändern.[51] Dieses Recht zur Bestimmung der inneren Verfassung der Gesellschaft verbleibt den Gesellschaftern.

Nach dem Übergang der Verwaltungs- und Verfügungsbefugnis auf den In- 170 solvenzverwalter ist der **Aktionskreis der Gesellschafter** stark limitiert. Den zur Geschäftsführung berufenen Ärzten/Gesellschaftern der GbR verbleiben damit nur noch Entscheidungsbefugnisse nach Maßgabe der InsO. Zu ihren Aufgaben gehört es beispielsweise, Widersprüche gegen die Anmeldung von Insolvenzforderungen zur Tabelle einzulegen und in diesem Zusammenhang die Prozessführung zu übernehmen.

Grundlagenbeschlüsse, welche den Status der Gesellschaft an sich betreffen, 171 sind weiterhin Sache aller Gesellschafter. Dieses gilt zumindest im Rahmen dessen, was den Gesellschaftern aufgrund der vorrangigen Liquidation noch als Spielraum verbleibt. In diese Kompetenz fällt auch die Erklärung, ob sie zu einer im Insolvenzplan vorgesehen Fortführung der Geschäfte bereit sind.[52]

Letztlich dauert die durch § 128 HGB analog angeordnete persönliche Haf- 172 tung der Gesellschafter auch nach Eröffnung des Insolvenzverfahrens fort. Diese ist jedoch während des laufenden Verfahrens gemäß § 93 InsO allein vom Insolvenzverwalter geltend zu machen.

Rechtstreite der Vergangenheit werden durch die Eröffnung des Insolvenz- 173 verfahrens gemäß § 240 ZPO unterbrochen. Gläubiger können unterbrochene Rechtstreite nach Maßgabe der §§ 85, 86 InsO aufnehmen, müssen es aber nicht. Im Zweifel sind die Anmeldung der Forderung zur Tabelle und die Dokumentation der Ansprüche ausreichend und genügend, um für eine Eintragung in die Insolvenztabelle zu sorgen. Der Auszug aus der Insolvenztabelle ist sodann Titel, §§ 178 Abs. 3, 201 Abs. 2 InsO, und somit Grundlage einer Zwangsvollstreckung.

Einzelzwangsvollstreckungen gegen den Arzt, in die Insolvenzmasse und in 174 das sonstige Vermögen des Arztes sind ab Verfahrenseröffnung unzulässig, § 89 Abs. 1 InsO. Ein Erwerb von Rechten an im Eigentum des Arztes stehenden Gegenständen bzw. der Insolvenzmasse ist nicht mehr möglich, § 91 Abs. 1 InsO. Die durch Zwangsvollstreckung im Zeitraum von einem Monat vor dem Antrag auf Eröffnung des Insolvenzverfahrens erworbene Sicherung oder Befriedigung eines Gläubigers wird nach § 88 InsO mit Eröffnung des Verfahrens unwirksam (sog. „Rückschlagsperre"). Die allen Gläubigern zur Verfügung stehende Verteilungsmasse wird so erhöht.

---

51) MünchKomm-BGB/*Schäfer*, § 728 Rn. 15.
52) MünchKomm-BGB/*Schäfer*, § 728 Rn. 16.

175 Mit dem Übergang der Verwaltungs- und Verfügungsbefugnis gemäß § 80 InsO erhält der Verwalter zudem Zugriff auf ein breites Instrumentarium an Regelungen, die dazu dienen sollen, die Masse durch den insolvenzspezifischen Einzug von Forderungen (speziell durch Anfechtungen) zu mehren und gleichzeitig die Verbindlichkeiten möglichst gering zu halten. Die wichtigsten Maßnahmen und „Werkzeuge" des Insolvenzverwalters sind:

a) Kündigung von Arbeitsverhältnissen

176 Gemäß § 113 Abs. 1 Satz 2 InsO beträgt die Kündigungsfrist für den Insolvenzverwalter maximal drei Monate, wenn nicht eine kürzere Frist laut Vertrag oder gemäß Gesetz maßgeblich ist. Längere Fristen, die mitunter in den jeweiligen Arbeitsverträgen vereinbart oder von Gesetzes wegen gelten und außerhalb der Insolvenz zu beachten sind, werden in der Insolvenz auf die Maximalfrist von drei Monaten verkürzt. Der Insolvenzverwalter kann somit auch langjährig beschäftigtes Praxispersonal binnen maximal drei Monaten kündigen; freistellen kann er sie jederzeit, etwa, weil die Bezahlung (bei einem masseschwachen Verfahren) nicht gesichert ist. Ferner sei für personalstarke Praxen auf die Regelungen im Zusammenhang mit einem Interessenausgleich mit oder ohne Namensliste sowie auf die Begrenzung der Sozialplanansprüche gemäß § 123 InsO hingewiesen.

b) Kündigung von Mietverträgen

177 Die gleichen kurzen Kündigungsfristen stehen dem Insolvenzverwalter auch im Bereich von Mietverträgen zur Verfügung, § 109 InsO.

178 So kann der Verwalter bestehende Mietverträge, ungeachtet einer etwaigen vertraglichen Kündigungsfrist, mit einer Frist von drei Monaten zum Monatsende kündigen. Diese Regelung gilt sowohl für die Miete unbeweglicher Sachen als auch für die Miete von Räumen. Eine Ausnahme bildet lediglich § 109 Abs. 1 Satz 2 InsO, der bestimmt, dass die private Wohnung des Schuldners nicht gekündigt werden darf, der Verwalter aber die Erklärung abgeben kann, dass Ansprüche nach Ablauf der oben genannten Frist nicht mehr im Insolvenzverfahren geltend gemacht werden können. Das eröffnete Insolvenzverfahren bietet somit für den Verwalter die Möglichkeit, unwirtschaftliche Verträge, die das Vermögen der Praxis belasten, zeitnah zu beenden und ggf. neue, wirtschaftlichere Verträge abzuschließen. Daneben gewährt die Regelung des § 109 Abs. 2 InsO dem Verwalter sogar ein Rücktrittsrecht, soweit das Mietobjekt dem Schuldner noch nicht überlassen worden ist.

c) Erfüllungswahlrecht

179 Das Erfüllungswahlrecht nach § 103 InsO ist eine der wichtigsten Handlungsoptionen im laufenden Verfahren. Demnach hat der Verwalter das Recht zu wählen, ob er einen gegenseitigen Vertrag, der zur Zeit der Eröffnung des Insolvenzverfahrens vom Schuldner und vom anderen Teil nicht oder nicht voll-

ständig erfüllt ist, anstelle des Schuldners erfüllen will. Die Vorschrift verfolgt damit den gleichen Zweck wie §§ 109, 113 InsO, unwirtschaftliche Verpflichtungen zu vermeiden und vorteilhafte Geschäfte an sich ziehen zu können. Sollte der Arzt vor Stellung des Insolvenzantrages noch wirtschaftlich vorteilhafte Bestellungen getätigt haben, indem er z. B. medizinisches Gerät zu günstigen Preisen eingekauft hat, so wird der Verwalter dieses Asset zur Fortführung der Praxis nutzen wollen. Hat der Arzt hingegen ein unwirtschaftliches Geschäft abgeschlossen, wird sich der Verwalter von dem Vertrag lösen und den betreffenden Gläubiger hinsichtlich des ihm zu ersetzenden Schadens auf die Anmeldung zur Tabelle verweisen.

§ 103 InsO gilt auch für die durch den Schuldner gemieteten beweglichen Sachen. Auch diesbezüglich kann der Verwalter wählen, ob er die Gegenstände gegen Zahlung der Miete nutzen will oder die Erfüllung des Vertrages ablehnt. **180**

d) Anfechtungsrecht und Aufrechnungsverbot

Im Übrigen greifen parallel die Anfechtungsvorschriften gemäß §§ 129 ff. InsO. In der Arztpraxis ist zu untersuchen, ob Verfügungen des Arztes in den Tagen, Wochen und Monaten vor Antragstellung die Gläubiger benachteiligt haben. Solche Geschäfte können unter Umständen als **kongruente** oder **inkongruente Deckung** gemäß § 130 bzw. § 131 InsO anfechtbar sein. Im Übrigen kommen Vorsatzanfechtungen gemäß § 133 InsO in Betracht, wenn sowohl dem Arzt als auch dem von ihm begünstigen (befriedigten) Gläubiger die Absicht nachgewiesen werden kann, andere Gläubiger zu schädigen. In diesem Zusammenhang sind auch die Aufrechnungseinschränkungen gemäß den §§ 95 und 96 InsO zu nennen. Sämtliche hier genannten Vorschriften dienen dem Schutz (besser: der Wiederaufholung) der Masse und damit der Gläubigergesamtheit. **181**

Nach der Eröffnung des Insolvenzverfahrens ist das **Vermögen** des schuldnerischen Arztes (die Insolvenzmasse) vor dem Zugriff einzelner Gläubiger gemäß § 89 Abs. 1 InsO **geschützt**. Der Insolvenzverwalter prüft Verfügungen, Zahlungen, Verrechnungen und sonstige Rechtshandlungen, welche sich in den Vormonaten ereignet haben. Sollten Gläubiger in der wirtschaftlichen Krise des Arztes als späterem Insolvenzschuldner, also vor Eröffnung des Insolvenzverfahrens, einen Vermögensvorteil (Befriedigung oder ähnliches) genossen und ggf. eine Besserstellung erfahren haben, kann der Insolvenzverwalter nach §§ 129 bis 146 InsO anfechten. Nach § 129 InsO ist eine Rechtshandlung aber nur dann anfechtbar, wenn die Gesamtheit der Insolvenzgläubiger durch sie benachteiligt wurden. Dies ist meist dann der Fall, wenn das Vermögen des insolventen Arztes durch die Rechtshandlung geschmälert, vermindert oder verkürzt wurde und dadurch den Gläubigern ein Nachteil entstanden ist. Weitere Voraussetzungen verschiedener **Anfechtungsansprüche** ergeben sich aus den §§ 130 bis 136 InsO. **182**

183 Wenn der Insolvenzverwalter erfolgreich anficht, muss der zuvor befriedigte Gläubiger, somit der Empfänger der Leistung, das, was auf anfechtbare Weise aus dem Vermögen des Insolvenzschuldners gelangt ist, gemäß § 143 Abs. 1 InsO an die Insolvenzmasse zurückgewähren. Die Forderung lebt dann wieder auf, sie ist allerdings nicht unmittelbar durchsetzbar, sondern grundsätzlich nur zur Tabelle anzumelden, § 144 Abs. 1 und 2 InsO. Eine Ausnahme gilt allerdings dann, wenn die Gegenleistung noch unterscheidbar in der Masse vorhanden ist oder soweit die Masse um deren Wert bereichert ist (bspw. anfechtbare Zahlung des Schuldners für im Vermögen des Schuldners befindliche Geräte, Apparaturen etc.). Besondere Anfechtungsvorschriften existieren bei Schenkungen und bei Verfügungen unter nahen Angehörigen; dort sind die Fristen länger und die Tatbestandvoraussetzungen aus Sicht der Gläubigergesamtheit niedriger, §§ 133, 135, 138 InsO.

2. Die Insolvenzmasse in Arztfällen und deren Verwaltung gemäß § 35 InsO

184 Der Begriff der Insolvenzmasse ist in § 35 InsO als das **gesamte Vermögen**, das dem Schuldner – in diesem Fall der schuldnerischen Praxis (GbR oder Einzelpraxis) – zur Zeit der Eröffnung des Verfahrens gehört und das er während des Verfahrens erlangt, legaldefiniert. § 36 InsO, der die Anerkennung massefreien Vermögens regelt, greift daneben nicht Platz.[53]

185 Durch die Auflösung der Gesellschaft erlöschen etwaige Geschäftsführungsbefugnisse der Gesellschafter, soweit der Gesellschaftsvertrag keine Abweichung vorsieht. Ab diesem Zeitpunkt steht die Geschäftsführungsbefugnis allen Gesellschaftern gemeinsam zu (§ 730 Abs. 2 BGB, Gesamtgeschäftsführung). Sie beschränkt sich allerdings (nur) auf massefreie Gegenstände.

186 Bei der Auseinandersetzung mit den anderen Ärzten/Gesellschaftern tritt der Insolvenzverwalter an die Stelle des insolventen Gesellschafters, wobei er berechtigt ist, im Rahmen der eintretenden Gesamtgeschäftsführung, die Funktion des Schuldners als Geschäftsführer zu übernehmen. Der Verwalter ist den anderen Ärzten als Gesellschaftern gemäß § 733 Abs. 1 BGB gegenüber verpflichtet, dafür Sorge zu tragen, dass der Liquidationserlös erst dann verteilt wird, wenn die ausstehenden Schulden der Gesellschaft beglichen sind.[54] Ein dem schuldnerischen Arzt nach der Auseinandersetzung verbleibender Überschuss wird zur Masse gezogen. Ein etwaiger Fehlbetrag kann nur als einfache Insolvenzforderung geltend gemacht werden.

187 Der Insolvenzverwalter ist praktisch **Interessenvertreter aller Gläubiger** des Arztes. Er verwaltet und verwertet die Masse. Gegenstände im Fremdeigentum (zum Beispiel Mietsachen und Gegenstände, die unter Eigentumsvorbe-

---

53) MünchKomm-BGB/*Schäfer*, § 728 Rn. 17.
54) MünchKomm-BGB/*Schäfer*, § 728 Rn. 38.

halt des Lieferanten stehen) begründen sog. „Aussonderungsrechte". Diese sondert der Insolvenzverwalter aus der Masse aus, § 47 InsO, und gibt sie auf Anforderung an den/die Berechtigten heraus.

Alle anderen Gegenstände, die der Arzt zuvor besessen hat, kann und darf   **188** der Insolvenzverwalter behandeln und verwerten. Das gilt auch für Gegenstände, die mit sog. „Absonderungsrechten", wie zum Beispiel Pfandrechten belastet sind, oder die im Sicherungseigentum von Dritten, etwa Darlehensgebern stehen. Auch Forderungen, die abgetreten sind (Zession), hat der Insolvenzverwalter einzuziehen. Der Arzt hat keine rechtliche Möglichkeit mehr, die KV oder Patienten selbst anzuschreiben und zur Zahlung auf „sein" Konto aufzufordern. Alle Gegenstände, die der Verwalter in seinem Besitz hat, darf er selbstständig verwerten, §§ 50, 51, 165, 166 InsO. Der Abtretungsempfänger muss das dulden. Die absonderungsberechtigten Gläubiger (§§ 49 bis 51 InsO) müssen vorab über die Art und Weise der Verwertung und die zu erwartenden Erlöse informiert werden, § 168 InsO. Sie erhalten sodann unverzüglich den Verkaufserlös unter Abzug der Kosten für Feststellung von 4 % und Verwertung von 5 % plus Umsatzsteuer (abgesonderte Befriedigung), §§ 166, 171 InsO.

Die Verwertung findet dort ihre Grenze, wo wirtschaftlich kein die Kosten   **189** übersteigender Erlös zu erwarten ist. Vermögensgegenstände, die unverwertbar sind (z. B. die kassenärztliche Zulassung), fallen dabei von vornherein nicht in die Insolvenzmasse. Soweit Gegenstände vorhanden sind, deren Verwertung die Insolvenzmasse über die Erlöse hinaus belasten würde (zum Beispiel den Erlös übersteigende Lager-, Transport-, Ausbau-, Entsorgungskosten), kann der Insolvenzverwalter diese durch Freigabe auslösen, also von der Masse abtrennen. Dann obliegt es dem Schuldner wieder die Gegenstände zu behandeln oder über diese zu verfügen.

Zur Masse zugehörig sind auch sog. *„Sozialansprüche".* Dies sind auf dem Ge-   **190** sellschaftsvertrag beruhende Ansprüche der Gemeinschaftspraxis als Gesellschaft gegen ihre Mitglieder, wie beispielsweise der Anspruch auf Leistung der Einlagen. Solche Ansprüche können während des Insolvenzbeschlags jedoch weder durch die GbR selbst, also durch ihre Geschäftsführer, noch durch die Mitgesellschafter im Wege der actio pro socio geltend gemacht werden.[55] Darunter versteht man, *„das Recht jedes Gesellschafters, von Mitgesellschaftern Erfüllung ihrer Verpflichtungen gegenüber der Gesellschaft zu verlangen und im eigenen Namen Klage auf Leistung an die Gesellschaft zu erheben".*[56] Die Realisierung obliegt vielmehr dem Insolvenzverwalter.

Einreden können die Gesellschafter nur geltend machen, soweit diese nicht   **191** dem Insolvenzzweck zuwiderlaufen. Eine zuwiderlaufende Einrede liegt zum

---

55) MünchKomm-BGB/*Schäfer*, § 728 Rn. 18.
56) MünchKomm-BGB/*Schäfer*, § 705 Rn. 204.

Beispiel vor, wenn Einlagen den Gesellschaftern gestundet wurden oder Beschlüsse nicht gefasst werden, die unerlässliche Voraussetzung zur Einforderung der Einlagen sind.[57] Ließe man solche Einreden zu, wären die Sozialansprüche grundsätzlich nicht durchsetzbar. Denn es würde für die Gesellschafter stets die Möglichkeit geschaffen, entsprechende Pflichten, durch eigene Gestaltung oder fehlende Mitwirkung zu umgehen.

192 Anders ist die Situation bezüglich etwaiger **Nachschusspflichten** oder Einlagenerhöhungen zu beurteilen, die durch mehrheitlichen Beschluss gefasst werden können. Wenn der Gesellschaftsvertrag abweichend von § 707 BGB solche vorsieht, fehlt es ohne einen entsprechenden Beschluss bereits an einem entstandenen Sozialanspruch, sodass der Insolvenzverwalter einen solchen auch nicht verfolgen kann.[58]

193 Der Insolvenzverwalter kann durch Eingehen rechtsgeschäftlicher Vereinbarungen (Aufträge/Verträge) **Masseverbindlichkeiten** begründen. Er kann im Rahmen seines Wahlrechts gemäß § 103 InsO die Erfüllung von Verträgen einfordern, etwa die im Gesellschaftsvertrag festgelegte entgeltliche Beitragspflicht, aber auch die Verschaffung von Besitz an medizinischen Gegenständen oder die Überlassung von Praxisräumen, wenn dieses vertraglich geschuldet, aber seitens des anderen Teils noch nicht erfüllt ist. Typischerweise entscheidet der Verwalter auch über die Fortsetzung von Verträgen betreffend Miete, Pacht und Leasing und erhebt damit Ansprüche in den Rang von Masseverbindlichkeiten nach § 55 Abs. 1, Nr. 1 InsO. In Höhe des Entgelts wird der Dritte – u. U. auch der Gesellschafter damit Massegläubiger.

194 Allerdings ist eine Regressforderung der Krankenkasse keine Masseverbindlichkeit nach § 55 Abs. 1 InsO, so das Bundessozialgericht in seinem Urteil vom 15.7.2015. Denn der Zulassungsstatus als Grundlage der Teilnahme des Arztes an der vertragsärztlichen Versorgung (§ 95 Abs. 3 SGB V) erlischt nicht mit der Eröffnung des Insolvenzverfahrens und geht auch nicht auf den Insolvenzverwalter über. Nur der Arzt und nicht (auch) der Verwalter darf Arzneimittel verordnen (§ 73 Abs. 2 Satz 1 Nr. 7 SGB V); jede Mitwirkung oder Einflussnahme des nicht zur Ausübung der Heilkunde am Menschen (§ 2 Bundesärzteordnung) berechtigten Insolvenzverwalters am bzw. auf das Verordnungsverhalten eines Arztes ist ausgeschlossen. Daher ist eine Regressforderung der Krankenkasse wegen Überschreitung des Richtgrößenvolumens für Arzneimittel keine Masseverbindlichkeit i. S. d. § 55 Abs. 1 Nr. 1 Alt. 1 InsO.[59]

---

57) MünchKomm-BGB/*Schäfer*, § 728 Rn. 18.
58) MünchKomm-BGB/*Schäfer*, § 728 Rn. 18.
59) BSG, Urt. v. 15.7.2015 – B 6 KA 30/14 R, ZIP 2015, 2087 = ZVI 2016, 19 = BeckRS 2015, 72097.

3. Berichte des Insolvenzverwalters und Gläubigerversammlung

Zum ersten Berichtstermin, etwa vier bis zehn Wochen nach Verfahrenser-   **195**
öffnung, legt der Insolvenzverwalter dem Gericht einen schriftlichen Bericht
vor über

- die rechtlichen,

- tatsächlichen und

- wirtschaften Verhältnisse des Arztes und

- die Gründe der Insolvenz sowie

- die Fortführungsaussichten der Praxis.

Er erstellt Verzeichnisse der Massegegenstände und der Gläubiger des Arztes   **196**
sowie eine Vermögensübersicht. Im (ersten) **Berichtstermin** berichtet der Insolvenzverwalter (mündlich sowie mittels seines schriftlichen Berichtes) der
Gläubigerversammlung über die wirtschaftliche Lage des Schuldners und erläutert die Möglichkeit eines Unternehmenserhalts und eines Insolvenzplans,
§ 156 InsO. Die Gläubiger können diesen Termin wahrnehmen, müssen es aber
nicht. Der Insolvenzverwalter fasst für die Anwesenden den Fall zusammen
und verweist im Übrigen auf den schriftlichen Bericht. Besonderes Augenmerk
liegt regelmäßig auf dem Erhalt der Strukturen der Arztpraxis und der Fortsetzung der Abrechnungen der Leistungen mit der Kassenärztlichen Vereinigung. Sollte die Stilllegung indiziert sein, wird auch dieses erörtert, nach Alternativen gesucht und ggf. ein Zeitrahmen für eine geordnete Abwicklung
der Praxis vereinbart bzw. von der Versammlung beschlossen.

Die **Gläubigerversammlung** besteht aus dem Insolvenzverwalter und den im   **197**
Termin erschienenen Gläubigern, die teilnehmen können, aber dieses nicht
müssen. Der Rechtspfleger leitet die Versammlung. Die Gläubigerversammlung hört den Bericht, erörtert den Fall, stellt Fragen etc. Die abstimmungs-
berechtigten Gläubiger (nur diese) beschließen als Erstes über die Beibehal-
tung des vom Gericht eingesetzten Verwalters, § 57 InsO. Die Gläubiger können diesen auch abwählen und einen neuen Verwalter wählen, so dieser zur
Verfügung steht. Die Gläubiger entscheiden dann auf der Grundlage des Berichtes sowie der folgenden Erläuterungen über den Fortgang des Insolvenzverfahrens, § 29 Abs. 1 Satz 1 InsO, insbesondere über Stilllegung oder Fortführung der Praxis, § 159 InsO. In bedeutenden und/oder massestarken Verfahren kann ein Gläubigerausschuss eingesetzt werden, welcher den Verwalter
bei seiner Geschäftsführung unterstützt und überwacht, §§ 67 ff. InsO. In Arztfällen ist das nur selten der Fall. Beabsichtigt der Verwalter eine Veräußerung
der gesamten Praxis, des Unternehmens oder eines Betriebes, so hat er gemäß
§ 160 InsO die Zustimmung des Gläubigerausschusses oder, falls dieser nicht
bestellt ist, der Gläubigerversammlung einzuholen.

198 Weitere und folgende Gläubigerversammlungen können durch das Insolvenzgericht auf Antrag des Verwalters, aber auch der Gläubiger einberufen werden. Das steht im Ermessen der Beteiligten und richtet sich danach, ob gravierende Entscheidungen u. U. zu treffen sind, welche der Insolvenzverwalter nicht allein treffen kann (oder will). Solche Entscheidungen können die Beendigung der Eigenverwaltung durch den Arzt, die Einstellung der Praxis, die Übertragung von Gegenständen oder der gesamten Praxis oder die Erörterung bzw. Abstimmung über einen Insolvenzplan sein. Die Versammlungen werden solange durch den Rechtspfleger geleitet, bis der Richter die Sache an sich (zurück-)zieht. Das geschieht in der Praxis selten; regelmäßig bleibt die Verfahrensabwicklung in den Händen des Rechtspflegers.

4. Forderungsanmeldungen und deren Prüfung durch den Insolvenzverwalter

199 Der Insolvenzverwalter untersucht die bei ihm eingehenden Forderungsanmeldungen der Gläubiger nach § 174 InsO zunächst mit Blick auf formale Aspekte, wie etwa Forderungsgrund, Betrag und die Rechtsbehauptung, dass es sich um eine Insolvenzforderung handelt. Ist die Forderungsanmeldung ohne formellen Mangel, trägt er die Anmeldung in die Forderungstabelle ein. Bevor die Tabelle allen Beteiligten zur Einsicht offensteht (§ 175 InsO), findet eine Prüfung durch das Insolvenzgericht statt. Entweder im **schriftlichen Verfahren** oder in einem **gesonderten Prüfungstermin** im Rahmen einer Gläubigerversammlung werden die angemeldeten Forderungen nach Betrag und Rang geprüft, §§ 29 Abs. 1 Satz 2, 176 InsO. Wenn weder der Verwalter noch ein Insolvenzgläubiger einer Forderung widerspricht, gilt sie als festgestellt und wird in die Tabelle mit Rang und Betrag eingetragen, § 178 InsO. Der Auszug aus der Insolvenztabelle hat die Qualität eines Titels gemäß §§ 178, 201 InsO, aus dem grundsätzlich vollstreckt werden kann. Allerdings ist eine Vollstreckung während der Laufzeit des Verfahrens nicht zulässig, § 89 InsO.

XIII. Abschluss des Insolvenzverfahrens und Befriedigung der Gläubiger

200 Ziel des Verfahrens ist die **gleichmäßige Befriedigung aller Gläubiger** aus der freien Insolvenzmasse, die durch die Verwaltung des Vermögens des schuldnerischen Arztes erreicht werden konnte. Nach Verwertung aller Gegenstände verbleiben die (summierten) Bestände auf dem Treuhandkonto/ den Treuhandkonten. Der Insolvenzverwalter rechnet am Ende ab. Er erstellt seine **Schlussrechnung** und den **Schlussbericht** und weist im **Verteilungsverzeichnis** die beteiligten Gläubiger, die Verteilungsmasse und, sofern vorhanden, die Quote nach § 188 InsO aus. Vor Verteilung werden der Masse vorrangig die Kosten des Insolvenzverfahrens entnommen, § 53 InsO. Das sind die Vergütungen des vorläufigen und des endgültigen Verwalters sowie die Gerichtskosten, § 54 InsO. Danach werden die sonstigen Masseverbindlichkeiten berichtigt, die durch Handlungen des vorläufigen starken oder des endgültigen Insolvenzverwalters entstanden sind, § 55 InsO. Typischerweise han-

delt es sich dabei um Kosten für noch nicht gezahlte Löhne und Gehälter bzw. Ansprüche des Praxispersonals nach Insolvenzeröffnung, welche auf die Bundesagentur für Arbeit übergegangen sind, ggf. offene Restmieten des Praxisvermieters, Abschlusskosten für Steuerberater, Entsorgungskosten, etc.

Anschließend errechnet sich eine restliche **Teilungsmasse**. Aus ihr werden die   **201** Insolvenzgläubiger mit einer Quote befriedigt. Grundlage der festgestellten Anmeldung und damit der Ausschüttung ist der Anspruch in Höhe der Forderung im Zeitpunkt der Verfahrenseröffnung, § 38 InsO. Das Verzeichnis der Forderungen, die bei der Verteilung zu berücksichtigen sind, weist die Quoten pro Gläubiger aus, § 188 InsO. Nachdem Schlussbericht, Schlussrechnung und Schlussverzeichnis durch das Gericht geprüft sind, erfolgt mit Zustimmung des Insolvenzgerichts die Schlussverteilung, § 196 InsO. Nach Vollzug derselben beschließt das Gericht die Aufhebung des Insolvenzverfahrens, § 200 InsO.

Theoretisch können die Gläubiger nach Aufhebung des Verfahrens ihre rest-   **202** lichen Forderungen, die im Insolvenzverfahren nicht befriedigt wurden, wieder unbeschränkt gegen den Arzt (zum Beispiel im Wege der Einzelzwangsvollstreckung) verfolgen. Die Vollstreckung erfolgt mit einem vollstreckbaren Auszug aus der Insolvenztabelle, der Urteilskraft hat, § 201 InsO. Allerdings ist zu diesem Zeitpunkt i. d. R. kein Vermögenswert mehr vorhanden, da zuvor alle Gegenstände vom Verwalter verwertet worden sind.

Die **Vollstreckungsmöglichkeit nach Abschluss des Verfahrens** greift i. d. R.   **203** nur bei Gesellschaften. Denn der Arzt als natürliche Person kann im Rahmen des Insolvenzverfahrens die Restschuldbefreiung beantragen, was regelmäßig auch geschieht; die Restschuldbefreiung ist gerade die erstrebte Folge des persönlichen Insolvenzantrages. Der redliche Schuldner wirkt im Verfahren mit, der Verwalter bestätigt dieses mit dem Schlussbericht. Das Gericht prüft bereits bei Antragstellung die Zulässigkeit des Restschuldbefreiungsantrages und kündigt die Restschuldbefreiung an, wenn keine Anhaltspunkte für die Versagung derselben bestehen. Ist mit Ablauf der Frist von drei/fünf/sechs Jahren (§ 300 Abs. 1 InsO) ab Eröffnung des Verfahrens die Restschuldbefreiung erteilt, ist eine Vollstreckung nicht mehr möglich § 301 InsO.

Letztlich kann die Sanierung des Arztes im **Insolvenzplanverfahren** erfol-   **204** gen (siehe Rn. 285 ff.). Der Insolvenzplan ist einem gerichtlichen Vergleich ähnlich. Dort können die Verfahrensbeteiligten autonom jedwede Vereinbarung treffen. Die Gläubigerautonomie kennt fast keine Grenzen, sieht man einmal von Willkür und Schikane bei der Gruppenbildung und sittenwidriger Übervorteilung eines Gläubigers oder einer Gruppe ab. Insbesondere kann der Insolvenzplan eine Praxis gestalten, verändern, erhalten oder fortführen. Entscheidend für den Erfolg des Insolvenzplans bzw. dessen Annahme sind die Gläubiger und deren wohl überlegte Unterteilung in Gruppen. Gesetzlich vorgegebene Gruppen sind absonderungsberechtigte, nicht nachrangige und nachrangige Insolvenzgläubiger, § 222 Abs. 1 InsO. Es sollten darüber hinaus weitere Gruppen für öffentliche Gläubiger, Arbeitnehmer etc. gebildet werden. Der Planverfasser kann Gläubiger gleicher Rechtsstellung und gleichartiger wirtschaftlicher Interessen zu weiteren Gruppen zusammenfassen, § 222 Abs. 2 InsO. Eine Gleichbehandlung der Gläubiger findet, anders als im Regelverfahren, nur noch innerhalb der jeweiligen Gruppe statt. Auf diesem Weg werden Gläubigerinteressen verdichtet und gebündelt. Der Plan wird angenommen, wenn sich in jeder Gruppe eine Mehrheit nach Köpfen und Forderungssummen der abstimmenden Gläubiger findet, § 244 InsO. § 245 InsO (Obstruktionsverbot) verhindert den Widerstand blockierender bzw. sanierungsunwilliger Gläubiger. Mit Rechtskraft des Beschlusses treten die Wirkungen des Plans für und gegen alle Insolvenzgläubiger ein, auch wenn sie ihre Forderungen nicht angemeldet hatten, § 254 InsO.

205 Der **Insolvenzplan** ist auch für den Arzt attraktiv. Sofern im Insolvenzplan keine andere Vereinbarung getroffen wird, wird der Schuldner mit der im gestaltenden Teil vorgesehenen Befriedigung der Insolvenzgläubiger von seinen restlichen Verbindlichkeiten gegenüber den Gläubigern befreit, § 227 Abs. 1 InsO. In der Praxis müssen nach Annahme des Plans noch Regelungen umgesetzt, namentlich Beträge gezahlt oder verteilt werden. Der Insolvenzplan kann und sollte daher vorsehen, dass seine Erfüllung vom Insolvenzverwalter überwacht wird, §§ 260 ff. InsO.

XIV. Schematische Darstellung des Ablaufs eines Insolvenzverfahrens

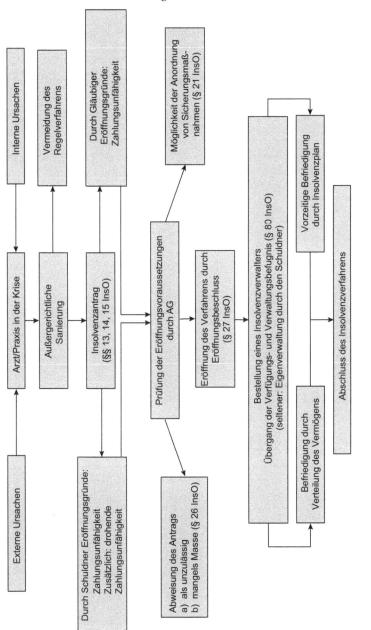

Abb. 9: Ablauf des Insolvenzverfahrens

E. Praxisbeispiel: Arzt A im Insolvenzverfahren – Bericht des Verwalters

Der nachfolgende exemplarische Bericht eines Insolvenzverwalters an das Ge- 207
richt (und damit ggü. den Gläubigern) zeigt den Fall des „Musterarztes Dr. A".
Dr. A gerät in existentielle Schwierigkeiten und stellt einen Insolvenzantrag.

Das Amtsgericht eröffnet das Insolvenzverfahren über das Vermögen des 208
Arztes Dr. A. Rechtsanwalt RA IV wird zum **Insolvenzverwalter** bestellt.

I. Einleitung

Im nachfolgenden Beispiel werden der Ablauf und die Abwicklung eines In- 209
solvenzverfahrens über das Vermögen eines Arztes mit einer Einzelpraxis an
einem praktischen Fall dargestellt.

II. Verfahrensdaten

Schuldner	Dr. med. [Name]	**210**
Fachrichtung:	Facharzt für [...]	
Geburtsdatum:	[TT.MM.JJ]	
Geburtsort:	[...]	
Zustellanschrift:	[...] (Straße, PLZ u. Stadt)	
Kontakt:	Telefon: [...] Telefax: [...]	
	mobil: [...] E-Mail: [...]	
Familienstand:	[...]	
Unterhaltpflichten:	[...] (sofern vorhanden)	
Verfahrensbevollm.:	[...] (sofern vorhanden)	
Gegenstand d. Untern.:	[...] Facharztpraxis für Psychiatrie, Psychotherapie	
Gründung d. Untern.:	[TT.MM.JJ]	
Einstellung Betrieb:	[TT.MM.JJ]	
Nebengewerbe:	Handelsregister [...]	
Vermieter (geschäftl.):	[...] (Kontaktdaten)	
Miete (geschäftl.)	[...] €	
Banken:	[...] (Kontaktdaten der beteiligten Banken)	

Arbeitnehmer:	[...] (Anzahl)
Sozialvers.träger:	[...] (Kontaktdaten)
Abgabe EV:	[...] (Datum u. Aktenzeichen)
Insolvenzantrag:	[TT.MM.JJ] (Eingang bei Gericht)
Antrag RSB:	[TT.MM.JJ] (Eingang bei Gericht)
Antrag § 4 a Abs. 1:	[TT.MM.JJ] (Eingang bei Gericht)
Gutachterauftrag:	Beschluss v. [TT.MM.JJ]
Sicherungsmaßn.:	Beschluss v. [TT.MM.JJ]
Eröffnung des Verf.:	Beschluss v. [TT.MM.JJ]
Stundung Kosten:	Beschluss v. [TT.MM.JJ]
Treuhandkonto:	[...] (Kontobezeichnung nebst IBAN/BIC/ Kontonummer u. BLZ)

III. Insolvenzantrag und Beschlüsse des Gerichts

211 Dr. A stellte per Formularantrag gemäß § 13 InsO einen Antrag auf Eröffnung des Insolvenzverfahrens über sein Vermögen. Gleichzeitig beantragte er die Erteilung der Restschuldbefreiung (RSB) und die Stundung der Verfahrenskosten. Auch dieses erfolgte mittels der amtlichen Formulare ordnungsgemäß.

212 Im dargestellten Fall eröffnete das Amtsgericht – Insolvenzgericht – das Insolvenzverfahren, nachdem Rechtsanwalt RA IV zuvor als „Sachverständiger" in seinem Insolvenzgutachten die Eröffnung angeregt hatte.

213 Mit Beschluss des Amtsgerichts wurden dem Arzt Dr. A gemäß § 4a Abs. 1, 3 InsO die Verfahrenskosten für das Eröffnungs- und das Hauptverfahren gestundet, soweit das schuldnerische Vermögen voraussichtlich nicht ausreichen würde, die Kosten zu decken. Eine Gläubigerversammlung wurde vorerst nicht einberufen (§ 5 Abs. 2 InsO). Das Gericht ordnete vielmehr gemäß § 5 Abs. 2 InsO die Prüfung der angemeldeten Forderungen im schriftlichen Verfahren an und bestimmte einen Prüfungsstichtag.

IV. Tatsächliche Verhältnisse

214 Der Arzt (Schuldner) wurde am [TT.MM.JJ] in [...] geboren. Er war verheiratet mit Frau [...], das Ehepaar lebte zuletzt jedoch getrennt. Aus der Ehe gingen keine Kinder hervor.

215 Der Arzt wohnte im Zeitpunkt der Verfahrenseröffnung allein unter der Adresse [...] in einem Einfamilienhaus mit ca. [...] m² Wohnfläche. Er zahlte die monatlichen Betriebskosten in Höhe von rund [...] €. Eine gesonderte Nut-

zungsentschädigung wurde nicht vereinbart. Der entsprechende geldwerte Vorteil für die Nutzung des Hauses wurde bei der Unterhaltszahlung aus der Masse berücksichtigt.

Anmerkung:

Existiert ein privates Mietverhältnis, so ist die Miete weiter vom Schuldner zu zahlen. Der Insolvenzverwalter ist gehalten, eine Erklärung nach § 109 Abs. 1 Satz 2 InsO abzugeben, um mögliche Masseverbindlichkeiten auszuschließen. Wohnt der Schuldner in einer Immobilie, die in seinem Eigentum oder zumindest in seinem Miteigentum steht, so ist unter Umständen eine Nutzungsentschädigung mit dem Schuldner für den Zeitraum bis zur Verwertung der Immobilie zu verhandeln.

Nach erfolgreichem Abschluss des Studiums der Medizin war der Schuldner **216** zunächst bis einschließlich [...] als angestellter Arzt in [...] tätig. Im Jahre [...] gründete er sodann unter der Adresse [...] eine Praxis für Psychiatrie und Psychotherapie. In der Praxis wurden eine angestellte Arzthelferin in Vollzeit und eine weitere Arzthelferin in Teilzeit sowie eine Reinigungskraft beschäftigt.

Aus den Abrechnungen der kassenärztlichen Vereinigung für das Jahr [...] und **217** der zuletzt angefertigten betriebswirtschaftlichen Auswertung für den Monat [...] ergab sich, dass der Schuldner im Jahr [...] Umsätze in Höhe von 200.000,00 € generieren konnte. Die Praxisausgaben im Jahr [...] beliefen sich auf 100.000,00 €.

Die Praxis an sich trug sich damit im dargestellten Beispiel durchaus. Aus **218** den vorgelegten Unterlagen und den Ausführungen des Schuldners ergab sich, dass seine Verbindlichkeiten im Wesentlichen nicht aus der selbstständigen Tätigkeit, sondern vielmehr aus der Aufnahme von Darlehen zur Finanzierung diverser Immobilien zur privaten Nutzung, aber auch als Kapitalanlagen (und „Steuersparmodelle") resultierten. So war der Schuldner Eigentümer eines von ihm selbst bewohnten Einfamilienhauses in STADT X. Darüber hinaus erwarb er im Jahr vor Antragstellung (zum Teil gemeinschaftlich mit seiner Ehefrau) zwei Eigentumswohnungen in STADT Y. Ferner gründen Verbindlichkeiten aus dem Abschluss diverser Versicherungen, zu deren Abschluss dem Schuldner durch einen Finanzdienstleister geraten wurde. Anders als in anderen Fällen von Ärzten und Freiberuflern in der Insolvenz konnte hier ein aufwendiger Lebensstil nicht als Ursache für die Begründung der wirtschaftlichen Schieflage identifiziert werden.

Nach der Trennung von seiner Ehefrau erkannte der Schuldner seine finanzielle **219** Situation. Die erzielten Praxisumsätze reichten nicht aus, um neben den betrieblichen Kosten und den Lebenshaltungskosten des Schuldners auch die bestehenden Zins- und Tilgungsleistungen aus den diversen Immobilienfinanzierungen abzudecken, die verschiedenen Leistungsraten an Versicherer oder zielführende Ratenzahlungsvereinbarungen mit den Gläubigern abzuschließen. Der Schuldner stellte daher den Antrag auf Eröffnung des Insolvenzverfahrens über sein Vermögen. Die Gesamtverbindlichkeiten beliefen sich zu diesem Zeitpunkt auf rund 500.000,00 €.

V. Verfahrensabwicklung und Verwertung der Insolvenzmasse

220 Nach Überprüfung, Anpassung und Verabschiedung der (neuen) Plan-Gewinn-und-Verlustrechnung sowie einer Liquiditätsrechnung stellte sich die Rentabilität der Praxis heraus. Die Mitarbeiter standen weiter zur Verfügung und signalisierten, auch im Insolvenz(eröffnungs-)verfahren ihre Funktionen zur Unterstützung des Arztes zu erfüllen. Dieses überprüfte der Verwalter und entschied auf dieser Grundlage die Fortführung der Praxis. Um seinen Lebensunterhalt bestreiten zu können, wurde dem Arzt Unterhalt aus der Insolvenzmasse gezahlt (§ 100 InsO). Dieser orientierte sich hierbei an den nach § 850c ZPO für abhängig Beschäftigte geltenden Pfändungsfreigrenzen, ergänzt um die monatlich anfallenden Kosten für die Krankenversicherung des Schuldners. Die Beiträge zum berufsständischen Versorgungswerk wurden als Masseverbindlichkeiten unmittelbar aus der Insolvenzmasse bedient. Die nach Abzug der Betriebskosten und Unterhaltszahlungen verbleibenden monatlichen Überschüsse mehrten die Insolvenzmasse kontinuierlich.

221 Vor Antragstellung hatte Dr. A seine Lohn- und Gehaltsansprüche sowie die Ansprüche gegen die **Kassenärztliche Vereinigung Nordrhein** an die beteiligte Bank abgetreten. Auf Ansprüche des Insolvenzschuldners gegen die Kassenärztliche Vereinigung, die auf nach Eröffnung des Insolvenzverfahrens erbrachten ärztlichen Leistungen beruhen, ist allerdings § 91 Abs. 1 InsO anwendbar.[60] Die Abtretung der Vergütungsansprüche gegenüber der Kassenärztlichen Vereinigung für nach Eröffnung des Insolvenzverfahrens erbrachte ärztliche Leistungen war demnach unwirksam (s. o.). Damit standen die Ansprüche des Schuldners gegen die Kassenärztliche Vereinigung seit der Verfahrenseröffnung der Insolvenzmasse zu. Die Kassenärztliche Vereinigung zahlte die Honorarzahlungen in voller Höhe an die Masse aus.

222 Die **privatärztliche Tätigkeit** des Schuldners wurde bis zur Verfahrenseröffnung über einen Dienstleister abgewickelt. Die für den Zeitraum nach Verfahrenseröffnung gestellten Rechnungen wurden durch die Patienten direkt auf das im dargestellten Verfahren eingerichtete Treuhandkonto gezahlt, da die Leistungen des Dienstleisters gebührenpflichtig waren. Der Forderungseinzug wurde sodann durch eine Mitarbeiterin des Schuldners und durch das Büro des Insolvenzverwalters überwacht.

223 Diese gesamten Abläufe wurden in mehreren Verhandlungen mit der Bank abgestimmt. Letztere verzichtete letztlich auf die Aufdeckung der Zession bezüglich der Forderungen aus der Zeit vor Anordnung der Sicherungsmaßnahmen und überließ der Masse sämtliche eingehenden Erlöse. Umgekehrt erhielt die

---

60) BGH, Urt. v. 11.5.2006 – IX ZR 247/03, ZIP 2006, 1254, 1257.

Bank aus den eingetroffenen Erlösen 80 %. Die Quote entsprach dem Volumen der aus der Vorzeit wirksam zedierten Forderungen abzüglich anfechtbar erworbener Ansprüche und abzüglich Massebeiträgen von 9 % nach §§ 166, 171 InsO.

Der Praxisbetrieb wurde im hiesigen Fall über mehrere Jahre durch den In- 224
solvenzverwalter fortgeführt, da die wesentlichen Mitarbeiter gehalten, Patienten zufriedenstellend behandelt und konstante Überschüsse erzielt werden konnten. Zudem zeigte sich der Arzt hier über das Normalmaß hinaus motiviert, verlässlich und konstruktiv. Erst kurz vor Ablauf der sechsjährigen Laufzeit der Abtretungserklärung wurde der Praxisbetrieb gemäß § 35 Abs. 2 InsO aus dem Insolvenzbeschlag freigegeben, um einen reibungslosen Übergang der bestehenden Dauerschuldverhältnisse etc. wieder auf den Arzt zu gewährleisten. Ab diesem Stichtag zahlte der schuldnerische Arzt sodann die anhand eines fiktiven Gehalts eines angestellten Arztes sich ergebenden pfändbaren Beträge an die Masse bis zum Ende der Entschuldungsphase.

In der Zeit der Fortführung wurde die Insolvenzmasse wie nachfolgend dar- 225
gestellt verwaltet bzw. zugunsten der Gläubiger verwertet.

1. Immobilienvermögen

Der Arzt als Schuldner war Alleineigentümer eines Einfamilienhauses. Die Im- 226
mobilie wurde vom Schuldner drei Jahre vor Insolvenzantragstellung zu einem Kaufpreis von 300.000,00 € erworben. Das Einfamilienhaus war mit einer Grundschuld zugunsten der finanzierenden Bank in Höhe von 300.000,00 € belastet. Die gesicherten Forderungen der Bank valutierten im Zeitpunkt der Verfahrenseröffnung in Höhe von 300.000,00 €. Die Immobilie war jedenfalls wertausschöpfend belastet. Vor Eröffnung des Verfahrens war dem Eigentümer kein Verkauf gelungen. Der Markt und die persönliche Situation der Bewohner hatten dieses verhindert. Letztlich konnte der Insolvenzverwalter die Immobilie mit Zustimmung der Bank als Grundpfandrechtsgläubigerin mit notariellem Kaufvertrag zu einem Kaufpreis von 250.000,00 € veräußern. Der Kaufpreis floss an die Bank, welche an die Masse einen frei verhandelten Beitrag zahlte.

2. Beteiligungen

Der Schuldner war Gesellschafter einer Gesellschaft bürgerlichen Rechts, wel- 227
che ehemals einen Handel mit Hilfsmitteln und Heilprodukten betrieb. Die Beteiligung war wertlos. Eine Verwertung war ohne Erfolg.

3. Immaterielles/Materielles Anlagevermögen

Immaterielles Anlagevermögen bestand in Form des Patientenstamms des 228
Schuldners. In Arztfällen ist die ärztliche Schweigepflicht zu beachten. Nach Angaben des Schuldners bestand ein Patientenstamm von ca. 1.000 Patienten.

Eine Übertragung des Praxisbetriebs auf einen Dritten war hier ohne Zustimmung des Schuldners bzw. ohne Verzicht auf seine kassenärztliche Zulassung zugunsten eines Nachfolgers aufgrund der Besonderheiten im Zulassungsverfahren nicht möglich. Der Vertragsarztsitz als solcher und die Zulassung fallen als höchstpersönliches Recht des Schuldners nicht in die Insolvenzmasse.[61] Der Insolvenzverwalter konnte daher nicht verkaufen oder verwerten, aber die Praxis unter Mitwirkung des Schuldners erfolgreich fortführen. Der Patientenstamm war daher hier nicht gesondert zu verwerten.

229 **Die Betriebs- und Geschäftsausstattung** bestand im Wesentlichen aus einer Empfangstheke, zwei Behandlungsliegen, zwei Computern nebst einem Drucker bzw. Faxgerät, vier Aktenschränken, der Bestuhlung des Wartezimmers (ca. 10 Stühle) und einer Teeücheneinrichtung. Der Thekenbereich, die Einrichtung des Wartezimmers und die Aktenschränke waren bei Einrichtung der Praxis fünf Jahre vor Insolvenzantragstellung zu einem Preis von insgesamt ca. 50.000,00 € gekauft worden. Die Teeküche stammte ebenfalls aus dieser Zeit. Sie wurde zu einem Preis von 400,00 € gekauft. Die PC waren damals zu einem Preis von ca. 3.000,00 € angeschafft worden.

230 Medizinische Geräte bestanden nur in Form eines analogen EEG Geräts, das der Schuldner ebenfalls fünf Jahre vor Antragstellung gebraucht erworben hatte. Den Verkehrswert bezifferte der Schuldner mit ca. 2.000,00 €. Weitere medizinische Geräte waren für den Betrieb einer psychiatrischen Praxis nicht erforderlich.

231 Sämtliche benannten Gegenstände waren auf Grund einer Raumsicherungsvereinbarung an die finanzierende Bank sicherungsübereignet. Die Darlehensvaluta belief sich im Zeitpunkt der Eröffnung des Insolvenzverfahrens auf 500.000,00 €. Die Forderung der Sicherungsgläubigerin überstieg daher in jedem Fall den Verkehrswert der Betriebs- und Geschäftsausstattung. Der Masse hätten im Falle der Verwertung daher nur die Pauschalen der §§ 166, 171 InsO zugestanden. Zudem wurden die Gegenstände für die Fortführung der Praxis zwingend benötigt. Die Praxiseinrichtung wurde durch einen externen Sachverständigen bewertet. Es ergaben sich ein Fortführungswert in Höhe von 3.293,00 € und ein Zerschlagungswert in Höhe von 1.347,00. €. Der Insolvenzverwalter einigte sich mit der absonderungsberechtigten Gläubigerin darauf, das Absonderungsrecht durch Zahlung des Mittelwertes in Höhe von 1.946,00 € abzulösen, um die Gegenstände weiter für den Praxisbetrieb nutzen zu können. Anderenfalls hätten sich die Parteien auf eine monatliche Nutzungsentschädigung einigen können oder – zum Erhalt der laufenden Praxis – müssen.

---

61) BSG, Urt. v. 10.5.2000 – B 6 KA 67/98; NZS, 2001, 160, 161; siehe auch Rn. 337 ff.

4. Lebensversicherungen/Rentenversicherungen

Der Schuldner war Inhaber diverser privater Lebens- und Rentenversiche-　**232**
rungen. Überwiegend waren die Rechte an den Versicherungen wirksam an
Sicherungsgläubiger abgetreten. Die gesicherten Forderungen überstiegen
die jeweiligen Rückkaufwerte. Der Masse standen in diesen Fällen daher nur
die Pauschalen der §§ 166, 171 InsO zu. In einzelnen Fällen führte der Insolvenzverwalter gesonderte Verhandlungen über die angemessene Höhe der
jeweiligen Verwertungspauschale. Letztlich konnte mit allen Sicherungsgläu-
bigern eine Einigung erzielt werden. Die Rückkaufwerte wurden in der Regel
auf das im Insolvenzverfahren eingerichtete Treuhandkonto ausgekehrt. Nach
entsprechender Sicherheitenerlösabrechnung wurden die verbleibenden Beträge an die Sicherungsgläubiger ausgekehrt. Sofern keine Sicherungsrechte
Dritter bestanden, wurden die Versicherungen gekündigt, nachdem dem Arzt
als Schuldner zuvor die Möglichkeit eingeräumt worden war, die Versicherungen durch Zahlung des ermittelten jeweiligen Rückkaufwertes an die Masse
auszulösen.

5. Fahrzeuge

Der Arzt war Halter eines PKW, Bj. 2015, Tkm 33. Hierbei handelte es sich　**233**
ursprünglich um ein Leasingfahrzeug. Eine Ankaufoption existierte nicht.
Damit bestand zunächst auch kein Vermögenswert zugunsten der Insolvenzmasse. Der PKW wurde zwingend für die Aufrechterhaltung des Praxisbetriebes benötigt, da der Arzt täglich die Strecke Wohnung – Arbeitsstätte fuhr
und zudem regelmäßig Hausbesuche absolvieren musste. Da der Leasingver-
trag ausgelaufen war, für die Praxisfortführung jedoch zwingend ein Fahrzeug erforderlich war, musste ein Fahrzeug beschafft werden. Der Insolvenzverwalter verhandelte daher mit der Bank als Leasinggeberin über einen Kauf
des genannten Fahrzeugs. Letztlich kaufte er den PKW für die Masse und
stellte ihn dem weiter praktizierenden Arzt zur Verfügung.

6. Forderungen gegen Dritte

Der Arzt als Schuldner behauptete, Inhaber diverser offener Forderungen　**234**
gegen Dritte, somit Patienten zu sein. Die Forderungen wurden geprüft, verfolgt und zum Teil gerichtlich durchgesetzt.

7. Kapitalanlagen

Der Schuldner war Inhaber eines Aktiendepots. Die Rechte an dem Depot　**235**
waren wirksam an eine Bank abgetreten. Das Depot wurde von der Bank verwertet. Die Bank verrechnete den Gesamterlös in Höhe von 10.000,00 € mit
ihren Forderungen und kehrte die Feststellungspauschale gemäß §§ 166, 171
InsO an die Masse aus.

8. Konten des Schuldners

236 Die Konten des schuldnerischen Arztes wurden untersucht. Die Bank kehrte Zahlungseingänge, welche auf den „alten" Konten eingegangen waren, nachträglich auf das im Verfahren eingerichtete Treuhandkonto aus. Danach wurden die Konten bis auf ein P-Konto gelöscht.

237 Die Freigabe eines P-Kontos ist nicht möglich.

9. Kasse

238 Kassenguthaben variierten. Zum Zeitpunkt der Eröffnung des Verfahrens belief sich der Bestand auf 111,11 €. Die Kasse wurde mit der letztlich erfolgten Freigabe des Geschäftsbetriebes abgerechnet.

10. Hausstand

239 Der Hausstand bzw. die Wohnungseinrichtung des Schuldners war gewöhnlich. Seine Möbel und die sonstige Wohnungseinrichtung waren nach den Vorschriften der ZPO unpfändbar. Die ehemals vorhandene Einbauküche ließ sich nicht einzeln veräußern. Sie konnte nur in eingebautem Zustand mit dem Einfamilienhaus veräußert werden. Eine Demontage hätte unweigerlich zur Beschädigung der Marmorplatten geführt. Andere Vermögensgegenstände waren nicht vorhanden.

11. Insolvenzspezifische Ansprüche

240 Anfechtungsansprüche gemäß §§ 129 ff. InsO wurden im Verfahren geprüft und in begründeten Fällen sodann auch realisiert. Zu einem Großteil handelte es sich bei den von Dr. A im anfechtungsrelevanten Zeitraum vorgenommenen Zahlungen allerdings um anfechtungsneutrale Bargeschäfte i. S. d. § 142 InsO.

VI. Einnahmen und Ausgaben

241 Im vorliegenden Verfahren ergaben sich insgesamt Erlöse in Höhe von [...] €. Der überwiegende Teil der Erlöse resultierte aus der Fortführung der Arztpraxis und aus dem Verkauf des Immobilieneigentums des Schuldners.

242 Die Ausgaben betrugen insgesamt [...] €. Neben der Zahlung der laufenden Betriebskosten und den monatlichen Unterhaltszahlungen an den Schuldner mussten diverse Aus- und Absonderungsrechte bedient werden.

VII. Masseentwicklung, Masseverbindlichkeiten und Quotenerwartung

Der Massebestand stellt sich wie folgt dar: **243**

Insolvenzanderkonto:	[...]	€
Festgeldkonto:	[...]	€
Kasse (bis zur Abrechnung)	[...]	€
Summe	[...]	€

Masseverbindlichkeiten entstanden laufend durch die Fortführung des Pra- **244** xisbetriebes in Form von Löhnen und Gehältern, Mietzinszahlungen, Unterhalt des Schuldners, Beiträgen zum berufsständischen Versorgungswerk, Lohnsteuer und Einkommensteuer und weiteren Dauerschuldverhältnissen. Diese wurden durch übersteigende Einnahmen aus dem Praxisbetrieb gedeckt.

Zu den angemeldeten Forderungen bzw. zur Tabelle war festzuhalten: **245**

Anmeldungen zur Tabelle	[...]	€
Unbedingt festgestellte Forderungen	[...]	€
Für den Ausfall festgestellte Forderungen	[...]	€
Zurückgenommene Forderungen	[...]	€
Endgültig bestrittene Forderungen	[...]	€

Am Ende konnte eine Quote in Höhe von [...] % an die Insolvenzgläubiger **246** ausgekehrt werden.

Das Verfahren wurde letztlich nach Schlussberichterstellung, abschließen- **247** dem Schlusstermin und Zustimmung der Gläubigerversammlung zur Schlussverteilung aufgehoben.

Dem Schuldner wurde die Restschuldbefreiung erteilt. Der Arzt Dr. A prak- **248** tiziert heute unverändert. Sein Ruf als anerkannter Experte hat – jedenfalls, soweit für den Verwalter erkennbar – durch das Insolvenzverfahren keinen spürbaren Schaden genommen. Der Arzt hat seit der Restschuldbefreiung und wirtschaftlichen Rückübernahme des Betriebs wieder beachtliches Vermögen aufbauen können.

F. Die Sanierung des Arztes, der Praxis und des Medizinischen Versorgungszentrums (MVZ) durch das eröffnete Insolvenzverfahren

Sanierungsfälle von Ärzten und Praxen sowie MVZ in der Krise sind lösbar. **249**
Lösungen sind jedenfalls dann greifbar, wenn die beteiligten Gläubiger auf Zwangsmaßnahmen temporär verzichten und Sanierungsbeiträge (beispielsweise Teilverzichte auf Kosten, Zinsen oder Valuten, Stundungen etc.) leisten. Wenngleich gerade in Arztfällen schon wegen fortdauernder Kompetenz und bestehender Vertrauensbeziehungen zu Patienten die Chancen für eine außergerichtliche Sanierung als außerordentlich hoch einzustufen sind, scheitern diese mitunter an persönlichen oder emotionalen Aspekten. Sachliche Gründe, wie etwa fehlende Praxisräume oder mangelnde technische Ausrüstung, stehen der Sanierung eher selten im Weg. Nach Scheitern der außergerichtlichen Sanierungsbemühungen ist der Weg in das **Regelinsolvenzverfahren** vorgezeichnet. Dieses ist – entgegen zum Teil vorschneller Meinung in der Ärzteschaft – nicht auf Zerschlagung der Praxis und Beendigung der Approbation des Arztes gerichtet. Das Gegenteil ist richtig: Das gerichtliche Verfahren bietet sachgerechte und zudem zeitnahe Sanierungsmöglichkeiten für den Arzt und greifbare Chancen für seine Praxis. Die Gläubiger haben relativ sichere Gewähr für eine **ordnungsgemäße Verfahrensabwicklung** und ihre gesetzeskonforme **gleichmäßige Befriedigung** durch die Masse bzw. den Insolvenzverwalter. Auf der anderen Seite hat der redliche Schuldner die Möglichkeit, sich spätestens nach Ablauf von sechs Jahren nach Eröffnung des Verfahrens zu entschulden, § 1 Abs. 1 InsO. Nach dem „Gesetz zur Verkürzung des Restschuldbefreiungsverfahrens und zur Stärkung der Gläubigerrechte"[62] ist eine Verkürzung der Phase der **Restschuldbefreiung** auf bis zu drei Jahre möglich, wenn eine Quote von 35 % erreicht wird und Kostendeckung besteht. Auch mit einer Quote von 0 % kann die Restschuldbefreiung verkürzt und bereits nach fünf Jahren erreicht werden, wenn der Schuldner (wenigstens) die Verfahrenskosten gezahlt hat, § 300 Abs. 1 Satz 2 InsO.[63]

I. Chancen und Risiken im laufenden Verfahren

Das Insolvenzverfahren ist zweigestaltet. Vorgelagert ist das **Insolvenzeröff-** **250**
nungsverfahren, welches seinerseits in zwei Phasen verläuft. Im Rahmen des Insolvenzeröffnungsverfahrens prüft das Insolvenzgericht im ersten Schritt, ob der notwendige Insolvenzantrag zugelassen wird. In diesem Verfahrensstadium als bloßes Antragsverfahren gelten die Grundsätze der Amtsermittlung (§ 5 Abs. 1 InsO) noch nicht. Der Arzt kann hier aktiv vorbereiten und

---

62) Das Gesetz ist zum 1.7.2014 in Kraft getreten.

63) Gesetz zur Verkürzung des Restschuldbefreiungsverfahrens und zur Stärkung der Gläubigerrechte (Drucksache 17/11268), das die Insolvenzordnung ändert, wurde angenommen und ist im Bundesgesetzblatt vom 18.7.2013 veröffentlicht worden.

„sein" Verfahren proaktiv gestalten, indem er Anträge stellt (und andere unterlässt). Das gilt entsprechend für die Arzt-GbR und das in Form der GmbH organisierte MVZ. Es ist nicht Aufgabe des Gerichts, die tatsächlichen Grundlagen für eine Zulassung des Arzt-Insolvenzantrages zu ermitteln, obwohl dem Insolvenzverfahren die Funktion und der Charakter eines Eilverfahrens zukommt. Als Antragssteller haben Gläubiger oder Schuldner von sich aus die Voraussetzungen für die Zulassung des Antrages beizubringen.

251 Erst nach Zulassung des Antrages wandelt sich das bisherige Antragsverfahren in ein quasi-streitiges Parteiverfahren, in welchem nunmehr das Gericht von Amts wegen tätig wird.[64] Sodann erfolgt die Prüfung der Eröffnungsvoraussetzungen im Wege der **Amtsermittlung** zu den Fragen des Vorliegens eines Insolvenzgrundes (bei natürlichen Personen die Zahlungsunfähigkeit gemäß § 17 InsO) und zur Deckung der Verfahrenskosten. Zur Verhinderung einer Verschlechterung der Vermögensverhältnisse ordnen die Insolvenzgerichte – bei laufenden Praxen – meist **Sicherungsmaßnahmen** gemäß § 21 Abs. 1 Satz 2 InsO an. Eine der wesentlichen Sicherungsmaßnahmen ist das **Vollstreckungsverbot für Gläubiger**, § 21 Abs. 1 Satz 2 Nr. 3 InsO i. V. m. § 89 InsO. Auf diesem Weg wird der vorschnelle Zugriff auf Praxiseinrichtung, Apparate, aber auch Forderungen, Konten und andere Massegegenstände verhindert. Gerade der Abfluss von Liquidität im insolvenzgerichtlichen Vorverfahren schwächt die Praxis und erschwert die Fortführung. Andererseits bietet die Liquiditätsschonung Möglichkeiten, ggf. auch umsatzschwache Phasen durchzustehen und die Praxis fortzuführen und damit am Ende eine erfolgreiche Sanierung eines gestärkten Betriebes zu erreichen. Zu betonen ist jedoch, dass sich die Untersagung der Zwangsvollstreckung im Insolvenzeröffnungsverfahren nach § 21 Abs. 2 Nr. 3 Hs. 2 InsO nicht auf Immobilien des Schuldners bezieht.[65] Die Banken als Grundpfandrechtsgläubiger können somit parallel zum laufenden Insolvenzeröffnungsverfahren ihre Rechte verfolgen, die Zwangsverwaltung oder Zwangsversteigerung beantragen und auf anderem Weg die ggf. freihändige Verwertung ihres Sicherungsgutes Immobilie betreiben.

252 Nach Eröffnung des Verfahrens greifen verschiedene Regelungen, welche schützen und helfen, den Praxisbetrieb zu sanieren. Gemäß **§ 80 InsO** steht dem **Insolvenzverwalter** die umfassende **Verwaltungsbefugnis** zu. Im Innenverhältnis bedarf der Insolvenzverwalter jedoch insbesondere zur Vornahme bedeutsamer Rechtshandlungen (§ 160 InsO) der Zustimmung des Gläubigerausschusses (bzw. der Gläubigerversammlung, falls ein solcher nicht bestellt ist). Exemplarisch für Regelungsalternativen sei an dieser Stelle die bereits oben angesprochene Möglichkeit der Kündigung bzw. Beendigung von Verträgen gemäß den §§ 103 ff. InsO oder die verkürzten Fristen bei Kündigung von Arbeitsverträgen genannt. Die Wahl der Nichterfüllung alter, wirtschaft-

---

64) Gottwald/*Uhlenbruck*/*Schmahl*, Insolvenzrechts-Handbuch, § 12 Rn. 3, 26.
65) Kübler/Prütting/Bork/*Pape*, InsO, § 21 Rn. 17, 21.

lich unter Umständen weniger vorteilhafter Verträge hat in manchem Insolvenzfall dazu geführt, dass neue und wirtschaftlich günstigere Leasingverträge über Apparate oder Mietverträge für Praxisräume und Inventar abgeschlossen werden konnten, während die Gläubiger aus „Altverträgen" über die Quote befriedigt wurden.

Die „Planinsolvenz" erfreut sich zunehmender Beliebtheit. Tatsächlich sind **253** Regelungen im Rahmen eines Insolvenz**plan**verfahrens in der Regel schneller und flexibler. Gerade in Arztfällen ist der Plan ein außergewöhnlich geeigneter Weg der schnellen Sanierung unter Erhalt der Praxis. Der Insolvenzplan ist praktisch die Fortentwicklung des in der (abgeschafften) Vergleichsordnung verankerten „*Zwangsvergleichs*". Er kann bereits wenige Wochen nach Insolvenzantragstellung zur Erledigung des Verfahrens und zur (teilweisen) Befriedigung der Gläubiger führen. Dass ein Plan, gar i. V. m. einer parallel laufenden Eigenverwaltung, einen positiven psychologischen Effekt für den betreffenden Arzt bildet, dürfte in Zukunft verstärkt Anlass werden, diesen Sanierungsweg zu gehen.

Praxishinweis:

Die Insolvenz bietet für eine Sanierung des Arztes und der Praxis sowie des Medizinischen Versorgungszentrums (MVZ) durchaus Vorteile und Sicherheit:

1. Anordnung von Sicherungsmaßnahmen durch das Insolvenzgericht im Vorverfahren; Beruhigung der Gläubiger, Steuerung der Praxis über Treuhandkonten, Anordnung eines Vollstreckungsverbots.

   Aber: Kein Vollstreckungsverbot für Grundpfandrechtsgläubiger.

2. Die Verwaltungs- und Verfügungsbefugnis geht mit Eröffnung des Verfahrens nach § 80 InsO auf den Insolvenzverwalter über; der Arzt/die Praxis bleibt „operativ tätig", das bietet Gewähr für geordnete Abläufe für alle Gläubiger.

3. Der Insolvenzverwalter kann auf laufende Verträge einwirken. Er kann durchaus wirtschaftlich unvorteilhafte Verträge der Arztpraxis ggf. durch neue Vereinbarungen mit Dienstleistern/Versorgern ersetzen (§§ 103 ff. InsO), Arbeitnehmer mit dreimonatiger Frist kündigen (§ 113 InsO), etc.

4. Rückschlagsperre (§ 88 InsO) und Anfechtungen (§§ 129 ff. InsO) dienen dazu, die Masse zu mehren und Sondervorteile einzelner Gläubiger zu neutralisieren, die vor Antragstellung eine Befriedigung oder Sicherung erreichen konnten.

5. Prinzipielle Gleichbehandlung aller Gläubiger durch Quotenbefriedigung.

6. Insolvenz bedeutet mehrere Sanierungswege, u. a. durch Übertragung der Praxis oder Einstellung des Verfahrens mit Zustimmung der Gläubiger; zudem besteht die Möglichkeit, das Verfahren durch Insolvenzplan (§§ 217 ff. InsO) relativ zügig abzuschließen und damit die Praxis und ihren Rechtsträger (saniert) zu erhalten.

II. Die Berufszulassung des Arztes nach Eröffnung des Insolvenzverfahrens

254 Jeder Arzt bedarf einer Lizenz, der sog. **Approbation,** § 2 Abs. 1 Bundesärzteordnung (BÄO). Die Approbation ist die Erlaubnis, als Arzt tätig zu werden. Zur Sicherung regelmäßiger Honorarzuflüsse ist der Arzt in der Regel bestrebt, an der vertragsärztlichen Versorgung teilnehmen zu können. Über die Approbation hinaus benötigt der Arzt somit eine **kassenärztliche Zulassung** i. S. d. § 18 Ärzte-Zulassungsverordnung (Ärzte-ZV), also die Zulassung zur Behandlung sozialversicherter Patienten. Mit der KV-Zulassung ist auch das Recht verbunden, Leistungen mit den Krankenkassen als Vertragsarzt abzurechnen. Auf dieser Basis wird der Arzt beruflich tätig und hat vor allem die Möglichkeit, für seine Behandlungsleistungen aus dem Vertrag nach §§ 630a ff. BGB eine Vergütung zu liquidieren. Dieses zeigt auch seine Abhängigkeit; der Entzug der kassenärztlichen Zulassung kommt in ihrer wirtschaftlichen Konsequenz dem Entzug der Approbation gleich. Denn etwa 90 % der Patienten sind (noch) gesetzlich versichert. Der Arzt, dem die Kassenzulassung entzogen wird, verliert damit auch den größten Teil seiner Einnahmen.[66]

255 Zur Erteilung der – einer KV-Zulassung vorgelagerten – Approbation bedarf es diverser fachlicher wie persönlicher Voraussetzungen. Wenn dem Antragsteller die Approbation gemäß § 3 Abs. 1 Satz 1 Nr. 2 BÄO erteilt werden soll, darf er sich nicht eines Verhaltens schuldig gemacht haben, aus dem sich seine Unwürdigkeit und Unzuverlässigkeit zur Ausübung des ärztlichen Berufes ergibt. Treten fehlende Eignung oder Unwürdigkeit nach Erteilung der Approbation ein, ist diese zu widerrufen, § 5 Abs. 2 Satz 1 BÄO. Die Vorschrift bietet einen Beurteilungsspielraum. Werden die Voraussetzungen aber als gegeben beurteilt, muss die Kammer handeln. In einem solchen Fall besteht kein Auswahlermessen hinsichtlich der zu ergreifenden Maßnahme. Die Approbation ist zu widerrufen.

256 Dabei fehlt der BÄO wie auch vergleichbaren Normen zur Ausübung anderer freier Berufe eine dem § 12 GewO entsprechende Regelung über die Fortführung der bisherigen beruflichen Tätigkeit im Insolvenzfall. Gemäß § 12 GewO finden Vorschriften, welche die Untersagung eines Gewerbes oder die Rücknahme oder den Widerruf einer Zulassung wegen Unzuverlässigkeit des Gewerbetreibenden, die auf ungeordnete Vermögensverhältnisse zurückzuführen ist, ermöglichen, insbesondere während eines Insolvenzverfahrens keine Anwendung in Bezug auf das Gewerbe, das zur Zeit des Antrags auf Eröffnung des Insolvenzverfahrens ausgeübt wurde. Anders als im Fall von Rechtsanwälten (§ 14 Abs. 2 Nr. 7 BRAO), Notaren (§ 50 Abs. 1 Nr. 6 BNotO), Wirtschaftsprüfern (§ 20 Abs. 1 Nr. 5 WPO) oder Steuerberatern (§ 46 Abs. 2 Nr. 4 StBerG)[67] ist im Fall eines in Vermögensverfall geratenen

---

66) *Großbölting*, NZS 2002, 525.

67) Zu vereinzelten Ausnahmen siehe BGH, NJW 2007, 2914; BGH, NJW 2005, 1944 (Rechtsanwalt); BVerfG NJW 2005, 3057 (Notar), BFHE 204, 563 (Steuerberater).

Arztes die Approbation nicht per se zu entziehen. Die **Privilegierung des Arztes** ergibt sich daraus, dass ihm keine Vermögensbetreuungspflichten obliegen, er somit zwar in einem Vertrauensverhältnis aktiv ist, dieses allerdings lediglich persönlich bzw. medizinisch geprägt ist.[68]

Konsequenterweise sind Vermögenslosigkeit oder Insolvenz des Arztes iso-   257
liert betrachtet **kein Grund**, von einer Berufsunwürdigkeit und damit der
zwangsweisen **Berufsversagung** auszugehen.[69] Anders ist es bei ergänzenden strafrechtlichen Verfehlungen im Zusammenhang mit dem Vermögensverfall. Diese rechtfertigen einen Widerruf bzw. das Ruhen der Approbation, wenn diesbezüglich ein rechtskräftiges Strafurteil oder ein rechtskräftiger Strafbefehl ergangen ist. Aus diesem dann dokumentierten Sachverhalt, muss sich die Unwürdigkeit oder Unzuverlässigkeit zur Ausübung des Berufs des Arztes ergeben.

Die Definition der **Unwürdigkeit** oder **Unzuverlässigkeit** klingt so einfach,   258
wie sie im konkreten Fall zu einem weiten Beurteilungsspielraum führen
kann: Das Verhalten des Arztes muss *„für jeden billig und gerecht Denkenden als Zerstörung der für die ärztliche Tätigkeit unverzichtbaren Vertrauensbasis erscheinen."* Es muss sich also um massive Verstöße gegen Verhaltensgrundsätze in der Gesellschaft und Normen des menschlichen Zusammenlebens handeln. Ein Strafurteil oder Strafbefehl ist in diesen Fällen indes nicht Voraussetzung für einen Entzug der Approbation. In entsprechend gelagerten Fällen kann ein Entzug auch schon vor Abschluss der Ermittlungen und des Strafverfahrens in Betracht kommen. Das richtet sich nach der Schwere der in Rede stehenden Verfehlung und der mit an Sicherheit grenzenden Wahrscheinlichkeit einer Bestrafung oder anderen in Grundrechte eingreifenden Sanktion. Um den Entzug der Approbation rechtzeitig und mit dem Ziel eines umfassenden Schutzes der Patienten gewährleisten zu können, hat die Staatsanwaltschaft ihre Ermittlungsergebnisse auch schon vor Abschluss des Ermittlungsverfahrens an den Zulassungsausschuss zu übersenden, damit dieser sachgerecht und zeitlich angemessen entscheiden kann, §§ 14 Abs. 1 Nr. 4, 13 Abs. 2 Satz 1 EGGVG i. V. m. Nr. 26 MiStra. Diese im Grunde vorzeitige Übersendung berufsrechtlich relevanter Sachverhalte erscheint geboten, um dem Zulassungsausschuss die Möglichkeit zu geben, mitunter größere Gefahren für Leib und Leben, konkret für das Wohl der zu behandelnden Patienten abzuwehren.[70]

Deutsche Verwaltungsgerichte beschäftigen sich immer wieder mit Fällen ver-   259
meintlich unwürdigen Verhaltens eines Arztes, welches unter Umständen den
Widerruf der Approbation rechtfertigen kann. Unwürdig für die Berufsausübung ist beispielsweise ein Arzt, der zahlreiche erhebliche, von seiner Tätig-

68) BFH, Urt. v. 30.4.2004 – VII R 56/03, DSTRE 2004, 1188, 1190.
69) MünchKomm-InsO/*Ott/Vuia*, § 80 Rn. 18; Uhlenbruck-InsO/*Uhlenbruck*, § 80 Rn. 23.
70) BSG, Urt. v. 9.4.2008 – B 6 KA 18/07 B = BeckRS 2008, 53511.

keit als Arzt untrennbare, Körperverletzungs- und Betrugsdelikte begangen hat.[71] Auch jahrelanger gewerbsmäßiger Betrug durch Fälschung technischer Aufzeichnungen begründet eine Unwürdigkeit.[72] Anders ist es mit Steuervergehen. Solche rechtfertigen einen Widerruf der ärztlichen Approbation nur im Falle schwerwiegenden, beharrlichen steuerlichen Fehlverhaltens. Denn derartige Delikte lassen nicht unmittelbar und nicht ohne Weiteres einen Rückschluss auf die berufliche Tätigkeit eines Arztes zu. Außerdem betreffen Sie nicht unbedingt das Wohlergehen der Patienten.[73]

Praxishinweis:

- Isoliert betrachtet sind Vermögenslosigkeit und Insolvenz kein Grund, dem Arzt die Approbation oder die kassenärztliche Zulassung zu entziehen.

- Ein solcher Entzug kommt allenfalls dann in Betracht, wenn weitere Umstände hinzutreten, die den Arzt als unzuverlässig oder unwürdig erscheinen lassen, den Beruf auszuüben (z. B. gravierende strafrechtliche Verfehlungen, wie fortgesetzte Steuerstraftaten oder Körperverletzungsdelikte).

III. Praxisfortführung und Sanierung in der Insolvenz

260   Die Insolvenzordnung bietet verschiedene Möglichkeiten, die Praxis des insolvent gewordenen Arztes bzw. die insolvent gewordene Gemeinschaftspraxis fortzuführen:

- Die Fortführung der Praxis durch den Insolvenzverwalter unter Mitwirkung des schuldnerischen Arztes.

- Die Eigenverwaltung durch den Schuldner unter der Aufsicht eines Sachwalters (§§ 270 ff. InsO).

- Das Insolvenzplanverfahren (§§ 217 ff. InsO) mit anschließender Sanierung des Arztes.

1. Praxisfortführung durch den Verwalter unter Mitwirkung des Arztes

261   Nach Eröffnung eines Insolvenzverfahrens geht die Verwaltungs- und Verfügungsbefugnis auf den **Insolvenzverwalter** über, auch, wenn dieser keine fachspezifische Ausbildung als Arzt hat, § 80 Abs. 1 InsO. Ebenso überträgt § 22 Abs. 1 Satz 1 InsO das Verwaltungs- und Verfügungsrecht auf den starken vorläufigen Insolvenzverwalter und überlässt ihm die persönliche Fortführung des vom Schuldner betriebenen Unternehmens. Relativ reibungslos

---

71) VGH Mannheim, NJW 2010, 692 = MedR 2010, 431; vgl. *Spickhoff*, NJW 2011, 1651 ff., 1652.

72) OVG Lüneburg, MedR 2010, 342 = BeckRS 2009, 38672; vgl. *Spickhoff*, NJW 2011, 1651 ff., 1652.

73) OVG Lüneburg, MedR 2010, 578 = BeckRS 2009, 42273; vgl. *Spickhoff*, NJW 2011, 1651 ff., 1652.

verläuft ein solcher Übergang bei einem gewerblichen Unternehmer.[74] Anders gestaltet sich die Lage bei der Fortführung einer Arztpraxis, weil, wie bereits dargestellt, die Ausübung der ärztlichen Tätigkeit zwingend eine entsprechende berufsspezifische Qualifikation erfordert (vgl. insbesondere § 2 Abs. 1 BÄO). Der mit dem Verfahren betraute Insolvenzverwalter besitzt eine solche in den meisten Fällen jedoch nicht.[75] Von einer Kollision beruflicher Zulassungsvoraussetzungen und dem Insolvenzrecht kann hier aber schon deshalb keine Rede sein, weil der Insolvenzverwalter in aller Regel nicht unter Hinnahme eines Verstoßes gegen das Berufsrecht als Arzt im eigentlichen Sinne tätig sein wird.[76] Es mangelt ihm nicht nur an entsprechender Fachkenntnis, sondern hauptsächlich am Vertrauen der Patienten. Daher kann der Insolvenzverwalter die Aufgaben der Organisation, Steuerung und Kontrolle der Praxis nur im Verbund mit dem Arzt erfüllen; jeder Teil übernimmt eben solche Aufgaben, die seiner Ausbildung, Kompetenz und Erfahrung entsprechen. Der Insolvenzverwalter organisiert die Praxis, regelt die maßgeblichen Geschäftsvorfälle, zieht Forderungen aus Behandlungsverträgen gemäß §§ 630a–630f BGB ein, zahlt Lieferantenrechnungen etc. Allein die originäre Behandlung der betreuten Patienten bleibt die Sache des betroffenen Arztes.[77] Seine Leistungen können durchaus vergütet werden, sei es im Rahmen eines explizit zu schließenden Dienstvertrags, sei es durch einen entsprechenden Unterhaltsanspruch aus der Masse. Einen solchen können die Gläubiger beschließen, § 100 InsO. Das geschieht in der Praxis durchaus, wobei die Gläubiger sich in der Regel von der Leistungsfähigkeit der Praxis sowie den im konkreten Fall erreichten Überschüssen aus Honoraren abzüglich Aufwendungen leiten lassen.

Dieses Zusammenwirken von Arzt und Insolvenzverwalter führt dazu, dass **262** dieser in gesteigertem Maße auf die **Kooperation des Arztes** angewiesen ist. Dabei liegt eine ordentliche Mitwirkung gerade im Interesse des Schuldners, besonders wenn er die Erteilung der Restschuldbefreiung anstrebt. Anderenfalls könnte diese ihm auf Antrag der Insolvenzgläubiger nach § 290 Abs. 1 Nr. 5 InsO oder nach §§ 296 Abs. 1 Satz 1 i. V. m. 295 Abs. 2 InsO versagt werden.[78] Nach § 97 Abs. 1 und Abs. 2 InsO ist der Schuldner dem Insolvenzverwalter gegenüber zur Mitwirkung und Auskunft sogar verpflichtet. Wie weit seine Mitwirkungs- und Auskunftspflichten reichen, steht hingegen auf einem anderen Blatt. Insbesondere hinsichtlich der ärztlichen Schweigepflicht nach § 9 MBO-Ä, deren Verletzung nach § 203 StGB unter Strafe gestellt ist, drängt sich die Frage auf, wie die kollidierenden Normen miteinan-

---

74) *Vallender*, NZI 2003, 530, 530.
75) Vgl. BFH, ZIP 1994, 1283, 1284, dazu EWiR 1994, 1003 *(Pape)*.
76) So aber *Grau*, Die Insolvenz des selbstständigen Freiberuflers aus der Sicht des Verwalters, S 53.
77) *Hess/Röpke*, NZI 2003, 233, 234; vgl. zur Fortführung Braun-InsO/*Bäuerle*, § 35 Rn. 70.
78) Vertiefend dazu *Vallender*, NZI 2003, 531, 531.

der in Einklang zu bringen sind. Nach der Rechtsprechung des BGH[79] werden bei einer nur eingeschränkten Preisgabe von Patientendaten, Rechte der betroffenen Patienten nicht unverhältnismäßig beeinträchtigt. Anderenfalls könnte der Insolvenzverwalter offene Honorarforderungen des Praxisinhabers gegen seine Patienten nicht mit Erfolg für die Masse geltend machen. Auch ist der Verwalter aufgrund seiner Bestellung ähnlichen Verschwiegenheitspflichten unterworfen wie der insolvente Schuldner.[80]

263 Der Arzt ist jedenfalls nicht verpflichtet, die Praxis unter der Aufsicht des Insolvenzverwalters weiterzuführen. Er kann durchaus als abhängig beschäftigter Arzt (beispielsweise in einem Krankenhaus oder in einem medizinischen Versorgungszentrum) tätig werden, zumal er auch nach Eintritt des Vermögensverfalls den Entzug seiner Berufszulassung im Regelfall nicht zu befürchten hat. Die aus der neuen Tätigkeit erwirtschafteten Einnahmen werden allerdings zur Masse gezogen.[81]

2. Exkurs: Fortführung einer Apotheke durch den Insolvenzverwalter?

264 Anders als in Fällen insolventer Ärzte ist in Fällen insolventer Apotheker eine Fortführung des Betriebs nach Eröffnung des Verfahrens durch den Insolvenzverwalter nicht möglich.[82] Würde eine Apotheke von einem Nicht-Apotheker (bspw. Rechtsanwalt/Insolvenzverwalter) ohne Erlaubnis betrieben, so hätte die zuständige Behörde die Apotheke zu schließen, § 5 ApoG. Die Behörde, somit das Gesundheitsamt, vertreten durch die/den Amtsapotheker/in schließt in der Regel sofort, womit der Betrieb stillgelegt ist.[83]

265 Denn Apotheken stellen die Arzneimittelversorgung der Bevölkerung sicher. Diese Aufgabe liegt im öffentlichen Interesse. Daher sind die Zulassungsvoraussetzungen hoch und im Einzelnen im Gesetz über das Apothekenwesen (Apothekengesetz – ApoG)[84] geregelt. Gemäß § 1 Abs. 2 ApoG benötigt der Betreiber einer Apotheke die Erlaubnis der zuständigen Behörde, somit des Gesundheitsamtes der Stadt, Gemeinde oder des Kreises bzw. der/des dortigen Amtsapothekerin/Amtsapothekers. Die Erlaubnis verpflichtet zur persönlichen Leitung der Apotheke in eigener Verantwortung, § 7 ApoG.[85]

---

79) BGHZ 141, 173 = ZIP 1999, 621 = NJW 1999, 1544, dazu EWiR 1999, 857 *(Johlke)*.
80) Vgl. BGHZ 141, 173, ZIP 1999, 621 = NJW 1999, 1544.
81) Uhlenbruck-InsO/*Uhlenbruck*, § 157 Rn. 16.
82) *Bunzel*, Insolvenz des Apothekers, S. 122.
83) *d'Avoine*, ZInsO 2015, 1725 ff.
84) Apothekengesetz in der Fassung der Bekanntmachung vom 15.10.1980 (BGBl. I S. 1993), das zuletzt durch Artikel 1 des Gesetzes vom 15.7.2013 (BGBl. I S. 2420) geändert worden ist, neugefasst durch Bekanntmachung vom 15.10.1980, 1993, zuletzt geändert durch Art. 1 des Gesetzes vom 15.7.2013, 2420.
85) *Lenger/Bauchowitz*, NZI 2015, 494, 498 mit Behandlung der Entscheidungen OVG Berlin, Beschl. v. 18.6.2002 – OVG 5 S 14.02; vgl. VG Berlin, Beschl. v. 7.6.2002.

Die Erlaubnis nach § 1 Abs. 3 ApoG ist personengebunden. Sie gilt nur für **266** den Apotheker, dem sie erteilt ist, und auch nur für die in der Erlaubnisurkunde bezeichneten Räume. Mit Eröffnung eines Insolvenzverfahrens über das Vermögen eines Apothekers geht die Verwaltungs- und Verfügungsbefugnis auf den Insolvenzverwalter über, § 80 InsO. Der Apotheker ist damit nicht mehr der betreibende Unternehmer. Der Insolvenzverwalter übernimmt dann zwar gemäß § 80 Abs. 1 InsO die Leitung der Apotheke in eigener Verantwortung. Er ist aber in der Regel Rechtsanwalt und/oder Steuerberater/Wirtschaftsprüfer, nicht aber approbierter Apotheker. Auch hat der Insolvenzverwalter nie eine Erlaubnis nach § 1 ApoG beantragt; er würde diese auch nicht erhalten, weil er im Regelfall nicht die deutsche Approbation als Apotheker nach § 2 Abs. 1 Nr. 3 ApoG besitzt. Das ApoG sieht auch keine Möglichkeit vor, wonach der Apotheker seine Erlaubnis nach § 1 ApoG auf den Insolvenzverwalter übertragen könnte. Die Verpachtung der Apotheke gemäß §§ 9,13 ApoG ist nur scheinbar eine Alternative. Denn die wirtschaftliche Verfügungsmacht geht mit Verpachtung an den Pächter, somit einen Dritten über, womit der Betrieb nicht mehr in der Vermögenssphäre des schuldnerischen Apothekers bzw. des Insolvenzverwalters liegt.

Wird eine Apotheke ohne Erlaubnis betrieben, so hat die zuständige Behörde **267** die Apotheke zu schließen, § 5 ApoG. Es handelt sich um eine „Muss-Vorschrift". Die Behörde, somit das Gesundheitsamt, vertreten durch den „Amtsapotheker", schließt in der Regel sofort, womit der Betrieb stillgelegt ist. Fraglich ist, ob und wie ein Insolvenzeröffnungsverfahren oder ein eröffnetes Insolvenzverfahren auf diese Amtspflicht wirkt. Problematisch ist der Sofortvollzug insbesondere in bereits vorbereiteten oder laufenden Sanierungsfällen – mit oder ohne „Schutzschirm nach § 270b InsO. Wenn konkrete Sanierungsmaßnahmen bereits eingeleitet sind und die Behörde mit Eröffnung eines Insolvenzverfahrens die Apotheke sofort schließt, werden alle vorherigen Bemühungen, Sanierungsschritte, Verkaufsbemühungen und Vorbereitungen auch für einen Insolvenzplan Makulatur. Dem Insolvenzverwalter wird praktisch die Grundlage für die Restrukturierung entzogen.

Gerade in Planfällen erscheint die sofortige Stilllegung der Apotheke vor- **268** schnell. Denn der Insolvenzplan wird in der Regel über Wochen entwickelt und existiert im Zeitpunkt der Eröffnung häufig bereits als konkreter Entwurf. Dieser ist meist mit den Beratern und zentralen Gläubigern abgestimmt. Über den Plan entscheidet die Gläubigerversammlung durchaus bereits etwa sechs bis zehn Wochen nach Eröffnung des Insolvenzverfahrens. Sollte die Behörde nach Eröffnung ohne Aufschub handeln und die Schließung der Apotheke sofort verfügen (was in sonstigen Fällen des Entfalls einer Erlaubnis der Fall ist), ist die Existenz des Apothekers Geschichte. Ist der Betrieb einmal stillgelegt, wird er – wenn überhaupt – nur mit dem marküblichen Verlust von Teilen der ehemaligen Stammkundschaft wieder aufgenommen werden können. Gerade Dauerpatienten pflegen ausgeprägte Bindung zu „ihrer" Apotheke. Die Zwangsstilllegung durchkreuzte damit Sanierungsbemühungen und macht den mitunter bereits vorverhandelten und annahmefähigen Insolvenzplan nutzlos.[86]

269 Das unbefristete Fortführungsverbot der Apotheke durch den Insolvenzverwalter erscheint im Licht des zum 1.3.2012 eingeführten ESUG kritisch. Der „Automatismus" Zwangsstilllegung ist jedenfalls keine „Erleichterung der Sanierung" und erschwert die Fortführung überlebensfähiger Apotheken. Daher erscheint im Insolvenzeröffnungsverfahren oder eröffneten Insolvenzverfahren der Sofortvollzug insbesondere in Fällen bereits vorbereiteter oder laufender Sanierungsfälle unverhältnismäßig.

270 Zur Betriebsfortführung nach Insolvenzverfahrenseröffnung kommt die Eigenverwaltung gemäß §§ 270 ff InsO oder die Verpachtung gemäß § 9 Abs. 1 Nr. 1 ApoG in Betracht. Daneben erscheint die temporäre Fortführung der Apotheke durch den Insolvenzverwalter im Verbund mit dem schuldnerischen Apotheker möglich.[87] Wegen der Besonderheiten im Fall einer Apotheke und mit Blick auf den Verkauf von Arzneimitteln und Medikamenten sollte der Betrieb durch den Insolvenzverwalter nur zeitlich begrenzt erfolgen. Die Frist von drei Monaten für die Vorlage eines Sanierungs- bzw. Insolvenzplans erscheint auch hier angemessen. Eine Verlängerung von max. *neun* weiteren Monaten auf max. *zwölf* Monate erscheint im begründeten Ausnahmefall denkbar.[88]

3. Die Eigenverwaltung durch den insolventen Arzt, die insolvente Praxis oder das insolvente Medizinische Versorgungszentrum (MVZ)

271 Entschließt sich der Insolvenzschuldner die Praxis fortzuführen, kommt die Eigenverwaltung nach den §§ 270–285 InsO in Betracht, soweit dadurch keine Verzögerungen oder sonstige Nachteile für die Gläubiger zu erwarten sind. § 270 InsO bestimmt, dass der Schuldner berechtigt ist, unter der **Aufsicht eines Sachwalters** die Insolvenzmasse zu verwalten und über sie zu verfügen, wenn das Insolvenzgericht in dem Beschluss über die Eröffnung des Insolvenzverfahrens die Eigenverwaltung anordnet. § 270 Abs. 2 InsO verlangt für die Anordnung der Eigenverwaltung, dass

• sie [die Eigenverwaltung] vom Schuldner beantragt worden ist und

• keine Umstände bekannt sind, die erwarten lassen, dass die Anordnung zu Nachteilen für die Gläubiger führen wird.

272 Umstritten ist, wann ein „Nachteil" für die Gläubiger vorliegt, welcher der Anordnung einer Eigenverwaltung entgegenstünde.

---

86) *d'Avoine*, ZInsO 2015, 1725 ff.
87) *Bunzel*, Insolvenz des Apothekers, S. 126 ff., 186 m. w. N.
88) *d'Avoine*, ZInsO 2015, 1725 ff.

Das unbestimmte Tatbestandsmerkmal „Nachteil" in § 270 Abs. 1 Nr. 273
2 InsO ist weit und in einem die gesamte Interessen aller Verfahrensbeteiligten umfassenden Sinn auszulegen. „Nachteil für Gläubiger" bedeutet also die Gefährdung der Interessen der Gläubiger.[89] Exemplarisch seien folgende relevante Umstände bzw. Faktoren genannt, die für oder gegen die Anordnung einer Eigenverwaltung sprechen können:

a) Verzögerung des Verfahrens, Erschwerung der Verfahrensabwicklung.

b) Gefährdung der Interessen aller Gläubigergruppen.

c) Verstoß gegen gesetzliche Vorschriften während des Eröffnungsverfahrens.

d) Zuverlässigkeit des Schuldners (auch mit Blick auf Verfehlungen des Schuldners aus der Zeit vor Antragstellung, strafrechtlich relevantes Handeln in der Vergangenheit usw.).

e) Kompetenz des Schuldners.

f) Nachteilige Veränderung der Vermögenslage und Quotenerwartung der Gläubiger als Kriterium?

g) Ablehnung der Eigenverwaltung bei einzelnen Akteuren auf Schuldnerseite.

h) Ablehnung/Unterstützung der Eigenverwaltung bei wesentlichen Stakeholdern.

i) Ablehnung der Eigenverwaltung bei wesentlichen Gläubigern.[90]

Für den Schuldner scheint die Eigenverwaltung bei vordergründiger Betrach- 274
tung durchaus ansprechend. Denn anders als bei einer Praxisfortführung durch den Insolvenzverwalter verbleibt hier die Verwaltungs- und Verfügungsbefugnis beim Praxisinhaber, dem Schuldner. Anstelle des Insolvenzverwalters wird ein Sachwalter nach den §§ 274 f., 280 InsO bestellt, der weniger Regulierungsfunktionen als Überwachungsaufgaben hat. Auch der Patientenstamm bleibt dem Schuldner erhalten, ohne dass er einen Praxisverkauf entgegen seinem Willen hinzunehmen hätte. Parallel zur Anordnung der Eigenverwaltung und zur Bestellung eines (vorläufigen) Sachwalters kann das Insolvenzgericht per Beschluss ein Vollstreckungsverbot und/oder einen Zustimmungsvorbehalt zugunsten des Sachwalters beschließen. Das ist eine Frage des Einzelfalls, dürfte sich aber in laufenden Praxisbetrieben mit offenen überfälligen Forderungen in vorgerückten Mahnstufen empfehlen.

Das am 1.3.2012 in Kraft getretene Gesetz zur Erleichterung der Sanierung 275
von Unternehmen (ESUG) stärkt sowohl die Eigenverwaltung durch den

---

89) MünchKomm-InsO/*Tetzlaff*, § 270 Rn. 47 ff.
90) MünchKomm-InsO/*Tetzlaff*, § 270 Rn. 47 ff.

Schuldner als auch den Einfluss der Gläubiger. Eines der Mittel ist der seinerzeit neu eingeführte § 270a InsO (Eröffnungsverfahren). Ist der Antrag des Schuldners auf **Eigenverwaltung** nicht offensichtlich aussichtslos, so soll das Gericht im Eröffnungsverfahren davon absehen, dem Schuldner ein allgemeines Verfügungsverbot aufzuerlegen oder anzuordnen, dass alle Verfügungen des Schuldners nur mit Zustimmung eines vorläufigen Insolvenzverwalters wirksam sind. Anstelle des vorläufigen Insolvenzverwalters wird in diesem Fall ein vorläufiger Sachwalter bestellt, auf den die §§ 274 und 275 InsO entsprechend anzuwenden sind. Zusätzlich wird durch die Möglichkeit eines Schutzschirmverfahrens nach § 270b InsO der Anreiz für den Unternehmer geschaffen, sich möglichst frühzeitig in der Krise zu offenbaren und unter gerichtlichem Schutz und unter der Aufsicht der Gläubiger zu einem Zeitpunkt eine Sanierung zu versuchen, in der das Unternehmen noch nicht vollständig ausgezehrt ist.

276 Die Eigenverwaltung kann in Sanierungsfällen – mit und ohne Insolvenzplan, § 218 Abs. 1 Satz 2 InsO – ein durchaus sinnvolles Instrument sein. Zentrale Aufgabe und „Spielregel" bei der Eigenverwaltung ist die frühzeitige Abstimmung mit den Gläubigern. Letztere müssen diesen Sanierungsweg mitgehen und das Management unterstützen. Es mag Fälle geben, in denen die Eigenverwaltung nur mit einem anderen Berufsträger, also Arzt funktioniert. Umgekehrt kann es Situationen geben, in denen gerade die alte Geschäftsleitung und der bisherige Berufsträger die notwendigen Kontakte und Verbindungen hat und ein Wechsel falsch wäre.

277 Das Insolvenzgericht muss die Eigenverwaltung beschließen. Lehnt das Gericht den Antrag ab, so kann die Gläubigerversammlung gemäß § 271 InsO vom Gericht die Anordnung der Eigenverwaltung mit bindender Wirkung verlangen. Andererseits ist eine vom Gericht angeordnete Eigenverwaltung aufzuheben, wenn die Gläubigerversammlung dieses beantragt, § 272 Abs. 1 Nr. 1 InsO. Ein Rechtsmittel gibt es weder gegen die Anordnung der Eigenverwaltung noch gegen deren Ablehnung. Auch können die Gläubiger nicht analog § 34 Abs. 1 InsO die gerichtliche Anordnung der Eigenverwaltung anfechten.

278 Eine Besonderheit besteht bei § 18 InsO und dem Insolvenzgrund der „drohenden Zahlungsunfähigkeit", wenn es tatsächlich keinen nach §§ 17, 19 InsO relevanten Insolvenztatbestand – Zahlungsunfähigkeit oder Überschuldung – gibt. Bei nur drohender Zahlungsunfähigkeit muss das Gericht Rücksicht auf die schutzwürdigen Belange des Antragstellers nehmen. Wenn das Gericht meint, die Voraussetzungen für die Anordnung der Eigenverwaltung lägen nicht vor, muss es dieses ausreichend begründen. Es muss vor allem den Antragsteller, somit den Geschäftsführer oder Berufsträger, anhören und ihm Gelegenheit geben, Stellung zu nehmen, auf die Eigenverwaltung zu verzichten oder den Insolvenzantrag zurückzunehmen.

Der Arzt oder Unternehmer (bzw. OHG/GmbH/GmbH & Co. KG/AG) **279**
behält die Verwaltungs- und Verfügungsbefugnis über das Vermögen. Die
weitere Fortführung des Unternehmens erfolgt unter der Aufsicht des Sachwalters. Der Unternehmer bzw. Arzt soll Verbindlichkeiten, die nicht zum
gewöhnlichen Geschäftsverkehr gehören, nur mit Zustimmung des Sachwalters eingehen, § 275 Abs. 1 Satz 1 InsO. In der Praxis empfiehlt sich die Be-
antragung einer Einzelermächtigung durch das Amtsgericht (Insolvenzgericht)
mit dem Inhalt, dass der insolvente Arzt berechtigt wird, „Masseverbindlichkeiten" zu begründen. Diese gerichtliche Ermächtigung versetzt ihn bzw. die
Praxis in die Lage, medizinische Behandlungen durchzuführen und gleichzeitig die Erfüllung der daraus erwachsenden finanziellen Verpflichtungen via
Treuhandkonten zu garantieren. Ohne eine solche Ermächtigung im Vorverfahren liefen die Geschäftspartner sonst u. U. Gefahr, für im Vorverfahren
erbrachte Leistungen nach Eröffnung aus der dann vorhandenen Masse nicht
bezahlt zu werden. Zu betonen ist in diesem Zusammenhang, dass unmittelbare Austauschgeschäfte keiner gerichtlichen Ermächtigung bedürfen. Denn
der Lieferant erhält vom schuldnerischen Arzt umgehend, spätestens binnen
Monatsfrist, die Gegenleistung, also beispielsweise den Werklohn für die be-
stellte Arbeit oder den Kaufpreis für die gelieferten Behandlungsmittel. Beim
direkten Austausch werden eben keine Schulden begründet, die später „Masseverbindlichkeiten" sein könnten. Solche „Bargeschäfte" sind konsequenterweise gemäß § 142 InsO neutral und können ohne rechtliche Beanstandung
(Anfechtung) durchgeführt werden.

Die Aufsicht des Sachwalters in der Eigenverwaltung ist umfassend und nicht **280**
beschränkt. Die Entscheidungen trifft indes weiter der Unternehmer bzw.
Arzt. Gewöhnliche Verbindlichkeiten soll Letzterer jedenfalls nicht eingehen,
wenn der Sachwalter widerspricht (§ 275 Abs. 1 Satz 2 InsO). Der Unternehmer bzw. Arzt hat in der Eigenverwaltung die Rechte nach §§ 103–128 InsO
i. V. m. § 279 Satz 1 InsO. Besondere Schärfe bekommt das Erfüllungswahlrecht gemäß § 103 InsO und das Sonderkündigungsrecht des § 113 InsO.
Die Befugnisse aus §§ 120, 122, 126 InsO kann der Unternehmer bzw. Arzt
aber nur mit Zustimmung des Sachwalters ausüben, § 279 Satz 3 InsO. Im
Übrigen bleibt es bei der Verpflichtung der internen Rechnungslegung gegenüber den Verfahrensbeteiligten als auch der externen Rechnungslegung
nach Handels- und Steuerrecht gemäß § 281 InsO. Verkaufsgeschäfte und
Desinvests bleiben möglich. Der Unternehmer bzw. Arzt kann Gegenstände
verkaufen, auch solche, an denen ein „Absonderungsrecht" besteht. Damit
können auch Sachen im Sicherungseigentum Dritter (i. d. R. Darlehensgeber,
Bank) in der Eigenverwaltung nach Maßgabe von § 282 InsO verwertet werden.

Der Sachwalter hat in der Eigenverwaltung stets und weiter ein „Zugriffsrecht". **281**
Er kann jederzeit alle Geschäftsvorfälle einsehen und kontrollieren. Der Sachwalter kann auch die Übertragung des Zahlungsverkehrs auf sich verlangen,
§ 275 Abs. 2 InsO, und sich damit in die Position des CFO (Finanzvorstan-
des) setzen. Der Sachwalter ist in der Praxis meist Rechtsanwalt; er ist allein

für die Durchsetzung von Haftungsansprüchen nach §§ 92, 93 InsO zuständig, wozu er regelmäßig auch die Kompetenz hat. Er allein muss ggf. unberechtigte Vermögensverschiebungen nach §§ 129 ff. InsO anfechten, § 280 InsO.

282 Der Arzt bzw. der Geschäftsführer einer Arztpraxis regelt in der Eigenverwaltung das Tagesgeschäft. Sie müssen aber – wie der Insolvenzverwalter nach § 160 InsO – die Zustimmung eines Gläubigerausschusses oder der Gläubigerversammlung einholen, wenn sie Rechtshandlungen vornehmen wollen, die für das Insolvenzverfahren von besonderer Bedeutung sind, § 276 InsO. Die genannten Beschränkungen wirken grundsätzlich nur intern. Das Insolvenzgericht kann aber nach § 277 InsO anordnen, dass bestimmte Geschäfte nur mit Zustimmung des Sachwalters wirksam sind.

283 Im Innenverhältnis bleibt es bei der bisherigen „internen Verfassung" der Gesellschaft. Damit wirkt auch die bisherige Kompetenzverteilung fort.

284 Die Eigenverwaltung polarisiert. Sie „verschont" den Schuldner von der Aufmerksamkeit eines regulären Insolvenzverfahrens. Denn mit der Insolvenzeröffnung lässt sich ein Imageverlust des betroffenen Praxisinhabers kaum vermeiden.[91] Bei Eigenverwaltung wird dem eigenverwaltenden Schuldner ein hohes Maß an Selbstdisziplin abverlangt, um dem Gläubigerinteresse an größtmöglicher Masseverwertung Rechnung zu tragen. Abgesehen davon bedeutet Eigenverwaltung durch den schuldnerischen Arzt immer auch ein latentes Risiko für die von ihm selbst verwalteten Werte und die Praxis, was zu substantiellen „Nachteilen" für die Gläubiger führen kann. Um dieses zu vermeiden und eine Gewähr für einen Erhalt der Praxis mit allen Werten zu erreichen, ist dem schuldnerischen Arzt ein Sanierungsprofi an die Seite zu stellen. Das ist in der Regel ein ausgewiesener Sanierungsexperte als CRO (Chief Restructering Officer) oder erfahrener Insolvenzverwalter. Fälle großer Regelinsolvenzen (Babcock Borsig, Ihr Platz, Arcandor, Strauss Innovation u. a.) haben gezeigt, dass ergänzt um einen Sanierungsgeschäftsführer Eigenverwaltungen durchaus zu einem Sanierungserfolg führen können. Das gilt auch für Arztpraxen, wenngleich deren Struktur eher kleiner ist und die Kosten für den zusätzlichen CRO aus den Überschüssen aufgebracht werden müssen.

4. Das Insolvenzplanverfahren (§§ 217 ff. InsO) – Ablaufschema

285 Als Instrument einer effektiven Sanierungsmöglichkeit startete 1999 das Insolvenzplanverfahren in der neuen InsO. Mit Einführung des ESUG werden verstärkt Insolvenzpläne initiiert und auch erfolgreich umgesetzt.

---

91) Vgl. zum Ganzen, *Kluth*, NJW 2002, 186, 187; *Hess/Röpke*, NZI 2003, 233, 235.

Kernprinzipien eines jeden Plans: 286

- Definition des Ziels des Plans – Liquidation/Fortführung der Praxis

- Grundsatz der Gleichbehandlung der Gläubiger, wenn vergleichbar.

- Abstimmung in den jeweiligen Gruppen, dort nach Köpfen und Summen.

- Minderheitenschutz auch im Planverfahren.

- Obstruktionsverbot, Verbot der Durchsetzung von Singularinteressen.

Die in den §§ 217 ff. InsO normierten Werkzeuge des Insolvenzplanverfah- 287
rens (früher konkursbeendender Zwangsvergleich) wurden weniger oft eingesetzt, als es bei Einführung der Insolvenzordnung vermutet worden war. Der
Gesetzgeber hatte sich mit der Einführung des Rechtsinstituts zum Ziel gesetzt, einen Großteil der Insolvenzabwicklung aus öffentlicher Hand in die
private zu verlagern. Angestrebt war eine autonome und einvernehmliche Be-
wältigung der Insolvenz durch Schuldner und Gläubiger.[92] Den Gläubigern
und wirtschaftlich Betroffenen sollte ein weiter Spielraum gewährt werden,
um ökonomisch bestmögliche Verwertungsentscheidungen treffen zu können.[93] Dabei ist der Insolvenzplan in § 1 Satz 1 InsO ausdrücklich als gleich-
wertiges Instrument zur Realisierung der Gläubigerbefriedigung benannt.
Zwar führt der Insolvenzplan inkl. Überwachung seiner Erfüllung durch den
Verwalter in der Regel zur Erhöhung der Vergütungssätze, weil die Erstel-
lung, Moderation und Begleitung im weiteren Verfahren eine besondere Er-
schwernis gegenüber dem Normalverfahren darstellt (§§ 3 Abs. 1 Ziff. e, 6
InsVV). Gleichwohl bringt er in der Praxis trotz höherer Verfahrenskosten
meist eine Quotenverbesserung.

Ein Plan gliedert sich wie folgt, wobei Ergänzungen der Gliederung möglich 288
und im konkreten Fall auch notwendig sein können:[94]

1. Darstellender Teil

2. Gestaltender Teil

3. Zusammenfassung des wesentlichen Inhalts, § 235 InsO

4. Anlagen

---

92) BT-Drucks. 12/2443 S. 90.
93) Beck/Depré-*Exner*/*Beck*, Praxis der Insolvenz, § 43 Rn. 3.
94) Zur Prüfungskompetenz des Gerichts und Regeln der Gruppenbildung BGH, Beschl.
    v. 7.5.2015 – IX ZB 75/14, ZIP 2015, 1346 ff., dazu EWiR 2015, 483 *(Spliedt)*.

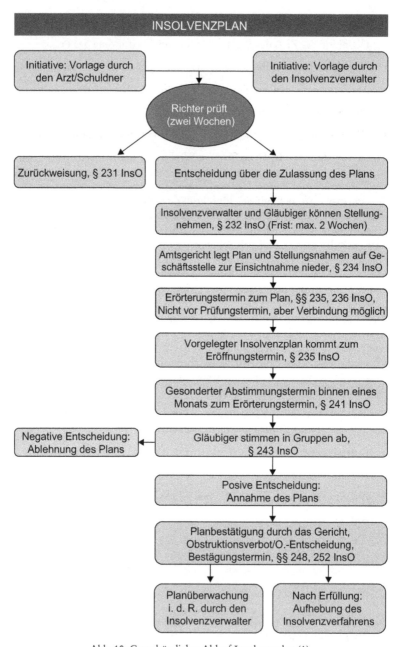

Abb. 10: Grundsätzlicher Ablauf Insolvenzplan (1)

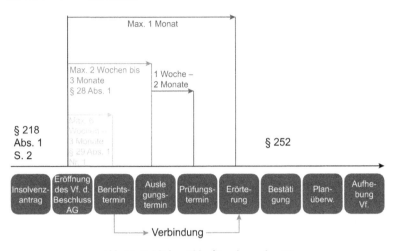

Abb. 11: Zeitlicher Ablauf Insolvenzplan (2)

a) Initiativrecht zur Vorlage eines Insolvenzplans durch den Verwalter und Arzt

Zur Vorlage eines Insolvenzplans an das Insolvenzgericht sind lediglich der **289** Insolvenzverwalter und der **Schuldner** berechtigt (§ 218 Abs. 1 InsO). Der Arzt kann und sollte daher spätestens mit Insolvenzantrag aktiv werden und „seinen" Plan entwickeln. Das bedeutet konkret einen – durchaus individuellen und progressiven – Vorschlag zur Einigung mit seinen Gläubigern, ggf. unterteilt nach Gruppen.[95] Den Gläubigern steht nur die Möglichkeit offen, den Verwalter mit der Ausarbeitung des Insolvenzplans zu beauftragen (218 Abs. 2 InsO). So kann der Verwalter den Plan aus Eigeninitiative unter beratender Mitwirkung des Gläubigerausschusses (§ 218 Abs. 1, 3 InsO) oder im Auftrag der Gläubigerversammlung (§ 157 Satz 2 InsO i. V. m. § 218 Abs. 2 InsO) vorlegen.

In der Praxis wird der Insolvenzplan eher als ein Instrument des Schuldners **290** als des Verwalters angesehen.[96] § 218 Abs. 1 Satz 2 InsO ermöglicht dem Schuldner, seinen Antrag auf Eröffnung des Insolvenzverfahrens schon bei Einreichung mit einem Entwurf, somit einer Planvorlage zu verbinden (sog. **Prepackaged Plan**).[97] Ebenfalls zulässig ist eine Kopplung des Insolvenzantrags mit dem Antrag auf Eigenverwaltung gemäß § 270 InsO.[98] Hier hat

---

95) Zu Regeln der Gruppenbildung BGH, Beschl. v. 7.5.2015 – IX ZB 75/14, ZIP 2015, 1346 ff.
96) Beck/Depré-*Exner/Beck*, Praxis der Insolvenz, § 43 Rn. 60.
97) Braun-InsO/*Frank*, Vor § 217 Rn. 19, § 218 Rn. 17; Beck/Depré-*Exner/Beck*, Praxis der Insolvenz, § 43 Rn. 60.
98) BT-Drucks. 12/2443 S. 90, Der Insolvenzplan, Rn. 204.

der schuldnerische Arzt gegenüber dem Verwalter einen erheblichen Zeit-sowie einen strategischen Handlungsvorteil, wenn er den Insolvenzplan mit dem Antrag auf Verfahrenseröffnung verbindet.[99] Die Planerstellung durch den Verwalter folgt zwangsläufig zeitlich nach. Sie birgt neben einem nicht unerheblichen Zeitaufwand auch Haftungsrisiken und belastet nicht zuletzt die Masse.[100] Andererseits wird ein vom Schuldner vorgelegter Plan bei den Gläubigern nicht auf die gleiche Akzeptanz stoßen wie der des Verwalters.[101] Dem Arzt ist daher zu raten, seine „Ideen" frühzeitig mit dem Verwalter zu erörtern und idealerweise zusammen mit dem Verwalter einen Plan zu entwerfen, welchen der Verwalter dann als positiv gegenüber den Gläubigern präsentiert.

b) Gerichtliche Vorprüfung des Planentwurfs

291 Das zuständige Insolvenzgericht prüft den vorgelegten Plan sodann von Amts wegen auf die Einhaltung der gesetzlichen Vorschriften, insbesondere solcher über das Initiativrecht (§ 218 InsO) und den Planinhalt (§§ 219–230 InsO) einschließlich seiner notwendigen Gliederung (§§ 220, 221 InsO) sowie der notwendigen Anlagen (§§ 229, 230 InsO). Das Gericht untersucht der Plan umfassend auch nach Zweckmäßigkeit. Es prüft unter Berücksichtigung sämtlicher rechtlicher Gesichtspunkte, ob die gesetzlichen Bestimmungen über das Vorlagerecht und den Inhalt des Plans beachtet sind. Dabei hat es nicht nur offensichtliche Rechtsfehler zu beanstanden. Es analysiert die Gruppenbildung und kritisiert ggf. auch Präklusionsregeln.[102] Das Gericht muss indes nicht prüfen, ob eine abweichende inhaltliche Ausgestaltung des Insolvenzplans zu einer besseren Gläubigerbefriedigung führen würde. Bei einem vom Schuldner vorgelegten Plan erweitert sich die gerichtliche Vorprüfung aber dahingehend, ob dieser offensichtlich keine Aussicht auf Annahme durch die Beteiligten oder auf Bestätigung durch das Gericht hat (§ 231 Abs. 1 Nr. 2 InsO) oder ob die Ansprüche, die den Beteiligten nach dem gestaltenden Teil eines vom Schuldner vorgelegten Plans zustehen, offensichtlich nicht erfüllt werden können (§ 231 Abs. 1 Nr. 3 InsO). Das Insolvenzgericht stellt durchaus Rückfragen zu den initiierten Regelungen und problematisiert einzelne Bausteine des eingereichten Insolvenzplans. Der Planverfasser hat sich mit den Fragen und Hinweisen zu befassen und diese zu klären oder in geeigneter Form zu beantworten. Ggf. werden Anpassungen oder Korrekturen des Entwurfs notwendig. Letztere sollte der Verfasser vornehmen und einen verbesserten Insolvenzplan bei Gericht einreichen.

---

99) MünchKomm-InsO/*Eidenmüller*, § 218 Rn. 65; Beck/Depré-*Exner/Beck*, Praxis der Insolvenz, § 43 Rn. 62.

100) Vgl. *Smid/Rattunde/Martini*, Der Insolvenzplan, Rn. 127.

101) MünchKomm-InsO/*Eidenmüller*, § 218 Rn. 12.

102) BGH, Beschl. v. 7.5.2015 – IX ZB 75/14, ZIP 2015, 1346 ff.

Liegt nach Ansicht des Gerichts keiner der Zurückweisungsgründe vor, wird   292
der Insolvenzplan zum Verfahren zugelassen und der Plan zur **Stellungnahme**
an die in § 232 InsO genannten Beteiligten übermittelt. Danach ist der Plan
mit seinen Anlagen und den eingegangenen Stellungnahmen in der Geschäftsstelle zur Einsicht der Beteiligten niederzulegen (§ 234 InsO). Hierdurch wird
sichergestellt, dass die Beteiligten sich auf den Erörterungs- und Abstimmungstermin vorbereiten können.[103]

Wird der Plan zurückgewiesen, wird das Insolvenzverfahren nach den gesetz-   293
lichen Regelungen der InsO fortgesetzt. Die Planverfasser sollten es möglichst
nicht dazu kommen lassen; es empfiehlt sich die vorherige Besprechung des
(nicht vorgelegten) Entwurfs mit dem zuständigen Richter. Sodann mag ein
konsensfähiger Plan eingereicht werden. Die Einhaltung der gesetzlichen Vorschriften im Rahmen der Planvorlage ist somit grundlegend für den weiteren
Gang des Insolvenzverfahrens. Statthafter Rechtsbehelf gegen die Zurück-
weisung ist die sofortige Beschwerde.[104]

c) Planinhalt – Darstellender und gestaltender Teil des Insolvenzplans gemäß §§ 219 ff. InsO

Gemäß § 219 InsO besteht der Insolvenzplan aus einem darstellenden und   294
einem gestaltenden Teil. Im **darstellenden Teil** des Insolvenzplans soll neben
einer Darstellung der rechtlichen, tatsächlichen und wirtschaftlichen Verhältnisse des Schuldners gemäß § 220 InsO beschrieben werden, welche Maßnahmen nach der Eröffnung des Insolvenzverfahrens getroffen worden sind oder
noch getroffen werden sollen. Dort sollten auch die Grundlagen für die ge-
plante Gestaltung der Rechte der Beteiligten dargestellt werden. Darüber hinaus
sollen hier alle sonstigen Angaben zu den Grundlagen und den Auswirkungen des Plans enthalten sein, die für die Entscheidung der Beteiligten über
die Zustimmung zum Plan und für dessen gerichtliche Bestätigung erheblich
sind. Hier finden sich Dokumentationen und Erläuterungen zur Sach- und
Rechtslage sowie deren Entwicklung nach Eröffnung des Verfahrens unter der
Leitung des Insolvenzverwalters. Diese Darstellung ist Aufgabe des Planver-
fassers und liegt im Eigeninteresse des Arztes. Der darstellende Teil hat den
Zweck, sämtliche Beteiligten, insbesondere die Gläubiger, und das Insolvenzgericht darüber zu informieren, wie das im Insolvenzplan niedergelegte Ziel
erreicht werden soll.[105]

In der Praxis existieren sowohl Liquidations- als auch Übertragungs- und   295
Fortführungspläne. Die Zielsetzung des Insolvenzplans und damit auch des-

---

103) Beck/Depré-*Exner/Beck*, Praxis der Insolvenz, § 43 Rn. 73.
104) Beck/Depré-*Exner/Beck*, Praxis der Insolvenz, § 43 Rn. 71.
105) Nerlich/Römermann/*Braun*, InsO, Vor § 217 Rn. 199 ff.

sen Inhalt differieren, je nachdem, ob ein Liquidationsplan, ein Übertragungsplan oder ein Fortführungsplan vorgelegt wird.[106] So bedarf es bei einem Liquidationsplan keiner Darstellung der Ursachen der Insolvenz; anders im darstellenden Teil eines Fortführungsplans, der zusätzlich die Durchführung einer Unternehmensanalyse und etwaige Sanierungsmaßnahmen enthalten muss.[107] Kein Beteiligter darf durch den Plan schlechter gestellt werden, als er ohne den Plan, d. h. über eine Abwicklung nach dem Regelinsolvenzverfahren, stünde.[108] Insofern obliegt es dem Planverfasser, zusammen mit dem Plan eine Vergleichsrechnung zur voraussichtlichen Befriedigung der Gläubiger mit und ohne Insolvenzplan zu liefern.

296 Die Beteiligten sollen die Erfolgsaussichten der im Insolvenzplan dargestellten Maßnahmen auf Grundlage des darstellenden Teils prüfen und abschätzen können.[109] Einzubeziehen sind ferner eine Insolvenzeröffnungsbilanz bzw. ein Vermögensstatus, ein Gläubiger- und Schuldnerverzeichnis, ein Verzeichnis des wesentlichen Anlage- und Umlaufvermögens und eine Darstellung der rechtlichen, tatsächlichen und wirtschaftlichen Verhältnisse des Schuldners vor und nach Antragstellung sowie Eröffnung des Verfahrens.[110] Auch die notwendigen betriebswirtschaftlichen Berechnungen bedürfen einer klaren Erläuterung. Elementar für einen nachvollziehbaren Plan sind zudem die Darstellung der vom Verwalter begründeten Verbindlichkeiten (§ 55 Abs. 1 Nr. 1 InsO) sowie die Erläuterungen zu einem eventuellen Sozialplan (§ 123 Abs. 2 InsO). Insgesamt liefert der gestaltende Plan also ein umfassendes Bild des Unternehmens bzw. des Schuldners in der Insolvenz mit seinen Chancen, Risiken und mitunter Hoffnungen auf Sanierung und Rückkehr in geordnete Verhältnisse.

297 Gestaltung heißt Eingriff in Gläubigerrechte und Mitwirken bei der (hoffentlich erfolgreicheren) Zukunft zugleich. Im **gestaltenden Teil** des Insolvenzplans wird für und gegen die Banken, Darlehensgeber, Versicherungen, Finanzamt, Sozialversicherungsträger und alle anderen Gläubiger der Plan zum Instrument für die Sanierung. Nach § 221 InsO wird hier festgelegt, wie die Rechtsstellung der Beteiligten durch den Plan geändert werden soll. In diesem Teil finden sich Eingriffe, Maßnahmen und Regelungen zur Behandlung der Forderungen aus den Behandlungsverträgen nach § 630a BGB sowie zum Bestand des Unternehmens. Es geht um die Umsetzung der im darstellenden Teil getroffenen Zielsetzungen.[111] Die Erläuterungen im gestaltenden Teil müssen klar und hinreichend bestimmt sein. Der Arzt muss verdeutlichen,

---

106) *Gogger*, Insolvenzgläubiger-Handbuch, § 2 Rn. 483.
107) *Gogger*, Insolvenzgläubiger-Handbuch, § 2 Rn. 485.
108) Uhlenbruck-InsO/*Maus*, § 220 Rn. 4; Beck/Depré-*Exner*/*Beck*, Praxis der Insolvenz, § 43 Rn. 73.
109) *Pape*, Gläubigerbeteiligung im Insolvenzverfahren, Rn. 349, 350.
110) Vgl. *Smid*/*Rattunde*/*Martini*, Der Insolvenzplan, Rn. 274.
111) Beck/Depré-*Exner*/*Beck*, Praxis der Insolvenz, § 43 Rn. 20.

welcher seiner Gläubiger wie beteiligt wird und mit welcher Verzichts- und Erfüllungsquote er zu rechnen hat, wenn der Plan angenommen wird. Denn mit der Rechtskraft der Bestätigung des Insolvenzplans treten die im gestaltenden Teil festgelegten Regelungen für und gegen alle Beteiligten ein (§ 254 Abs. 1 InsO) und können auch gegen den Schuldner vollstreckt werden (§ 257 InsO). Gemäß § 228 InsO können bei sachenrechtlichen Änderungen die erforderlichen Willenserklärungen der Beteiligten in den gestaltenden Teil des Insolvenzplans aufgenommen werden.[112] Nicht zulässig sind vom Regelverfahren abweichende Bestimmungen, die zum Nachteil der Aussonderungsberechtigten gereichen.

Der gestaltende Teil kann z. B. die Übertragung der Praxis auf einen Erwer- **298** ber vorsehen, eine bestimmte Quote für die Gläubiger, die der Arzt mittels Dritter finanziert, eine ratierliche Rückführung der Altverbindlichkeiten bis zu einem Sockelbetrag, einen Teilverzicht gegen Besserungsschein und vieles mehr. Da gemäß § 227 Abs. 1 InsO der schuldnerische Arzt, wenn im Insolvenzplan nichts anderes bestimmt ist, mit der im gestaltenden Teil vorgesehenen Befriedigung der Insolvenzgläubiger von seinen restlichen Verbindlichkeiten gegenüber diesen Gläubigern befreit wird, besteht für Dritte, i. d. R. für die finanzierende Bank kein erhöhtes Risiko.[113] Entscheidend ist die Quotenverbesserung im Vergleich zur Liquidation, ein in der Praxis nicht zu unterschätzender Baustein jeder erfolgreichen Planverwirklichung.

d) Chancen des Insolvenzplanverfahrens – Abgrenzung zum Regelverfahren

Aufgrund der mit den Gläubigern zu treffenden Vereinbarungen sind durch- **299** aus auch **außergewöhnliche Regelungen** möglich. Hier kann und sollte der Arzt kreativ sein. Gesetzlich vorgeschrieben, sachgerecht und ausgewogen erscheinen wenigstens isolierte Gruppen für die absonderungsberechtigten Gläubiger, die einfachen Gläubiger und die nachrangigen Insolvenzgläubiger. Im Insolvenzplan ist anzugeben, nach welchen Vorschriften die Gruppen zusammengesetzt wurden. Bei der Errichtung fakultativer Gruppen ist zu erläutern, aufgrund welcher gleichartigen insolvenzbezogenen wirtschaftlichen Interessen die Gruppe gebildet wurde und inwiefern alle Beteiligten, deren wichtigste insolvenzbezogene wirtschaftliche Interessen übereinstimmen, derselben Gruppe zugeordnet wurden[114] Soweit Willkür und Schikane bei der Gruppenbildung und sittenwidrige Übervorteilung eines Gläubigers oder einer Gruppe ausgeschlossen werden, sind unzulässige Vorschläge kaum denkbar; auch ein Vorschlag „0,00 €" mag in einer konkreten Sachlage noch angemessen

---

112) Beck/Depré-*Exner/Beck*, Praxis der Insolvenz, § 43 Rn. 20.
113) Uhlenbruck-InsO/*Uhlenbruck*, § 157 Rn. 17.
114) Zur Prüfungskompetenz des Gerichts und Regeln der Gruppenbildung BGH, Beschl. v. 7.5.2015 – IX ZB 75/14, ZIP 2015, 1346 ff.

sein. Mit der Erwartung auf eine höhere oder schnellere Quote als im Liquidationsfall und mit dem Blick auf eine rasche Rückkehr in geordnete Verhältnisse, sind in der Praxis überdurchschnittlich viele Gläubiger zur Kooperation bereit. Der Schlüssel für den Sanierungserfolg via Insolvenzplan ist regelmäßig die frühzeitige und offene Einbindung aller Gläubiger, die unter Umständen aktiv an den Gestaltungen teilnehmen können. Nicht zuletzt deshalb ist die Motivation aller Beteiligten im Insolvenzplanverfahren höher. Letztlich dürften die Schnelligkeit des Verfahrens und der positive psychologische Effekt für den betreffenden Arzt diesen Sanierungsweg attraktiv erscheinen lassen.

300 Insolvenzplan und Stellungnahmen werden nach Prüfung des Gerichts und Anhörung des schuldnerischen Arztes und des Verwalters zur Einsichtnahme der Beteiligten niedergelegt § 234 InsO. Im Erörterungstermin werden etwaige Änderungen besprochen und eingebaut; sodann wird über den Plan abgestimmt, § 235 InsO. Gläubiger, deren Forderungen durch den Plan nicht beeinträchtigt werden, haben kein Stimmrecht, § 237 InsO. Ansonsten stimmen die Gläubiger in den vom Plan vorgesehenen Gruppen ab, § 243 InsO. Der Plan wird angenommen, wenn sich in jeder Gruppe eine Mehrheit nach Köpfen und Forderungssummen der abstimmenden Gläubiger findet, § 244 InsO.

301 Auch bei Passivität der Gläubiger oder bei einzelnen Gegenstimmen wird die Annahme eines Plans möglich. Denn wird in einer Gruppe keine Mehrheit erzielt, etwa, weil kein Gläubiger dieser Gruppe erscheint oder die Gruppe mehrheitlich gegen den Plan stimmt, so gilt die Zustimmung dieser Gruppe nach § 245 InsO (Obstruktionsverbot) gleichwohl als erteilt, wenn sich die Stellung der Gruppe durch den Plan nicht verschlechtert und die Mehrheit der Gruppen zustimmt. Der Gesetzgeber hat durch das Obstruktionsverbot Plänen in der Praxis eine echte Chance gegeben. Der Widerstand blockierender bzw. sanierungsunwilliger Gläubiger wird relativiert. Pläne werden am Ende erleichtert. Zwar kann der schuldnerische Arzt dem Plan widersprechen. Sein Widerspruch ist aber unbeachtlich, wenn er durch den Plan keine Verschlechterung seiner Stellung erfährt, § 247 InsO. Abschließend bedarf es noch der Bestätigung des Plans durch das Insolvenzgericht nach Annahme durch die Gläubiger, § 248 InsO. Mit Rechtskraft des Beschlusses treten die Wirkungen des Plans für und gegen alle Insolvenzgläubiger ein, auch wenn sie ihre Forderungen nicht angemeldet hatten, § 254 InsO. Anschließend wird das Verfahren vom Gericht aufgehoben, § 258 InsO.

302 Das Planverfahren fördert Kreativität, Flexibilität und Schnelligkeit. Im Ergebnis kann der Insolvenzplan beachtliche Vorteile bringen, welche ein Regelinsolvenzverfahren mit normalem Ablauf und Beendigung zum Stichtag der Restschuldbefreiung in der Regel nach bis zu sechs Jahren nicht bieten kann. Es steht den Beteiligten insbesondere zur Wahl vom Regelinsolvenzverfahren abweichende Vereinbarungen zu treffen. Nach § 217 InsO sind abweichende Regelungen hinsichtlich der Befriedigung absonderungsberechtig-

ter Gläubiger und der Insolvenzgläubiger, der Verwertung der Insolvenzmasse und deren Verteilung an die Beteiligten sowie hinsichtlich der Haftung des Schuldners nach der Beendigung des Insolvenzverfahrens zulässig. An der Eröffnung des Insolvenzverfahrens führt aber auch der Insolvenzplan nicht vorbei. Nach Verfahrenseröffnung besteht dann jedoch die Möglichkeit, den Insolvenzplan bereits in der ersten Gläubigerversammlung den Gläubigern zur Abstimmung vorzulegen. Dabei sind die Erfolgschancen einer Sanierung mittels Insolvenzplan umso höher, je früher Gläubiger und Schuldner das Verfahren in Gang setzen. Über das Rechtsinstitut herrscht indes vielfach Unkenntnis, sodass dieses oftmals erst im Berichtstermin nach § 156 Abs. 1 Satz 2 InsO zur Sprache kommt. Auch zahlreiche Insolvenzgerichte und Verwalter stehen dem bereits seit rund 10 Jahren eingeführten Insolvenzplanverfahren nach wie vor misstrauisch gegenüber.[115] Tatsächlich lässt sich dadurch aber, je nach Lage des Einzelfalls, eine erfolgreiche Sanierung erreichen.

Aus Sicht der Gläubiger verdient das Insolvenzplanverfahren schon deshalb **303** den Vorzug, weil dadurch im Regelfall eine **schnellere Abwicklung** gelingt und eine **höhere Quote** erzielt werden kann als bei der Durchführung eines Regelinsolvenzverfahrens.[116] Ein Insolvenzplanverfahren ist auch in der Regel schneller und flexibler. Es kann bereits wenige Wochen nach Insolvenzantragstellung zur Erledigung des Verfahrens und zur (teilweisen) Befriedigung der Gläubiger führen.

e) Insolvenzplan und die Neuerungen des ESUG

Der Insolvenzplan hat eine Renaissance erlebt, seit er mit dem Inkrafttreten **304** des ESUG zum 1.3.2012 als zentrales Sanierungsinstrument in den Mittelpunkt des Insolvenzverfahrens gerückt ist. Hat der Schuldner den Eröffnungsantrag bei drohender Zahlungsunfähigkeit oder – sofern möglich – bei Überschuldung gestellt, die Eigenverwaltung beantragt und ist die angestrebte Sanierung nicht offensichtlich aussichtslos, dann hat das Insolvenzgericht dem Schuldner eine Frist zur Vorlage eines Insolvenzplans von maximal drei Monaten einzuräumen (**Schutzschirmverfahren**, §§ 270a und 270b InsO). In dieser Zeit ist der Schuldner vor Zwangsvollstreckungsmaßnahmen geschützt.

Der Insolvenzplan kann nicht mehr lapidar von einzelnen Gläubigern durch **305** die Einlegung eines Rechtsmittels verzögert oder verhindert werden. Dies ist nur noch in bestimmten Fällen möglich. Der Schuldner kann schon im Insolvenzplan eine Rücklage für „störende" Gläubiger vorsehen. Der Insolvenzplan läuft dann ohne Unterbrechung weiter. Die Regelungen zum sog. *„Debt-Equity-Swap"*, wonach Forderungen von Gläubigern in Anteils- oder Mitgliedschaftsrechte umgewandelt werden können, werden hier nur informatorisch erwähnt,

---

115) Ausführlich hierzu: *Gerster*, ZInsO 2008, 437, 438.
116) *Hess/Röpke*, NZI 2003, 233, 237; *Mai*, ZInsO 2008, 414, 415; *Ehlers*, NJW – Editorial Heft 49/2009.

da sie nur bei Kapitalgesellschaften Anwendung finden, die ärztliche Praxis in der Regel aber als GbR oder PartG ausgestaltet ist. Selbst wenn die Arztpraxis in Form einer juristischen Person geführt wird, ergeben sich dennoch weitere Probleme. Denn der vorgegebene Rechtsrahmen lässt die Führung einer Arzt-Gesellschaft durch Nicht-Berufsträger nicht zu. Der „Debt-Equity-Swap" dürfte damit in den allermeisten Fällen als Instrument der Sanierung nicht in Betracht zu ziehen sein.

f) Sonderproblem Steuerforderungen

306 Der Insolvenzplan führt nicht zu einem materiellen Erlöschen der Forderungen, auch nicht von Steuerforderungen i. S. d. § 47 AO. Mit Eintritt der formellen Rechtskraft der gerichtlichen Bestätigung § des Insolvenzplans einer Gesellschaft besteht die Forderung damit materiell fort. Aber sie kann in der die Quote übersteigenden Höhe nicht mehr durchgesetzt werden und gilt insofern gemäß § 254 Abs. 1 Satz 1 InsO als erlassen.[117] Aber auch nach positivem Beschluss der Gläubigerversammlung und Bestätigung des Insolvenzplans durch das Insolvenzgericht ist die Sanierung für den Arzt nicht abgeschlossen, weil das Finanzamt später Steuern auf den Sanierungsgewinn festsetzen wird. Der steuerpflichtige Arzt sollte sodann unter Bezugnahme auf das Schreiben des BMF vom 27.3.2003[118] beantragen, den Sanierungsgewinn nicht der Besteuerung zu unterwerfen. Der Antrag dürfte Erfolg haben und das Ermessen der Finanzverwaltung zum Erlass eines (begünstigenden) Erlassbescheides gemäß § 227 AO auf 0 reduzieren, wenn der Arzt nachweisen kann, dass ohne den Billigkeitserlass die Praxis nicht ertragsbringend fortgeführt werden kann.

307 Der Arzt muss mit seinem Erlassantrag

- auf den bestätigten Insolvenzplan mitsamt der gestaltenden Regelungen Bezug nehmen,

- die dortigen Planungen für die Zeiträume bzw. Jahre ab Stichtag des Insolvenzplans validieren, somit darlegen, dass diese realistisch waren,

- die Plankonformität seiner Praxis durch Vorlage aktueller Gewinn- und Verlustrechnungen nachweisen und

- darlegen, dass ohne den Schulderlass auf den Sanierungsgewinn die Existenz seiner (gerade sanierten) Praxis ernsthaft gefährdet ist.

---

117) BGH, ZIP 2011, 1271; FG Saarbrücken, Urt. v. 23.11.2011 – 2 K 1683/09, ZIP 2012, 1191, dazu EWiR 2012, 427 *(Paul)*.
118) Schreiben des BMF vom 27.3.2003, ZIP 2003, 690.

Unter diesen Maßgaben kann der Arzt nach Durchlaufen des Insolvenzverfahrens und Bestätigung des Insolvenzplans den Erlass evtl. nachgelagerter Steuern auch auf den Sanierungsgewinn erwarten.[119]   **308**

Im Ergebnis befreit der Insolvenzplan den Arzt von seinen Verbindlichkeiten, die gemäß § 254 InsO als erlassen gelten. Aber der **Erlass wirkt nicht gegenüber allen Beteiligten**, § 254 Abs. 2 Satz 1 InsO. Denn die Planbestätigung hat ebenso wenig wie ein Erlass gemäß § 227 AO eine Gesamtwirkung für Gesamtschuldner, sie befreit – anders als die Erfüllung, die Aufrechnung und die Sicherheitsleistung nach § 44 AO – nur den Gesamtschuldner, in dessen Person die Wirkungen eintreten, § 44 Abs. 2 Satz 3 AO.[120] Der in einem Insolvenzplan vorgesehene „*Erlass*" zugunsten einer ärztlichen Berufsausübungsgemeinschaft die z. B. in Form einer GbR organisiert ist, erstreckt sich somit zwar auf den persönlich haftenden Gesellschafter. Der Bürge wird jedoch nicht befreit. Denn aus § 128 HGB folgt, dass diese Wirkung nur für die akzessorische Gesellschafterhaftung gilt. Die Haftung der Gesellschafter aus anderen Rechtsgründen ist damit nicht beseitigt. Bürgschaften bestehen folglich fort.   **309**

Da die (teilweise) Befreiung von der Steuerschuld nicht den Bestand der Forderung als solche berührt, sondern nur deren Durchsetzbarkeit, wirkt sie bei Dritten nicht als Erlass und steht deshalb der Inanspruchnahme eines Haftungsschuldners nicht nach § 191 Abs. 5 Satz 1 Nr. 2 AO entgegen.[121] Das ist wichtig für handelnde Ärzte, Vertreter der Arztpraxis oder Geschäftsführer. Sie können somit auch nach Annahme eines Insolvenzplans durchaus noch für ausgefallene Umsatz- und Lohnsteuern nach §§ 34, 69 AO in Haftung genommen werden. Das Finanzamt muss sich insoweit nicht die Wirkungen des Insolvenzplans entgegenhalten lassen. Es empfiehlt sich daher, dass potentielle Haftungsschuldner parallel zum Insolvenzplan mit dem Finanzamt eine Regelung zur Behandlung eventueller Haftungsansprüche besprechen und spätestens mit Annahme des Plans durch das Gericht treffen.   **310**

Auch dingliche Gesellschaftersicherheiten werden von § 227 Abs. 2 InsO nicht erfasst und bleiben bestehen. Dieser Umstand ist bei Plansanierungen von erheblicher Bedeutung, jedenfalls wenn diese – wie in der Praxis häufig – auf Initiative des (bürgenden) Gesellschafters oder Geschäftsleiters betrieben werden. In der Konsequenz muss der Bürge parallel zum Insolvenzplan den **Einzelvergleich** mit seinem Gläubiger anstreben.   **311**

---

119) Siehe auch *Schmittmann*, EWiR 2014, 256 f. mit div. Nachweisen, u. a. BGH, Beschl. v. 18.7.2013 – IX ZR 23/10, BFH NV 2013, 1903.

120) BGH, ZIP 2011, 1271; FG Saarbrücken, Urt. v. 23.11.2011 – 2 K 1683/09, ZIP 2012, 1191.

121) BFH, Beschl. v. 15.5.2013 – VII R 2/12, ZIP 2013, 1732 = ZInsO 2013, 1901, 1902 f., dazu EWiR 2013, 691 *(Hiebert)*.

5. Muster-Insolvenzplan für einen Arzt (natürliche Person)

312

Amtsgericht Musterstadt

Musterstraße 2

[...] Musterstadt

Insolvenzplan

in dem Insolvenzverfahren über das Vermögen des

Arztes Dr. A

Musterstraße 1, [...] Musterstadt

vorgelegt durch den Arzt Dr. A

I. Darstellender Teil

1. Einleitung:

Dr. A ist Facharzt für X und betreibt eine Einzelpraxis. Er stellte unter Vorlage der vollständig ausgefüllten amtlichen Formulare einen Eigenantrag auf Eröffnung des Insolvenzverfahrens über sein Vermögen. Durch Beschluss des Amtsgerichts Musterstadt vom [TT].[MM].2020 wurden im Insolvenzeröffnungsverfahren über das Vermögen des Dr. A Sicherungsmaßnahmen beschlossen und Herr Rechtsanwalt RA – nachfolgend RA IV (= Rechtsanwalt und Insolvenzverwalter) – zum vorläufigen Insolvenzverwalter bestellt. Dr. A und RA IV führten sodann gemeinsam den Praxisbetrieb unter Aufrechterhaltung sämtlicher Strukturen fort.

Mit Beschluss vom [TT].[MM].2020 wurde das Verfahren über das Vermögen des Dr. A eröffnet. Rechtsanwalt RA wurde zum IV bestellt.

2. Tatsächliche und rechtliche Verhältnisse des Arztes:

Der Arzt (Schuldner) wurde am [TT.MM.JJ] in [...] geboren. Er war verheiratet mit Frau [...]. Das Ehepaar lebte zuletzt jedoch getrennt. Aus der Ehe gingen keine Kinder hervor (usw.).

Dr. A studierte [...]. Er promovierte [...], erreichte er den Facharzt [...] und gründete die Einzelpraxis [...].

3. Wirtschaftliche Verhältnisse des Arztes:

Jahresabschlüsse [...]. Betriebswirtschaftliche Auswertungen [...].

4. Bisherige Maßnahmen im laufenden Insolvenzverfahren:

Behandlung der Vermögensgegenstände (Grundbesitz, Beteiligungen, Versicherungen, Forderungen usw.).

5. Einnahmen [...]. Ausgaben [...]. Sonstige Maßnahmen des RA IV [...].

II. Gestaltender Teil

1. Grundsätze des Insolvenzplans:

Grundsätze des nachstehenden Insolvenzplans sind

- die sachgerechte Befriedigung der Interessen aller beteiligten Gläubiger durch Zahlung einer Quote, welche höher ist als bei Liquidation der Praxis des Dr. A,

- die Fortführung der Praxis des Dr. A und

- die Befreiung des Dr. A von seinen nach Erfüllung der Pflichten aus diesem Plan verbleibenden Verbindlichkeiten.

2. Art und Ziele des Plans – hier Fortführungsplan:

Durch den Insolvenzplan des Dr. A soll dessen Praxis saniert und fortgeführt werden. Die teilweise Befriedigung der Gläubigeransprüche soll durch eine externe Einmalzahlung (sog. „Drittmittelplan") erfolgen (alternativ aus den laufenden Erträgen der fortgeführten Praxis in der Zeit von ... bis ... unter den Bedingungen a, b, c...).

RA IV und Arzt Dr. A haben im Verbund mit einer externen Unternehmensberatung die Sanierungsfähigkeit und -würdigkeit der Praxis des Arztes Dr. A untersucht, die Handlungsoptionen im laufenden Insolvenzverfahren geprüft und die Quotenaussichten im Fall der Fortführung und Teilbefriedigung der Gläubiger sowie im Fall der Liquidation der Praxis überprüft. Nach der dem Gericht vorliegenden und jedem Gläubiger zur Verfügung stehenden Expertise der Unternehmensberatung U kann über den hier vorgestellten Insolvenzplan den Insolvenzgläubigern die bestmögliche Befriedigung vermittelt werden.

Arzt Dr. A kann darüber hinaus seine Praxis und die Vertragsbeziehungen inkl. Arbeitsplätze erhalten und weitere Schäden, etwa wegen Nichterfüllung laufender Verträge, verhindern. Im Ergebnis werden die Gläubiger durch den Insolvenzplan gegenüber einer Abwicklung ohne Insolvenzplan bessergestellt.

3. Grundsätzliche Regelungsinhalte:

Der vorliegende Insolvenzplan sieht einen teilweisen Eingriff in die Rechte der absonderungsberechtigten Gläubiger vor.

Die (einfachen) nicht nachrangigen Gläubiger gemäß § 38 InsO sollen zur Abgeltung ihrer Forderungen Einmalzahlungen *(alternativ: Abfindungsbeträge aus den laufenden Erträgen der fortgeführten Praxis)* erhalten.

Auf die die Abfindungsbeträge übersteigenden Forderungen verzichten die Insolvenzgläubiger. Die Forderungen der nachrangigen Gläubiger gelten als erlassen.

4. Gruppenbildung *(Begründung erforderlich)*:

Die Gruppenbildung für die Erörterung und Abstimmung des Insolvenzplans erfolgt nach § 222 InsO. Gemäß § 222 Abs. 1 Satz 2 InsO sind nachfolgende Gruppen zu bilden:

- Absonderungsberechtigte Gläubiger, wenn durch den Plan in deren Rechte eingegriffen wird.

- Nicht nachrangige Insolvenzgläubiger. („einfache" Gläubiger).

- Nachrangige Insolvenzgläubiger, soweit deren Forderungen nicht nach § 225 InsO als erlassen gelten sollen.

- Die am Schuldner beteiligten Personen, wenn deren Anteils- oder Mitgliedschaftsrechte in den Plan einbezogen werden.

Gemäß § 222 Abs. 2 InsO können weitere Gruppen für Gläubiger mit gleicher Rechtsstellung und mit gleichartigen wirtschaftlichen Interessen gebildet werden.

Beispiel:

- *Aussonderungsberechtigte Gläubiger, unabhängig davon, ob sie ihr Eigentum (Aussonderungsgegenstand) im Betrieb belassen oder dieses zurückerhalten, diese auch nur, wenn durch den Plan in deren Rechte eingegriffen wird.*

- *Alternativ: Kleingläubiger mit Forderungen von bis zu 100,00 €, die aus wirtschaftlichen Gründen auf ihre Forderungen eine volle Befriedigung erhalten (Kosten der Erfassung, Berechnung, Überweisung und Transaktionskosten lägen bei exakter Quotenerfassung höher).*

Der Insolvenzplan verweist auf die Insolvenztabelle mit allen Daten und bildet nachfolgend bezeichnete Gläubigergruppen (Erläuterung, aufgrund welcher gleichartigen insolvenzbezogenen wirtschaftlichen Interessen die Gruppe gebildet wurde und inwiefern alle Beteiligten, deren wichtigste insolvenzbezogene wirtschaftliche Interessen übereinstimmen, derselben Gruppe zugeordnet wurden).[122]

- *Gruppe 1*: Absonderungsberechtigte Gläubiger – Bank B

  Die Absonderungsberechtigten Gläubiger können als Gläubiger am Verfahren teilnehmen; sie können – soweit Sie zur Befriedigung aus unbeweglichen Sachen berechtigt sind, typischerweise die Grundpfandrechtsgläubiger – aber auch ihre Rechte außerhalb des Insolvenzverfahrens verfolgen. Es steht Ihnen frei, durch Zwangsvollstreckung aus ihrer Hypothek/Grundschuld vorzugehen und Befriedigung nach Zuschlag zu erreichen. Sie haben eine gesonderte Stellung als Gläubiger im Verfahren und sind daher in einer gesonderten Gruppe zu erfassen.

- *Gruppe 2*: Finanzamt (Zusammenfassung der Gruppen 2, 3, 4 und 5 ist möglich und sollte auch erfolgen, wenn nicht Sonderbeziehungen oder besondere rechtliche Merkmale die Bildung einer isolierten Gruppe erfordern.)

  Das Finanzamt ist „Pflichtgläubiger" mit europa- oder bundesweitem fiskalpolitischem Interesse und daher isoliert in einer Gruppe notiert.

- *Gruppe 3*: Stadt M

  Die Stadt ist gleichsam „Pflichtgläubiger" wegen der Gewerbesteuer mit kommunalpolitischem Interesse. Zudem ist die Stadt u. U. einfacher Gläubiger mit Forderungen aus Gebühren und Abgaben, die nach § 10 Abs. 1 ZVG u. U. dinglich gesichert sein können. Dieses rechtfertigt die Bildung einer eigenen Gruppe.

---

122) Zur Prüfungskompetenz des Gerichts und Regeln der Gruppenbildung BGH, Beschl. v. 7.5.2015 – IX ZB 75/14, ZIP 2015, 1346 ff.

- *Gruppe 4*: Bundesagentur für Arbeit und/oder Arbeitnehmer

  Die Arbeitnehmer sind grundsätzlich einfache Gläubiger nach § 38 InsO. Ihr besonderes Privileg ist die Sicherung der Ansprüche durch das „Insolvenzgeld" nach §§ 3, 165 ff. SGB III. Ansprüche der Arbeitnehmer/innen für max. drei Monate sind bis zur Beitragsbemessungsgrenze durch das Insolvenzgeld gesichert. Leistungspflichtig ist die Bundesagentur für Arbeit. Nach Erfüllung der Insolvenzgeldansprüche kann die Bundesagentur als Zessionarin (§ 169 SGB III) bei dem leistungsrückständigen Arbeitgeber (dem insolventen Arzt/Betrieb) Regress nehmen. Insgesamt rechtfertigen die Besonderheiten der Arbeitnehmeransprüche und deren Sicherung die Bildung einer eigenen Gruppe.

- *Gruppe 5*: Sonstige, nicht nachrangige Insolvenzgläubiger (einfache Gläubiger, § 68)

  Hier sind alle sonstigen Gläubiger erfasst, deren Ansprüche nicht nachrangig sind.

Gruppe 1:

In der Gruppe der Absonderungsberechtigten befinden sich die Forderungen der Bank B, die wie folgt gesichert sind:

- Persönliche Bürgschaft der Ehefrau des Dr. A, Frau A.

- Forderungsabtretung (Zession) für alle Ansprüche gegen Patienten mit den Anfangsbuchstaben A – Z.

- Diverse Risikolebensversicherungen.

- Grundschuld lastend auf dem Grundbesitz des Arztes.

Der Vermieter wurde laufend bezahlt. Ein Vermieterpfandrecht besteht nicht.

Gruppe 2:

Finanzamt

Gruppe 3:

Stadt M

Gruppe 4:

Bundesagentur für Arbeit.

Gruppe 5:

Sog. „einfache" Gläubiger gemäß § 38 InsO, somit Insolvenzgläubiger, deren Forderungen nicht gemäß § 39 InsO nachrangig sind und die nicht in die Gruppen 2 – 4 fallen.

5. Konkrete Maßnahmen und Regelungen des Insolvenzplans:

Durch den Insolvenzplan des Dr. A soll dessen Praxis saniert und fortgeführt werden. Der Plan kombiniert Eigenmittel des schuldnerischen Arztes (persönliche und geldwerte Leistungen) mit Drittmitteln (Leistungen Dritter zur Verbesserung der Quote zugunsten der Gläubiger).

Das bedeutet konkret:

- Die Praxis bleibt mit allen Strukturen, Mietverträgen, Leasingverträgen, Arbeitsverträgen etc. erhalten.

- Per Stichtag findet der wirtschaftliche Übergang auf den (dann sanierten) Praxisbetrieb des Dr. A statt. Forderungen, Verbindlichkeiten etc. werden zu diesem Stichtag abgegrenzt.

- Der Dritte D leistet mit der Treuhandauflage „Verwendung Insolvenzplan Dr. A" an RA IV auf dessen Treuhandkonto einen Betrag x €. Die Zahlung ist bestandssicher nachzuweisen. Der Dritte hat die Hingabe der Drittmittel schriftlich zu versichern und mit einer Bürgschaft/Garantie einer Bank oder Sparkasse zu unterlegen.

- RA IV führt weiter die Treuhandkonten. Er verwaltet und verwendet den Betrag nur gemäß Plan (entweder zur Abgeltung der Rechte eines von der Treuhandabrede erfassten Gläubigers oder zur Anreicherung der Quote gemäß diesem Plan.)

- Die Bank B als absonderungsberechtigte Gläubigerin verzichtet aufschiebend bedingt durch die Erfüllung des Insolvenzplans auf die Geltendmachung ihrer Absonderungsrechte und gilt durch die Sonderzahlung plus Quotenzahlung als befriedigt. (Hier ggf. weitere Regelungen zu einer ggf. noch im Eigentum des Dr. A befindlichen Immobilie, wenn diese bei Abstimmung über den Plan noch nicht verkauft ist. Die Bank könnte auch die Immobilie weiter zur Nutzung überlassen und den Schuldner weiter kreditieren).

- Bank B erklärt zudem die Freigabe sämtlicher Drittsicherheiten.

- An die Insolvenzgläubiger mit Ausnahme der nachrangigen Gläubiger erfolgt die Zahlung der Quote aus der durch die Fortführung erreichten Masse, welche sich durch die ersparten Liquidationskosten erhöht.

- Alternativ: Kleingläubiger mit Forderungen von bis zu 100,00 € werden vollständig befriedigt, erhalten somit eine Quote von 100 %. Dieses erfolgt aus rein wirtschaftlichen Gründen. Denn die Kosten der Erfassung, Berechnung, Überweisung und Transaktionen lägen bei exakter Quotenerfassung höher.

- Für den Fall, dass die vom Insolvenzverwalter zu verteilende Geldmenge sich verringert, wird eine verringerte Quote geleistet. Die Gläubiger sind damit einverstanden, dass der Insolvenzverwalter die tatsächlich auszuzahlende Quote jeweils nach dem Stand des Verfahrens errechnet und die zum Auszahlungszeitpunkt errechnete Quote entsprechend verteilt. Sofern es sich um eine Verringerung handelt, sind die Gläubiger mit einer quotalen Verringerung einverstanden. Der Insolvenzplan soll in diesem Fall für die verringerten Quoten gelten.

- Für den Fall, dass sich die vom Insolvenzverwalter berechnete Geldmenge, die zur Verteilung zur Verfügung steht, erhöht, wird der Insolvenzverwalter an die Gläubiger im Wege der Nachtragsverteilung den jeweils anteilig zustehenden Quotenbetrag ausschütten. Die Gläubiger erklären sich damit einverstanden, dass der Insolvenzverwalter die Quotenberechnung zum

Tag der Auszahlung vornimmt und die Auszahlungen in eigener Verantwortung durchführt."[123]

• Alle Insolvenzgläubiger verzichten auf Ansprüche, welche die Quotenzahlung übersteigen.

• Vom Verzicht ausgenommen sind Forderungen gemäß § 302 InsO, welche die betreffenden Gläubiger ggf. gesondert verfolgen können, soweit die Forderungen nicht quotal gemäß Insolvenzplan bedient werden. Solche Forderungen sind binnen einer Frist von einem Monat ab Bestätigung des Insolvenzplans rechtshängig zu machen. Verstreicht die Frist, ohne dass die Ansprüche unstreitig gestellt oder rechtshängig gemacht sind, gelten die Forderungen gemäß § 302 InsO ebenfalls als erlassen. Dies gilt nicht, soweit es sich um Geldstrafen und die diesen in § 39 Abs. 1 Nr. 3 gleichgestellten Verbindlichkeiten handelt.

6. Sonstige Maßnahmen/Auszahlungsmodalitäten/Überwachung der Planerfüllung:

a) Für die Auskehrung des in diesem Insolvenzplan vorgesehenen Abfindungsbetrags an die einzelnen Gläubiger ist grundsätzlich der jeweilige Stand der Insolvenztabelle mit den dort angemeldeten Forderungen zum jeweiligen Ausschüttungszeitpunkt maßgeblich.

b) Eine im Prüfungstermin bestrittene Forderung nimmt grundsätzlich nicht, auch nicht vorläufig, an der Verteilung teil.

c) Teilweise oder vollständig bestrittene Forderungen werden durch eine Rückstellung wie festgestellte Forderungen behandelt, soweit ein Feststellungsrechtsstreit anhängig ist. Zu berücksichtigen sind solche Forderungen nur dann, wenn die Feststellungsklage innerhalb einer Ausschlussfrist von einem Monat nach Bestandskraft des den Insolvenzplan bestätigenden Beschlusses des Amtsgerichts anhängig gemacht wird oder das Verfahren in dem bereits früher anhängigen Rechtsstreit aufgenommen worden ist. § 189 Abs. 2 InsO gilt entsprechend. Unterbleibt die rechtzeitige Klageerhebung, nehmen die bestrittenen Forderungen insoweit endgültig nicht an der Verteilung teil und gehen unter.

d) Obsiegt der klagende Gläubiger rechtskräftig, wird der zurückgestellte Anteil des Abfindungsbetrags bei Vorliegen aller übrigen Voraussetzungen nach diesem Insolvenzplan an ihn ausgeschüttet. Unterliegt der Gläubiger rechtskräftig, wird die Rückstellung aufgelöst. Die Rückstellung wird bei einer geeigneten Stelle hinterlegt, analog § 198 InsO.

e) Sollten Insolvenzforderungen zum Ausschüttungszeitpunkt in der Insolvenztabelle nicht erfasst sein, so gelten sämtliche Regelungen dieses Insolvenzplans auch für und gegen die nicht in der Tabelle erfassten Gläubiger, die zum Zeitpunkt der Ausschüttung eine berechtigte Forderung haben. Die §§ 259a und 259b InsO finden Anwendung.

f) Zinsen für ggf. nicht fristgemäße Zahlungen werden nicht geschuldet.

g) Einer weiteren Überwachung des Insolvenzplans bedarf es im Fall der Einmalzahlung und Direktausschüttung nicht.

---

123) Zur Prüfungskompetenz des Gerichts und Regeln der Gruppenbildung BGH, Beschl. v. 7.5.2015 – IX ZB 75/14, ZIP 2015, 1346 ff.; zur Verteilung, *Frege/Keller/Riedel*, Insolvenzrecht, Rn. 2015.

h) **Salvatorische Klausel – § 251 Abs. 3 InsO:** Weist ein Beteiligter nach, durch diesen Plan schlechter gestellt zu werden, als er ohne ihn stünde, so kann dieser eine zusätzliche Leistung erhalten, die zu einer Gleichstellung führt. Für diesen Zweck wird eine Rückstellung in Höhe von [...] € gebildet. Dieser Betrag wird nicht ausgeschüttet (alt. Gestellung einer Bürgschaft). Ob ein Ausgleich zu zahlen ist, ist außerhalb des Insolvenzverfahrens zu klären. Werden durch Rückstellung Übererlöse erzielt, so werden diese nach Abschluss der Planrealisierung dem die Rückstellung verwaltenden Treuhänder überlassen.[124] Der Treuhänder verrechnet sie auf seine Kosten als Pauschale (alt. Übererlöse werden unter den Gläubigern entsprechend der Höhe ihrer Forderung aufgeteilt).[125]

7. Liquidation vs. Fortführung durch Insolvenzplan/Vergleichsanalyse:

Der folgende Vermögensstatus benennt und beziffert die Aktiva unter Berücksichtigung der Fortsetzung des Unternehmens zu Buchwerten einschließlich fortgeschriebener AfA. Für den Fall der Liquidation/Zerschlagung sind Wertberichtigungen der Aktiva auf den Stichtag der Eröffnung des Insolvenzverfahrens notwendig. Wegen der weiteren Ausführungen wird auf den Bericht zur ersten Gläubigerversammlung des RA IV verwiesen.

	Anm.	Buchwert	Liquida-tionswert	Freie Masse
Anlagevermögen				
EDV-Software	(1)	0,00	0,00	0,00
Betriebs- und Geschäfts-ausstattung	(2)	0,00	0,00	0,00
Umlaufvermögen				
Forderungen aus L. u. L.	(3)	0,00	0,00	0,00
Ford. gegen Verrechnungsstelle	(4)	0,00	0,00	0,00
Forderungen gegen sonst. Gl.	(5)	0.00	0,00	0,00
Verrechnungskonto Finanzamt	(6)	0,00	0,00	0,00
Kasse	(6)	0,00	0,00	0,00
Bankguthaben	(6)	0,00	0,00	0,00
Gesamt				

Anmerkungen:

(1) Die Softwareprogramme betreffen die Organisation der Praxis sowie die Abrechnung von Behandlungen. Wegen bestehender Urheberrechte Dritter (Softwareentwickler) ist eine Verwertung im laufenden Insolvenzverfahrens nicht möglich.

---

124) Andres/Leithaus/*Andres*, InsO, § 251 Rn. 7.
125) MünchKomm-InsO/*Sinz*, § 251 Rn. 27.

(2) Die Betriebs- und Geschäftsausstattung besteht aus der EDV, PC, Druckern, Faxgerät, Behandlungsliegen, technischen Geräten und Büromöbeln. Der Wert ist ausweislich der Taxe des externen Sachverständigen [...] €.

(3) Per Eröffnung bestehen Altforderungen gegen säumige Patienten. Diese sind zu 50 % werthaltig. Der Restbestand ist auszubuchen.

(4) Laufende Ansprüche gegen die Verrechnungsstelle sind hier dargestellt.

(5) Aus Arbeitgeberdarlehen bestehen noch Restforderungen gegen inzwischen ausgeschiedene Mitarbeiter. Diese konnten durch Vollstreckung bereits in der Vergangenheit nicht eingezogen werden. Sie sind vermutlich dauerhaft wertlos.

(6) Buchhalterisch ergibt sich ein positives Verrechnungskonto beim Finanzamt. Hier wird sich durch laufende Einkommen- und ggf. auch Umsatzsteuerverbindlichkeiten möglicherweise noch ein Saldo in umgekehrter Richtung ergeben. Die nominale Forderung erscheint prüfungsbedürftig.

(7) Der Kassenbestand beläuft sich per Berichtstag auf [...] €.

(8) Das laufende Girokonto verfügt per Berichtstag über ein Guthaben von [...] €.

(9) Der Vermögensstatus weist im Fall einer Liquidation/Zerschlagung des Unternehmens des Arztes eine freie Masse in Höhe von [...] € aus.

Demgegenüber stehen die im Insolvenzverfahren zu berücksichtigenden Verbindlichkeiten gemäß der Buchhaltung der Praxis mit [...] €.

Forderungsart	Angemeldet	Festgestellt	Für den Ausfall festgestellt
Bank B	0,00		
Agentur für Arbeit	0,00		
Sozialversicherungsträger/BG	0,00		
Leasinggesellschaften	0,00		
Gläubiger als Lieferungen/L	0,00		
Finanzamt	0,00		
Private Darlehensgeber	0,00		
Saldo	**0,00**		

Verbindlichkeiten ergeben sich aus der abschließenden Prüfung der zur Tabelle angemeldeten Forderungen.

8. Frage nach Alternativen:

Ein Kandidat für eine Übernahme der Praxis ist nicht vorhanden. Daher ist die Stilllegung der Praxis indiziert.

Im Fall der Regelabwicklung/Liquidation ist eine Masse von [...] € zu erwarten. Nach Abzug der Kosten des Verfahrens nach § 54 InsO und der sonstigen Masseverbindlichkeiten nach § 55 InsO insbesondere wegen Auslauflöhnen, Sozialversicherungsabgaben, Mieten bis zum Erreichen der ersten Kündigungsmöglichkeit, Räumungs- und Entsorgungskosten wird keine Quote mehr gezahlt werden können. Es droht die Masseunzulänglichkeit. Das zeigt die folgende Planrechnung:

[...] (Planrechnung)

9. Ergebnis:

Im Ergebnis führt die Stilllegung der Praxis zu einer Quote 0. Hingegen wird die zeitweise Fortführung der Praxis mit Abschluss des Verfahrens durch den vorgestellten Insolvenzplan zu einer höheren Quote für die beteiligten Gläubiger führen.

- Bank B als absonderungsberechtigte Gläubigerin wird durch die Sonderzahlung plus Quotenzahlung befriedigt.

- An die Insolvenzgläubiger mit Ausnahme der nachrangigen Gläubiger erfolgt die Zahlung der Quote aus der durch die Fortführung erreichten Masse, welche sich durch die ersparten Liquidationskosten erhöht.

- Forderungen nachrangiger Gläubiger i. S. d. § 39 InsO gelten als erlassen.

10. Restschuldbefreiung/Sanierungsgewinn/Sonstige Regelungen:

a) Der Schuldner wird mit der Erfüllung dieses Insolvenzplans von seinen restlichen Verbindlichkeiten mit Ausnahme der fortgeführten Immobilienfinanzierung gegenüber allen Gläubigern befreit, gleich, ob die Forderungen zur Tabelle angemeldet, nachgemeldet oder nicht angemeldet wurden.

b) Von dieser Befreiung werden auch vor dem Insolvenzverfahren begründete Forderungen erfasst, die bis zum Erörterungs- und Abstimmungstermin über diesen Insolvenzplan nicht bekannt geworden sind.

c) Jeder Gläubiger, der einen Zahlungstitel gegen den Schuldner aufgrund der Tatsache erlangt hat, dass er mit der Erfüllung des Insolvenzplans nicht das erhalten hat, was ihm als Ergebnis bei Abwicklung des Insolvenzverfahrens zugestanden hätte, wenn es keinen Plan gegeben hätte, wird vom Schuldner in Höhe dieses Differenzbetrages entschädigt. Dieser Anspruch steht unter der Bedingung, dass der Gläubiger innerhalb einer Frist von 14 Tagen nach dem Erörterungstermin seinen Anspruch auf Entschädigung gerichtlich gegen den Schuldner geltend gemacht haben muss. Ist zu diesem Zeitpunkt keine Klage anhängig gemacht worden, so erlöschen die Rechte aus dieser Planregelung.

d) Steuer auf den Sanierungsgewinn wird auf Antrag des Steuerpflichtigen beim Finanzamt abweichend festgesetzt und nach § 222 AO mit der Zusage eines späteren Erlasses nach § 227 AO zunächst unter Widerrufsvorbehalt ab Fälligkeit gestundet. Die Stundungszinsen gelten in diesem Fall ebenfalls als erlassen. (Anmerkung: Zur Diskussion um den Erlass von Ertragsteuern auf Sanierungsgewinne gemäß Schreiben des BMF vom 27.3.2003 und der evtl. „Beihilfeproblematik" siehe *Schmittmann*, der die Sicherstellung der Kriterien „Sanierungseignung" sowie „fundierter und realistischer Sanierungsplan" betont.[126]

e) Für die wiederauflebende Vorsteuer aus dem Erlass der Forderungen aus Lieferungen und Leistungen erhält das Finanzamt die gleiche Quote wie die Insolvenzgläubiger.

---

126) Schreiben des BMF vom 27.3.2003 – IV A 6 – S 2140 – 8/03, BStBl. I 2003, 240 = ZIP 2003, 690; *Schmittmann*, ZInsO 2006, 1187; *ders.* in EWiR 2014, 256 f. m. w. N.

f) Die Gemeinden erlassen dem Schuldner auf Antrag die auf einen, durch den teilweisen Forderungsverzicht der Gläubiger anfallenden Sanierungsgewinn entfallende Gewerbesteuer (das ist keine Planbedingung).

11. STICHTAG/Inkrafttreten:

a) Stichtag (wirtschaftlicher Übergang) ist der 1.1.2020, 00:00 h.

b) Der Insolvenzplan tritt mit Rechtskraft seiner Bestätigung durch das Gericht in Kraft.

c) Gemäß. § 284 Abs. 2 InsO i. V. m. §§ 260 ff. InsO wird die Erfüllung des Insolvenzplans durch den Insolvenzverwalter überwacht, soweit notwendig.

d) Dem Planüberwacher obliegt es, den von dem Schuldner zu leistenden eigenen Sanierungsbeitrag einzuziehen. Die Ausschüttung der Quote an die Gläubiger erfolgt nach Erhalt aller Drittmittel und sonstigen Raten.

e) Im Rahmen der Planüberwachung wird der Insolvenzverwalter von dem Massebestand bei Rechtskraft des Insolvenzplans zunächst die offengebliebenen Masseverbindlichkeiten gemäß § 55 InsO sowie die Kosten des Verfahrens nach § 54 InsO begleichen.

f) Die Kosten der Planüberwachung trägt gemäß § 269 InsO der Schuldner.

g) Die Überwachung des Insolvenzplans endet mit Erfüllung aller in diesem Insolvenzplan enthaltenen Regelungen, spätestens nach Ablauf eines Jahres nach Eingang der letzten Rate des Schuldners.

h) Soweit nach Aufhebung des Insolvenzverfahrens zurückbehaltene Beträge zur Verteilung freiwerden, Beträge, die aus der Insolvenzmasse gezahlt sind, zurückfließen oder Gegenstände der Masse ermittelt werden, die weder im Insolvenzplan geregelt noch aus dem Vollstreckungsbeschlag freigegeben worden sind, bedarf jegliche Rechtshandlung und jegliches Rechtsgeschäft hinsichtlich dieser Vermögenswerte der Zustimmung durch den (plan)überwachenden Insolvenzverwalter.

i) Für die Dauer der Überwachung des Insolvenzplans bedarf jegliche Abtretung und/oder Verpfändung von Forderungen des Schuldners, gleich aus welchem Rechtsgrund, insbesondere gegen seine Auftraggeber/Kunden, der Zustimmung des Insolvenzverwalters, soweit die Abtretung nicht als Bestandteil des Insolvenzplans geregelt ist.

j) Die Wiederauflebensklausel des § 255 Abs. 1, Satz 1 InsO findet Anwendung, sodass die Stundung von Forderungen und ihr teilweiser Erlass für die Gläubiger hinfällig wird, gegenüber denen der Schuldner mit der Erfüllung des Insolvenzplans erheblich in Rückstand gerät. Ein erheblicher Rückstand i. S. d. § 255 Abs. 1, Satz 2 InsO liegt erst dann gegenüber einem Gläubiger vor, wenn der Schuldner eine fällige Verbindlichkeit nicht bezahlt hat, obwohl der Gläubiger sie schriftlich unter Nachfrist von vier Wochen angemahnt hat und die Mahnung auch dem Insolvenzverwalter als Planüberwacher zugegangen ist. Der Fristenlauf beginnt mit dem früheren Zugang.

k) Ferner ist die im Rahmen des Insolvenzplans gewährte Stundung oder der Erlass der Forderungen für alle Insolvenzgläubiger hinfällig, wenn vor vollständiger Erfüllung des Insolvenzplans ein neues Insolvenzverfahren über das Vermögen des Schuldners eröffnet wird (§ 255 Abs. 2 InsO).

12. Rechtstreite nach Aufhebung des Verfahrens/weitere Termine:

Der Verwalter ist befugt, anhängige bzw. bereits rechtshängige Rechtsstreitigkeiten, die eine Insolvenzanfechtung betreffen, auch nach Aufhebung des Verfahrens fortzuführen (§ 259 Abs. 3 Satz 1 InsO ist auszulegen wie § 240 ZPO. Vgl. BGH, ZIP 2013, 998 = NZI 2013, 489, dazu EWiR 2013, 557 *(Ruhe-Schweigel)*).

Die Beteiligten verzichten auf Abhaltung eines besonderen Schlusstermins zur Abnahme der Schlussrechnung und zur Anhörung des Insolvenzverwalters zu dem Vergütungsantrag.

13. BESCHLUSS der Gläubigerversammlung zum Erhalt der Praxis

Zur Abstimmung in den einzelnen Gläubigergruppen wird folgender Antrag auf abweichende Regelung zur Schaffung der Voraussetzung zur Fortführung des Unternehmens gemäß §§ 1 Satz 1 Hs. 2 InsO i. V. m. § 217 InsO gestellt:

Die Gläubiger der genannten Gruppen beschließen:

„Wir stimmen den Regelungen des am [TT].[MM].2014 auf der Geschäftsstelle des Amtsgerichts niedergelegten Insolvenzplans zu."

Die nachfolgenden Willenserklärungen werden mit Bestätigung des Gerichts gemäß § 254 InsO für und gegen alle Verfahrensbeteiligten wirksam. Die im gestaltenden Teil des Plans abgegebenen Willenserklärungen erfüllen etwaige aufgrund anderer gesetzlichen Vorschriften vorgegebene Formvorschriften. Soweit in diesem Plan von der „Forderung" des Gläubigers gesprochen wird, so ist dies die zur Tabelle angemeldete und festgestellte Forderung.

6. Pro und Contra verschiedener Sanierungswege

313 **„Asset Deal" – Übertragende Sanierung (Ü. S.)**

PRO	CONTRA
▪ Kaufvertrag bei übertr. Sanierung ist technisch einfach und kann kurz sein: „Fast Deal – quick and dirty"	▪ Der betroffene Arzt verliert u. U. „seine Praxis" bei Übertragung an einen Dritten
▪ I. d. R. besteht kein Formzwang, also (einfache) Schriftform reicht (eine notarielle Beurkundung ist aber notwendig, wenn eine Immobilie übertragen wird)	▪ Unübertragbare Rechte blockieren u. U. Übertragung der Praxis (bspw. kassen-ärztliche Zulassung, besondere Lizenzen, „wertvolle" Mietverträge etc.)
▪ Auch ein Verkauf an nahe Angehörige des Schuldners – somit „bes. Interessierter" – ist möglich, § 162 InsO	▪ Der Folgearzt bzw. Investor wird im Verkaufsprozess massiv und bestimmt die Abläufe bei Übertragung der Praxis
▪ Auch ein Verkauf der Praxis oder einzelner Gegenstände „unter Wert" ist mgl., § 163 InsO	

Abb. 12: Sanierungsweg Asset Deal – Übertragende Sanierung (Ü. S.)

Insolvenzplan (IP)

PRO	CONTRA
▪ Der Insolvenzplan ist extrem flexibel und kann durchaus dynamische Regelungen für alle Gläubiger vorsehen	▪ Verschiedene Gläubiger-gruppen erfordern u. U. differenzierte Behandlungen und komplizierte Regelungen im IP
▪ Eine Sonder-Behandlung einer jeden Gruppe ist mgl.	
▪ Der Erhalt der „alten Praxis" inkl. des alten Rechtsträgers schafft Kontinuität	▪ Im IP ist der Minderheiten-Schutz durchaus in Gefahr
▪ Durch den IP ist ein rascher Abschluss des Verfahrens möglich	▪ „Obstruktions-Verbot" verschiebt u. U. Ent-scheidung der Mehrheit zugunsten einer Minderheit
▪ Es sind nicht zwingend Änderungen laufender Arbeits-/Dienst-/Mietverträge notwendig	

Abb. 13: Sanierungsweg Insolvenzplan

Eigenverwaltung

PRO	CONTRA
▪ Die Eigenverwaltung fördert die frühe Initiative zur Antragstellung durch den Betroffenen	▪ Der bisherige Arzt, der (Alt-)Gesellschafter oder der Alt-GF sind weiter „an Bord" und spielen u. U. eine unangemessen aktive Rolle in der Sanierung
▪ Der „Eigenverwalter" ist grds. frei bestimmbar, aber seine Sachkunde (Sanierungser-fahrung) ist notwendig	▪ Das alte Management wiederholt die Fehler der Vergangenheit
▪ Sachwalterauswahl (statt Insolvenzverwalter) ist mit Zustimmung der Gläubiger u. U. auch möglich	▪ Es ist kein Insolvenzverwalter da, damit erfolgt auch keine Steuerung durch einen vorl. Insolvenzverwalter wie im „normalen" Verf.
▪ Der Markt/die Patienten „honorieren" i. d. R. die Eigenverwaltung durch Fortsetzung der Beziehung	

Abb. 14: Sanierungsweg Eigenverwaltung

G. Sonderfragen in der Insolvenz des Arztes und seiner Praxis

In der Insolvenz tauchen eine Reihe von Sonderfragen für den Arzt und seine **314** Praxis auf, von denen einige hier dargestellt werden.

I. Abtretung (Zession) ärztlicher Honoraransprüche gegen Patienten

Diverse Arztpraxen sind durch Darlehen von Banken finanziert. Typischer- **315** weise verlangen finanzierende Banken im Zuge der Besicherung der Darlehen die Sicherungsübereignung des finanzierten Inventars, aber u. U. auch Abtretung des ggf. entgeltlich erworbenen Praxiswertes (immaterielles Vermögen). Als weitere Sicherheiten kommen die Honorarforderungen des Arztes gegen seine Patienten und/oder die ärztliche Abrechnungsstelle in Betracht. Die **Forderungsabtretung** (Zession) ist ein probates Mittel zur Absicherung des Darlehens. Die Forderungen des Arztes sind zumindest bis zum Tag der Insolvenzantragstellung solche, die der Zession unterliegen, unabhängig davon, dass möglicherweise die „Werthaltigmachung" der zedierten Forderungen vom späteren Insolvenzverwalter wirksam angefochten werden kann.

Banken verlangen in der Regel die Erlöse, soweit sie der Zession unterliegen. **316** Die Kassen bzw. Patienten zahlen aber zum Teil Rechnungen und begleichen damit Forderungen, die auf ärztlichen Leistungen vor dem Insolvenzantrag beruhen. Grundsätzlich unterliegen damit die Forderungen der Zession. Es bestehen aber unter Umständen Anfechtungsansprüche gemäß §§ 129 Abs. 1, 130 InsO gegenüber den Banken nach Verrechnungen auf den dortigen Konten wegen „kongruenter Deckung". Als solche sind Rechtshandlungen anfechtbar, welche einem Insolvenzgläubiger in den letzten drei Monaten vor dem Antrag auf Eröffnung des Insolvenzverfahrens eine Sicherung oder Befriedigung gewährt oder ermöglicht haben. Voraussetzung ist, dass der Schuldner zur Zeit der Rechtshandlung zahlungsunfähig war und der Gläubiger die Zahlungsunfähigkeit kannte. Dem steht die Kenntnis von Umständen gleich, die zwingend auf die Zahlungsunfähigkeit schließen lassen, § 130 Abs. 2 InsO. Im Fall der Bank handelt es sich um ein „**Werthaltigmachen einer zur Sicherheit abgetretenen Forderung**". Dies ist immer dann der Fall, wenn der Bank auch zukünftige Forderungen – wie es regelmäßig bei einer Globalzession der Fall ist – abgetreten sind. Bei diesen führt erst die Leistungserbringung durch den Arzt zu der Entstehung der neuen Forderung, die der Abtretung unterliegt.

Der Erwerb „neuer" Forderungen, somit solcher, die nach Eröffnung des **317** Verfahrens entstanden sind, ist gemäß § 91 InsO nicht mehr möglich. Denn Rechte an den Gegenständen der Insolvenzmasse können nach der Eröffnung des Insolvenzverfahrens nicht wirksam erworben werden, was auch die beteiligten Banken regelmäßig anerkennen. § 114 Abs. 1 Satz 2 InsO (Fassung bis 30.6.2014, inzwischen aufgehoben) griff in diesen Fällen nicht. Nach dieser

Vorschrift waren zwar auch Vorausabtretungen von Forderungen wirksam, die nach Eröffnung des Insolvenzverfahrens entstanden. Die Abtretung dieser Ansprüche blieb bis zum Ablauf von zwei Jahren nach dem Ende des zurzeit der Eröffnung des Insolvenzverfahrens ablaufenden Kalendermonats wirksam. Die Vorschrift griff allerdings nicht für die regelmäßigen Vergütungen freiberuflich tätiger Ärzte.[127] Jedenfalls für die Forderungen des Arztes gegenüber der KV galt § 114 Abs. 1 InsO nicht. Die Wirksamkeit der Vorausabtretung dieser Ansprüche war und ist vielmehr nach § 91 Abs. 1 InsO zu beurteilen.[128] Der BGH folgte dem durchschlagenden Argument, dass § 114 Abs. 1 InsO in der Insolvenz eines Kassenarztes zu zwangsläufigen Defiziten führen würde, was jede erfolgreiche Betriebsfortführung ausschlösse. Der Insolvenzverwalter ist und bleibt verpflichtet, das Schuldnervermögen zum Zwecke der gemeinschaftlichen Befriedigung aller Gläubiger bestmöglich zu verwerten, § 1 Abs. 1 InsO. Dies kann nur gesetzeskonform erfolgen, wenn der Insolvenzverwalter Betriebe in der Praxis fortsetzt und gerade nicht beendet, um etwaige Verluste auszuschließen. Zur Bedienung laufender Verträge, aber auch zur Deckung der Kosten des Betriebs im Übrigen ist er auf die seit Anordnung der Sicherungsmaßnahmen generierten Forderungen angewiesen. Ohne diese wären die Kosten nicht zu finanzieren.[129] Der Gesetzgeber hat § 114 InsO seit 1.7.2014 gestrichen.

II. Aufrechnung erhöhter Abschlagszahlungen gegen vertragsärztliches Honorar

318 Zur gleichmäßigen Versorgung mit Liquidität erhalten Vertragsärzte von der KV Vorauszahlungen auf die im jeweiligen Quartal erwirtschafteten Honorare. In der Praxis zeigt sich zum Teil erst nachträglich, dass die seitens der KV geleisteten Abschlagszahlungen per Saldo höher waren als die tatsächlich verdienten Honorare. Die genauen Abrechnungssalden ergeben sich aus einem entsprechenden Honorarbescheid für das jeweils zurückliegende Quartal. Verständlicherweise will die KV Überzahlungen vermeiden. Daher will sie bei Feststellung überhöhter **Abschlagszahlungen** vorzugsweise **gegen Honorarforderungen** des Arztes verrechnen. Das ist grundsätzlich möglich. Denn das allgemeine Schuldrecht und damit die §§ 387 ff. BGB gelten im Wege der Lückenfüllung auch für öffentlich-rechtliche Schuldverhältnisse.[130]

319 Problematisch wird der Fall, wenn nach Feststellung der Überzahlung ein Insolvenzverfahren über das Vermögen des betreffenden Arztes eröffnet wurde und die KV mit den Erstattungsansprüchen gegen laufende Honorarforde-

---

127) Anders BGH, Beschl. v. 17.2.2005 – IX ZB 62/04, BGHZ 162, 167, 190 = ZIP 2005, 722 = ZVI 2005, 200, dazu EWiR 2005, 571 *(Bork)*.

128) BGH, Urt. v. 11.5.2006 – IX ZR 247/03, ZIP 2006, 1254 ff. = ZVI 2006, 300.

129) BGH, Urt. v. 11.5.2006 – IX ZR 247/03, ZIP 2006, 1254 ff. = ZVI 2006, 300.

130) BSGE 105, 224 = ZIP 2010, 2309 = ZInsO 2010, 1274 = SozR 4-2500 § 85 Nr. 52 Rn. 14; zuletzt BSG, Urt. v. 23.3.2011 – B 6 KA 14/10 R, Rn. 13, JURION RS 2011, 21002.

rungen verrechnen möchte. Einer solchen Verrechnung steht in der Regel das **Aufrechnungsverbot § 96 Abs. 1 Nr. 1 InsO** entgegen. Nach dieser Vorschrift ist die Aufrechnung unzulässig, wenn ein Insolvenzgläubiger erst nach der Eröffnung des Insolvenzverfahrens etwas zur Insolvenzmasse schuldig geworden ist, die Aufrechnungslage mithin nach Eröffnung des Insolvenzverfahrens entstanden ist. Im geschilderten Beispielsfall trifft dies zu. Die von der KV erklärte Aufrechnung ist nach § 96 Abs. 1 Nr. 1 InsO unwirksam, da die KV gegen Honorarforderungen des betroffenen Arztes für ein späteres Quartal aufrechnet, somit gegen Forderungen, die erst nach dem Zeitpunkt der Insolvenzeröffnung entstanden sind.[131]

Die KV muss daher die berechtigten Honorare auszahlen und darf nicht mit **320** überhängenden Ansprüchen aus der Zeit vor Insolvenzantragstellung verrechnen. Das Bundessozialgericht hat mit Urteil vom 17.8.2011[132] klargestellt, dass trotz der Anwendung der Aufrechnungsvorschriften des §§ 387 ff. BGB und der Gleichartigkeit der Forderungen die Aufrechnung an den Zeitabläufen scheitert. Denn vertragsärztliche Honoraransprüche werden erst mit Erlass des jeweiligen Honorarbescheides fällig, sie können erst konkretisiert und abgerechnet werden, wenn das Quartal beendet ist. Die Aufrechnung der KV scheitert im Ergebnis an § 96 Abs. 1 Nr. 1 InsO, da die KV nur gegen ältere Forderungen des Arztes bzw. des Insolvenzverwalters, nicht aber gegen Honorarforderungen aufrechnen kann, die erst nach dem Zeitpunkt der Insolvenzeröffnung entstanden sind. Die Aufrechnungslage ist in diesen Fällen mithin erst nach Eröffnung des Insolvenzverfahrens entstanden.[133]

III. Ärztliches Versorgungswerk und Beiträge in der Insolvenz

Zwar sollen aus der Masse grundsätzlich nur die unmittelbar für die Aufrecht- **321** erhaltung der Praxis notwendigen Aufwendungen bezahlt werden. Dennoch ist der Insolvenzverwalter zur Abführung von Beiträgen zur berufsständischen Versorgung verpflichtet, § 55 Abs. 1 InsO. Dies gilt auch dann, wenn die Masse unter Umständen – etwa wegen Beendigung des Verfahrens vor Erreichens des Rentenalters – keinen Anspruch gegen das Versorgungswerk erreicht, also mitunter Mittel aufbringt, ohne eine „*Gegenleistung*" für die Masse zu erzielen.

1. Unpfändbarkeit der Ansprüche aus berufsständischer Versorgung

Renten sind grundsätzlich zum Teil unpfändbar, jedoch mit einem – im Ein- **322** zelfall durchaus beträchtlichen – Spitzenbetrag zum Teil pfändbar, §§ 850b, 850c ZPO. Auch die Ansprüche des Arztes gegen ein Versorgungswerk sind oberhalb der Pfändungsfreigrenzen unter den Maßgaben des § 850c ZPO

---

131) BSG, Urt. v. 17.8.2011 – B 6 KA 24/10 R, ZIP 2011, 1972 = ZInsO 2011, 1982.
132) BSG, Urt. v. 17.8.2011 – B 6 KA 24/10 R, ZIP 2011, 1972 = ZInsO 2011, 1982.
133) BSG, Urt. v. 17.8.2011 – B 6 KA 24/10 R, ZIP 2011, 1972 = ZInsO 2011, 1982.

pfändbar.[134] Andererseits bleibt offen, ob Rentenzahlungen der Versorgungswerke grundsätzlich als Arbeitseinkommen i. S. d. § 850c ZPO zu behandeln sind und daher nur nach Maßgabe der §§ 850a bis 850c ZPO pfändbar bleiben. In der vorerwähnten Entscheidung des BGH blieb dieses bezeichnenderweise offen.[135]

2. Pfändungsschutz (§ 850 ZPO) der Zahlungen für ärztliche Leistung durch die KV

323   Auch bezüglich der durch die KV gezahlten ärztlichen Leistungen gilt ein gewisser Schutz. So hat das LSG Niedersachsen-Bremen mit Beschluss vom 8.10.2009[136] entschieden, dass solche Zahlungen grundsätzlich dem **Pfändungsschutz für Arbeitseinkommen des § 850 ZPO** unterliegen. Dies gilt jedenfalls dann, wenn die Arbeitstätigkeit den Arzt vollständig oder zu einem wesentlichen Teil in Anspruch nimmt. Dieser Auffassung steht das LSG NRW ablehnend gegenüber. Mit Urteil vom 24.4.2012[137] hat es die Frage unter Hinweis auf seine abweichende Rechtsansicht jedoch offengelassen.

3. Beiträge zur berufsständischen Versorgung als Masseverbindlichkeiten

324   Da der Insolvenzverwalter Treuhandvermögen verwaltet und dieses mehren soll, aber nicht durch scheinbar „verlorene" Beitragszahlungen in eine Rentenkasse schmälern darf, ist die Behandlung der laufenden Versorgungsabgaben vor Renteneintritt an das berufsständische Versorgungswerk (die jeweilige Ärzteversorgung) konfliktträchtig. Der insolvente Schuldner und die durch den Insolvenzverwalter vertretene Gläubigergesamtheit verfolgen unterschiedliche Interessen: Der Schuldner hat ein vitales Interesse daran, dass die Beiträge regelmäßig und in der festgesetzten Höhe an das Versorgungswerk gezahlt werden, damit er – entschuldet – im Alter ungekürzte Rente erhält. Der Insolvenzverwalter hingegen möchte im Interesse aller Gläubiger jegliche Masseschmälerung vermeiden. Dies gilt vor allem dann, wenn der Schuldner im Insolvenzverfahren nicht ordnungsgemäß mitwirkt (wie es in der Praxis mitunter geschieht) und Erlöse aus ärztlicher Tätigkeit an der Masse vorbei vereinnahmt werden (was ebenfalls immer wieder zu beobachten ist). Die Veranlagung zum Versorgungswerk erfolgt aber anhand der tatsächlich erzielten Einkünfte des Schuldners. Insoweit drängt sich hier die Frage auf, ob es sich bei den Beiträgen zur Ärzteversorgung stets um Masseverbindlichkeiten i. S. d. § 55 InsO handelt, der Insolvenzverwalter somit gehalten ist, die Beiträge aus der Masse zu zahlen (sofern eine ausreichende Insolvenzmasse existiert).

---

134) BGH, Beschl. v. 25.8.2004 – IXa ZB 271/03, ZVI 2004, 673 = WM 2004, 2316 ff.

135) BGH, Beschl. v. 25.8.2004 – IXa ZB 271/03, ZVI 2004, 673 = WM 2004, 2316 ff.

136) LSG Niedersachsen-Bremen, Beschl. V. 8.10.2009 – L 3 KA 60/09 B ER = BeckRS 2012, 71818.

137) LSG NRW, Urt. v. 25.4.2012 – L 11 KA 67/10 = ZInsO 2012, 1903 ff.

Die verwaltungsgerichtliche Rechtsprechung bejaht die Einordnung der vor- **325** genannten **Beiträge zum Versorgungswerk** als **Masseverbindlichkeiten** i. S. d. § 55 InsO.[138] Sofern die Gläubiger der Fortführung der Arztpraxis des Schuldners nach Verfahrenseröffnung zustimmen, gelangen sie in den Genuss der eingehenden Honorare zur Massemehrung. Der Insolvenzverwalter und damit die Gläubiger könnten die ärztliche Tätigkeit auch aus der Masse freigeben, womit der Arzt (wieder) allein über seine Praxis verfügen könnte. Im Gegenzug müssen die Gläubiger dann auch hinnehmen, dass durch die Praxisfortführung entstehende Forderungen Dritter (z. B. des Fiskus etc.) aus der Insolvenzmasse vorweg beglichen werden. Da das Recht zur Verwaltung der massebefangenen Vermögenswerte mit Eröffnung des Insolvenzverfahrens auf den Insolvenzverwalter übergeht, ist dieser auch der richtige Adressat der belastenden Veranlagungsbescheide.[139]

Nach Ansicht des OVG NRW (und auch der Vorinstanz) greift der geschil- **326** derte Grundsatz allerdings nur, sofern keine anderslautende Entscheidung auf Antrag nach § 36 Abs. 1 Satz 2 InsO i. V. m. § 850i ZPO vorliegt.[140]

Grundsätzlich sieht die ZPO (automatischen) Pfändungsschutz nur für Ar- **327** beitseinkommen vor (§ 850 ff. ZPO, insbesondere § 850c ZPO). Ein selbstständiger Arzt bezieht indes grundsätzlich[141] kein Arbeitseinkommen i. S. d. Vorschriften. Seine Einkünfte unterliegen daher grundsätzlich in voller Höhe der Pfändung. Der Gesetzgeber eröffnet jedoch über einen Antrag nach § 850i ZPO für den Arzt die Möglichkeit, einen Antrag mit dem Ziel zu stellen, ihm während eines angemessenen Zeitraums so viel zu belassen, als ihm nach freier Schätzung des Gerichts verbleiben würde, wenn sein Einkommen aus laufendem Arbeits- oder Dienstlohn bestünde.

Das Gericht ist folglich gehalten, eine Abwägung der Gesamtumstände des **328** Einzelfalls vorzunehmen und einen (Sockel-)Betrag festzusetzen der dem Schuldner monatlich verbleiben soll. Es orientiert sich hierbei an den für Arbeitseinkommen geltenden Pfändungsschutzvorschriften (insbesondere § 850c ZPO). Bei der Ermittlung der pfändbaren Einkünfte eines selbstständigen Freiberuflers sind nach der Entscheidung des BGH vom 24.7.2008[142] auch Beiträge zum berufsständischen Versorgungswerk in der Höhe abzugsfähig, in der für einen Arbeitnehmer, bezogen auf ein entsprechendes Einkommen, Beiträge zur gesetzlichen Rentenversicherung abzuführen wären.[143]

---

138) U. a. VG Weimar, Urt. v. 4.7.2005 – 8 K 6361/04; VG Magdeburg, Urt. v. 26.2.2009 – 3 A 332/06.
139) Siehe u. a. BayVGH, Beschl. v. 28.11.2005 – 9 ZB 04.3254, NVwZ-RR 2006, 550 f.
140) VG Düsseldorf, Urt. v. 3.5.2010; OVG NRW, Beschl. v. 28.9.2011 – 17 A 1258/10, BeckRS 2011, 54828.
141) Ausnahme siehe Rn. 323.
142) BGH, Urt. v. 24.7.2008 – VII ZB 34/08, ZfIR 2008, 744 (LS) = BGH, NZ Bau 2008, 720 ff. (Entscheidung betrifft Architekten).
143) BGH, NZ Bau 2008, 720, 720.

329 Der Antrag auf Festsetzung eines pfändungsfreien Betrages ist gemäß § 36 Abs. 4 InsO an das zuständige Insolvenzgericht zu richten. Soweit er in der Sache Erfolg hat, wird das Gericht beschließen, dass dem Schuldner ein monatlicher pfändbarer Betrag in Höhe „x" zu verbleiben hat. Dieser Beschluss ist für den Insolvenzverwalter bindend. Der festgesetzte Betrag unterliegt damit nicht mehr dem Insolvenzbeschlag (§ 36 InsO i. V. m. § 850i ZPO). Soweit die an das berufsständische Versorgungswerk zu entrichtenden Beiträge jedoch bei der Ermittlung des nach § 850i ZPO zu belassenden Betrages Berücksichtigung gefunden haben, entfällt deren Charakter als Masseverbindlichkeit. Denn sind die Beiträge bereits bei der Ermittlung des zu belassenden Betrages zu berücksichtigen, so können sie nicht erneut in Abzug gebracht werden, indem dem Insolvenzverwalter eine entsprechende Zahlungsverpflichtung aufgebürdet wird. Konsequenterweise ist Adressat der Veranlagungsbescheide der berufsständischen Versorgungseinrichtungen dann auch wieder der Schuldner und nicht mehr der Insolvenzverwalter.

330 Die Rechtsprechung des OVG NRW bietet keine Lösung für Fälle, in denen sich der **insolvente Arzt** dem Verfahren **verweigert** und insbesondere Einkünfte aus seiner ärztlichen Tätigkeit nicht an die Insolvenzmasse abführt. Diese Gefahr besteht insbesondere, wenn der Schuldner nicht in einer eigenen Praxis niedergelassen ist, sondern z. B. als Vertreter für Kollegen oder rein privatärztlich tätig wird. In dieser Konstellation besteht die Möglichkeit, dass der insolvente Arzt die Einnahmen aus seiner Tätigkeit selbst liquidiert und Einnahmen nicht an die Insolvenzmasse abführt, was in der Insolvenzpraxis ein zu beobachtendes „Phänomen" ist. Dennoch ist der Insolvenzverwalter gehalten, die Beiträge zum Versorgungswerk als Masseverbindlichkeiten aus der Insolvenzmasse (die z. B. aus der Verwertung von Vermögensgegenständen des Schuldners entsteht) zu begleichen. Das gilt allerdings nur bei massestarken Verfahren. Eine durchsetzbare Zahlungsverpflichtung besteht nicht (mehr), wenn die Masseunzulänglichkeit angezeigt wurde. Das führt zwar nicht zu einer Befreiung von der Verbindlichkeit, aber zu einer Änderung der Verteilungsfolge bei Masseinsuffizienz.

331 Für den Insolvenzverwalter ergeben sich hieraus dennoch Folgeprobleme. Selbst nach Anzeige der Masseunzulänglichkeit gemäß § 208 InsO bleibt er weiter zur Verwertung des Vermögens des Arztes verpflichtet. Wenn dieser weiterhin seiner selbstständigen Tätigkeit nachgeht, entstehen hierdurch sog. Neumasseverbindlichkeiten, die vorab zu berichtigen sind. Auch nach einer evtl. „Freigabe" der Arztpraxis und evtl. Masseunzulänglichkeit muss der Insolvenzverwalter die pfändungsfreien Beträge ermitteln und zur Masse ziehen; im Zweifel muss er von dem Arzt die Auskehrung der anteiligen Bezüge fordern, welche der Arzt u. U. ungeschmälert von seinem (neuen) Dienstherren oder Arbeitgeber bezogen hat. Der Einzug der pfändbaren Bestandteile ist auch liquiditätstechnisch notwendig, damit der Insolvenzverwalter die nach h. M. zwangsweise entstandenen Beiträge im Rang von Masseverbindlichkeiten an das Versorgungswerk entrichten kann. Diese Drucksituation ist im Hin-

blick auf eine potentielle Haftung des Verwalters nach § 61 InsO misslich. Denn hiernach haftet er grundsätzlich dann, wenn eine Masseverbindlichkeit nach Anzeige der Masseunzulänglichkeit nicht befriedigt werden kann. In einem solchen Fall kann und muss der Insolvenzverwalter sich allerdings mit § 36 Satz 2 InsO „verteidigen", weil er einerseits die unzureichende Masse nicht erkennen konnte und ihm andererseits die Masseverbindlichkeiten quasi zwangsweise auferlegt waren.

Eine Freigabe der ärztlichen Tätigkeit gemäß § 35 Abs. 2 InsO wird nicht immer möglich sein. Grundsätzlich kommt die Freigabe in Betracht, wenn feststeht, dass der Praxisbetrieb etwa defizitär wäre oder aber die Überschüsse aus der ärztlichen Tätigkeit so gering sind, dass sie in voller Höhe dem Arzt als Unterhalt zu gewähren sind. Jedenfalls ist eine Freigabe der Arztpraxis bei dem Risiko eines defizitären Betriebs oder der Nichteinbringung bestehender oder erwirtschafteter Forderungen zulässig und haftungsmäßig auch geboten. Bei regelmäßig zu erwartenden hohen und zudem gesicherten Einnahmen steht jedoch die Notwendigkeit der Sicherung pfändungsfreier Einnahmen und des neu erreichten Vermögens im Fokus des Verwalters; andernfalls vernachlässigte er seine Funktion als Treuhänder für die beteiligten Gläubiger, die von ihm Massesicherung und -mehrung erwarten. In der geschilderten Konstellation eines „nicht ganz aufrichtigen oder verlässlichen Arztes" ist aber schon die Überprüfung der Wirtschaftlichkeit der ärztlichen Tätigkeit faktisch nicht mit einem vertretbaren Aufwand möglich. Hierbei wird natürlich nicht verkannt, dass der schuldnerische Arzt in diesem Fall seine Auskunfts- und Mitwirkungspflichten in erheblichem Maße verletzt und damit Anhaltspunkte für die Versagung der Restschuldbefreiung gemäß § 290 Abs. 1 Nr. 5 InsO liefert. Dies allein hilft aber den Gläubigern, die vorrangig an einem Einzug der unter Umständen erheblichen Einnahmen aus ärztlicher Tätigkeit interessiert sind, nicht. **332**

Der Arzt wird in dem dargestellten Fall auch keinen Antrag nach § 36 InsO i. V. m. § 850i ZPO stellen. Der Insolvenzverwalter muss nach h. M. die Beiträge zum Versorgungswerk zahlen oder aber die Masseunzulänglichkeit anzeigen. Die Gläubiger haben nur die Möglichkeit, einen Antrag auf Versagung der Restschuldbefreiung zu stellen. Damit erreichen sie aber ihr Ziel der Verbesserung einer Quote nicht; allein der unredliche Arzt erhält u. U. das Privileg der Befreiung von seinen Verbindlichkeiten nicht. **333**

IV. Verwertung der Praxis und anderer Assets in Arztfällen

Gemäß § 80 Abs. 1 InsO geht mit der Eröffnung des Insolvenzverfahrens die **Verwaltungs-** und **Verfügungsbefugnis** auf den **Insolvenzverwalter** über. Vom Insolvenzbeschlag sind grundsätzlich das gesamte Vermögen und alle Wertgegenstände betroffen, die dem schuldnerischen Arzt zur Zeit der Eröffnung des Insolvenzverfahrens gehören und die er (zusätzlich) während des Verfahrens erlangt, § 35 Abs. 1 InsO. Somit unterliegt grundsätzlich so- **334** wohl das Privat- als auch das gesamte Praxisvermögen dem Beschlag und damit der Masse.[144] Der Insolvenzverwalter verwaltet und verwertet es.

335 Zur Klarstellung sei erwähnt, dass nicht nur Apparate und Anlagen, Geräte und Ausrüstungsgegenstände, Bedarfsmaterial, Verpackungen, Medikamente etc. vom **Insolvenzbeschlag** umfasst sind, sondern auch immaterielle Gegenstände, wie etwa Know-how und der Patientenstamm. Auch der Goodwill ist kein insolvenzfreies, höchstpersönliches Gut, sondern vom Insolvenzbeschlag umfasst und unterliegt damit der Verfügungsbefugnis des Insolvenzverwalters.[145] Patientenunterlagen dürfen allerdings nur mit deren Einwilligung einem Erwerber überlassen werden.[146]

336 Eine Arztpraxis kann verkauft werden. Der Kaufvertrag mit dem Insolvenzverwalter bietet für den Erwerber beachtliche Vorteile, allein schon wegen der beschränkten Haftung des Erwerbers für Altverbindlichkeiten. Denn nach der ständigen Rechtsprechung ist die Haftung des Erwerbers beim Unternehmenskauf aus der Insolvenz eingeschränkt:

- Bei dem Erwerb eines Unternehmens außerhalb der Insolvenz übernimmt der Erwerber nach § 613a BGB sämtliche Verbindlichkeiten gegenüber den auf ihn übergehenden Arbeitnehmern[147] einschließlich Pensionsverbindlichkeiten.[148] Beim Erwerb vom Insolvenzverwalter beschränkt sich die Haftung allerdings auf diejenigen Verbindlichkeiten, die nach der Eröffnung des Insolvenzverfahrens entstehen, also vor allem Vergütungsansprüche für nach der Insolvenzeröffnung erbrachte Arbeitsleistungen.[149] Zur Begründung führt das BAG (noch zur Konkursordnung) aus:

  „Wenn darüber hinaus die bei der Veräußerung eines Betriebes übernommene Belegschaft einen neuen zahlungskräftigen Haftungsschuldner für bereits entstandene Ansprüche erhielte, wäre sie im Vergleich zu anderen Gläubigern und vor allem auch gegenüber den ausgeschiedenen Arbeitnehmern unangemessen bevorzugt. Dieser Vorteil müßte von den übrigen Gläubigern insoweit finanziert werden, als der Betriebserwerber den Kaufpreis mit Rücksicht auf die übernommene Haftung mindern könnte. Eine so ungleiche Verteilung der Lasten wäre mit dem geltenden Konkursrecht nicht vereinbar. Deshalb ist davon auszugehen, daß § 613 a BGB bei einer Betriebsveräußerung im Konkurs insoweit

---

144) Mittlerweile ganz h. M. Uhlenbruck-InsO/*Hirte*, § 35 Rn. 276, MünchKomm-InsO/*Lwowski/Peters*, § 35 Rn. 507 m. w. N.

145) *Kluth*, NJW 2002, 186, 186, *Hess/Röpke*, NZI 2003, 233, 237.

146) Vgl. Münchener Empfehlungen zur Wahrung der ärztlichen Schweigepflicht bei Veräußerung einer Arztpraxis, MedR 1992, 207; siehe auch Rn. 382 ff.

147) § 613a Abs. 1 Satz 1 BGB; Ascheid/Preis/Schmidt/*Steffan*, KündigungsR, § 613a Rn. 80; MünchKomm-BGB/*Müller-Glöge*, § 613a Rn. 89; *Ott/Göpfert*, Unternehmenskauf aus der Insolvenz, S. 128 f.; *Windhöfel/Ziegenhagen/Denkhaus*, Unternehmenskauf in Krise und Insolvenz, S. 19 ff., *Morshäuser/Falkner*, NZG 2010, 881 ff.

148) ErfKomm/*Preis*, § 613a Rn. 73; Ascheid/Preis/Schmidt/*Steffan*, KündigungsR, § 613a Rn. 92; *Morshäuser/Falkner*, NZG 2010, 881 ff.

149) Siehe st. Rspr. seit BAG, Urt. v. 17.1.1980, AP BGB § 613a Nr. 18 = NJW 1980, 1124.

keine Geltung beansprucht, als bei Konkurseröffnung bereits entstandene Ansprüche abzuwickeln sind."

Hinsichtlich der angesprochenen Pensionsverbindlichkeiten ergibt sich ebenfalls eine Haftungserleichterung zugunsten des Erwerbers. Denn insoweit haftet er lediglich für diejenigen Anwartschaften, die in der Zeit ab Eröffnung des Insolvenzverfahrens entstehen.[150] Die bis zur Insolvenzeröffnung entstandenen Anwartschaften sind einfache Insolvenzforderungen. Für diese tritt – soweit die sonstigen Voraussetzungen erfüllt sind – der Pensionssicherungsverein ein.[151]

Nimmt ein Arbeitnehmer Altersteilzeit im sog. „*Blockmodell*" in Anspruch und hat er im Zeitpunkt der Insolvenzeröffnung die Arbeitsphase bereits beendet, haftet der Erwerber deshalb nicht für Ansprüche des Arbeitnehmers während der Freistellungsphase[152] Das Bundesarbeitsgericht stützt seine Rechtsprechung auf die Gleichbehandlung der Arbeitnehmer mit anderen ungesicherten Gläubigern. Der Pensionssicherungsfond trägt allerdings die Ansprüche (einschließlich gesetzlich unverfallbarer Anwartschaften), die sich auf den Zeitraum vor Eröffnung des Insolvenzverfahrens beziehen; der Erwerber haftet aber auch insoweit nicht für die Verbindlichkeiten.[153]

- Gemäß **§ 75 Abs. 1 AO** haftet der Erwerber eines Unternehmens bei einem Kauf außerhalb der Insolvenz für Betriebssteuern aus der Zeit vor dem Stichtag des Vertrages. § 75 Abs. 2 AO schafft für den Erwerber aus der Insolvenz ein Privileg und bestimmt, dass die Haftung für Steuern nicht bei einem Erwerb aus einer Insolvenzmasse gilt.[154]

- **§ 25 HGB** bestimmt eine Haftung des Erwerbers eines „lebenden" Unternehmens bei Fortführung der Firma (vorbehaltlich eines Haftungsausschlusses durch Eintragung im Handelsregister oder Information der Gläubiger) für alle Verbindlichkeiten des Unternehmens. Nach ständiger Rechtsprechung findet beim Erwerb des Unternehmens aus der Insolvenz § 25 HGB aber keine Anwendung.[155]

---

150) BAG, Urt. v. 22.12.2009 – 3 AZR 814/07, NZA 2010, 586.

151) BAG, Urt. v. 22.12.2009 – 3 AZR 814/07, NZA 2010, 586.

152) BAG, ZIP 2009, 682 = NZA 2009, 432, 434 f.; zu Pensionsanwartschaften: BAG, NZA-RR 2006, 373, 377.

153) Vgl. § 7 BetrAVG; BAG, NZA-RR 2006, 373, 377; NZA 1993, 20; NZA 1993, 643; vgl. auch Preis, § 613a Rn. 148; MünchKomm-BGB/*Müller-Glöge*, § 613a Rn. 181; *Ott/ Göpfert*, Unternehmenskauf aus der Insolvenz, S. 205 f.; *Morshäuser/Falkner*, NZG 2010, 881 ff.

154) *Ott/Göpfert*, Unternehmenskauf aus der Insolvenz, S. 128; *Windhöfel/Ziegenhagen/ Denkhaus*, Unternehmenskauf in Krise und Insolvenz, S. 18; *Morshäuser/Falkner*, NZG 2010, 881 ff.

155) BGH, ZIP 2008, 2116 = NJW-RR 2009, 820.

- Jedoch ist zu betonen, dass **Umweltrisiken und -haftungen** nicht ausgeschlossen sind, somit in allen Fällen auf den Erwerber übergehen, mit und ohne Insolvenzverfahren. Solche Risiken müssen daher bei der Kaufpreisfindung berücksichtigt werden. Es empfiehlt sich, mit dem Insolvenzverwalter einen *„Sondertopf Altlasten"* oder eine örtlich wie zeitlich beschränkte Freistellung von solchen Risiken zu verhandeln.[156]

1. Unpfändbarkeit der kassenärztlichen Zulassung und des Vertragsarztsitzes

337 Im Fall eines Arztes sind die mit seiner Ausbildung und fachlichen Kompetenz zusammenhängenden Rechte nicht „sonderrechtsfähig". Die **Zulassung** und der **Vertragsarztsitz** bzw. das Recht auf dessen Verlegung können als **höchstpersönliche Rechte** nicht Gegenstand der Masse sein und damit auch nicht von einem Verwalter verkauft werden:[157]

338 Denn – so der BGH bereits zur Konkursordnung –

> „die Zulassung als Vertragsarzt stellt sich als Zuerkennung einer öffentlich-rechtlichen Berechtigung durch Stellen staatlicher Verwaltung, nämlich der Zulassungs- und Berufungsausschüsse (§§ 96, 97 SGB V), dar. [...] Die Zulassung setzt eine Reihe von Qualifikationen voraus, die in der Person des Arztes erfüllt sein müssen [und] ist daher untrennbar mit der Person des Berechtigten verbunden. Als solchermaßen ausgestaltete öffentlich-rechtliche Berechtigung ist die Zulassung als Vertragsarzt ebenso wenig übertragbar oder pfändbar wie etwa der Status als Rechtsanwalt (im Ergebnis ebenso Schick, NJW 1990, 2359, 2361). Als öffentlich-rechtliche Berechtigung kann die Zulassung bei Vermögensverfall des Vertragsarztes nicht in die Konkursmasse fallen mit der Folge, dass der Konkursverwalter über sie verfügen und sie verwerten könnte. [...] Nichts anderes gilt für das Recht auf Verlegung des Vertragsarztsitzes und für die Befugnis, die erforderliche Genehmigung zu beantragen. Sie kann aus den dargestellten Gründen ebenfalls nicht mit der Konkurseröffnung auf den Konkursverwalter übergehen. Wäre dies der Fall, so könnte der Konkursverwalter durch seine Handlungen dem Vertragsarzt jede Möglichkeit nehmen, weiterhin eine Vertragsarztpraxis zu betreiben und von seiner Zulassung Gebrauch zu machen. Indem er die mit der Gemeinschaftspraxis zusammenhängenden privatrechtlichen Vermögenswerte abwickelt, nimmt er ihm die Möglichkeit, die Praxis am bisherigen Ort weiterzuführen. Würde er zudem einen Antrag auf Verlegung der Praxis verhindern können, wäre dem Vertragsarzt eine Weiterführung auch an jedem anderen Ort verwehrt. Damit ergäbe sich für den Arzt ein faktisches Ende seines Vertragsarztsitzes und seiner Zulassung, ohne daß sich ein entsprechender Tatbestand den Regelungen der § 95 Abs. 6 und 7 SGB V, § 27, § 28 Ärzte-ZV entnehmen ließe."

339 Grundsätzlich kann gemäß den §§ 857 Abs. 3 ZPO, 36 Abs. 1 Satz 1 InsO auch ein unveräußerliches Recht Gegenstand der Masse sein. Voraussetzung dafür ist aber, dass die Ausübung des Rechts einem anderen überlassen werden kann. Gerade dies trifft für die kassenärztliche Zulassung nicht zu. Die für

---

156) *Morshäuser/Falkner*, NZG 2010, 881 ff.
157) BSG, Urt. v. 10.5.2000 – B 6 KA 67/98 R = BeckRS 2000, 41267.

den Erhalt der Zulassung maßgeblichen Regelungen der §§ 20, 21 Ärzte-ZV knüpfen an die in der Person des Arztes liegenden Merkmale an und schließen die in Rede stehende Ausübungsüberlassung bereits ihrem Sinn und Zweck nach aus.[158] Dieses hat das Bundesverfassungsgericht mit Beschluss vom 22.3.2013 bestätigt. Die **kassenärztliche Zulassung** unterfällt als **höchstpersönliches Recht** auch dann nicht der Verwaltungs- und Verfügungsbefugnis des Insolvenzverwalters, wenn die Zulassung einem in der Rechtsform einer juristischen Person des Privatrechts betriebenen Medizinischem Versorgungszentrum erteilt wird.[159]

Aus insolvenzrechtlicher Sicht erschwert dieser Umstand regelmäßig die Verwertung der Praxis. Denn nur wenn die Arztpraxis in einem nicht zulassungsbeschränkten Planungsbereich liegt, kann ein identifizierter Nachfolger die Praxis unproblematisch übernehmen. Dem erwerbenden Arzt ist in diesem Fall durch den Zulassungsausschuss – soweit er die sonstigen Zulassungsvoraussetzungen erfüllt – zwingend eine Zulassung zu erteilen.   340

In der Alltagswirklichkeit sind jedoch viele Planungsbereiche aufgrund festgestellter Überversorgung gesperrt. Der Anspruch auf Erteilung einer Zulassung richtet sich damit nach § 103 Abs. 3a SGB V in der Neufassung durch das Gesetz zur Verbesserung der Versorgungsstrukturen in der gesetzlichen Krankenversicherung, kurz GKV-VStG, gültig ab 1.1.2013. Die Regelung betrifft die Frage, unter welchen Voraussetzungen in einem gesperrten Planungsbereich die Neubesetzung eines nach Beendigung der vertragsärztlichen Zulassung (durch Tod des Vertragsarztes, durch Verzichtserklärung oder durch Entziehung derselben) frei gewordenen Praxissitzes erfolgt.   341

Nach alter Rechtslage war der Zulassungsausschuss der jeweiligen Kassenärztlichen Vereinigung auf Antrag des bisherigen Vertragsarztes oder seiner Erben zur Durchführung eines Nachbesetzungsverfahrens verpflichtet. Dem Antragsteller stand ein gebundener Anspruch auf Durchführung eines Nachbesetzungsverfahrens zu. Zu den Kriterien der Bewerberauswahl zählten die berufliche Eignung, das Approbationsalter und die Dauer der ärztlichen Tätigkeit sowie die Bewerbung als Ehegatte, Lebenspartner oder Kind des bisher zugelassenen Vertragsarztes bzw. die Bewerbung als dessen bislang angestellter Arzt oder bisheriger Partner.   342

Die genannten bisherigen Auswahlkriterien im Rahmen eines durchzuführenden Nachbesetzungsverfahrens gelten auch künftig fort, sie werden allerdings durch § 103 Abs. 4 Satz 5 Nr. 4 und Nr. 7 SGB V n. F. erweitert. Bei der Auswahl der Bewerber ist nunmehr auch eine mindestens fünf Jahre dauernde   343

---

158) §§ 20, 21 Ärzte-ZV verlangen für den Erhalt der Zulassung bestimmte persönliche Merkmale, welche der Arzt (eben persönlich) erfüllen muss. Er kann diese ihm persönlich erteilte Zulassung daher nicht Dritten überlassen, weder durch Rechtsgeschäft (Kauf, Miete, Pacht, Leasing etc.), noch faktisch.
159) BVerfG, Beschl. v. 22.3.2013 – 1 BvR 791/12, ZIP 2013, 986 ff. = ZInsO 2013, 1028.

vertragsärztliche Tätigkeit in einem Gebiet, in dem der Landesausschuss das Bestehen von Unterversorgung festgestellt hat, zu berücksichtigen. Ebenso findet die Bereitschaft des Bewerbers Berücksichtigung, besondere Versorgungsbedürfnisse, die in der Ausschreibung der Kassenärztlichen Vereinigung definiert worden sind, zu erfüllen.

344 Seit dem 1.1.2013 hat der entscheidende Zulassungsausschuss zudem die Möglichkeit, sich gegen die Durchführung eines Nachbesetzungsverfahrens auszusprechen, wenn die Nachbesetzung des Praxissitzes aus Versorgungsgründen (überversorgtes Gebiet) nicht erforderlich ist (§ 103 Abs. 3a SGB V n. F.). Dabei wird dem Zulassungsausschuss ein Ermessenspielraum eingeräumt, der nur einer eingeschränkten gerichtlichen Kontrolle unterliegt. Grundlage seiner Entscheidung wird die neue Bedarfsplanung, welche der gemeinsame Bundesausschuss erarbeitet. Auch wirtschaftliche Gesichtspunkte, u. a. fortbestehende Verpflichtungen des abgebenden Vertragsarztes, sollen berücksichtigt werden.

345 Die Ablehnung der Durchführung eines Nachbesetzungsverfahrens ist jedoch ausgeschlossen, wenn der Bewerber Ehegatte, Lebenspartner oder Kind des bisherigen Vertragsarztes ist. Für eine Kontinuität in einer Familienpraxis ist damit gesorgt. Gleiches gilt, wenn die Praxis durch den bisher angestellten Arzt oder den bisherigen Partner fortgeführt werden soll, ebenso, wenn der ausscheidende Arzt in einer Berufsausübungsgemeinschaft tätig war, welche durch die Ablehnung der Nachbesetzung benachteiligt wäre.

346 Gegen die Ablehnung des Nachbesetzungsverfahrens kann sich der Antragsteller mit der Verpflichtungsklage gerichtlich zur Wehr setzen. Die Durchführung des Vorverfahrens ist nach § 103 Abs. 3a Satz 5, 6 SGB V n. F. nicht erforderlich.

347 Allerdings setzt die Nachbesetzung einer Praxis immer auch deren „Fortführungsfähigkeit" voraus. Diese ist im Falle der Durchführung eines streitigen Gerichtsverfahrens schon deshalb fraglich, da zwischen dem Ablehnungsbescheid und dem Abschluss des Rechtsmittelverfahrens i. d. R. ein erheblicher Zeitraum liegt. Es ist daher ratsam, die Verzichtserklärung gegenüber dem Zulassungsausschuss nur unter der aufschiebenden Bedingung der Durchführung eines Nachbesetzungsverfahrens abzugeben.

348 Bei rechtskräftiger Ablehnung des Nachbesetzungsverfahrens ist die jeweilige Kassenärztliche Vereinigung zum Kauf des Praxissitzes verpflichtet. Als Entschädigung zahlt sie dem ausscheidenden Vertragsarzt oder dessen Erben eine Abfindung in Höhe des Verkehrswertes seiner Praxis. Die Bewertung des Verkehrswertes erfolgt auf Grundlage des Gesamtwertes der Praxis einschließlich des privatärztlichen Anteils unter Zugrundelegung der anerkannten Bewertungsgrundsätze[160]. Die Festsetzung des Praxiswertes ist gerichtlich über-

---

160) Siehe Rn. 490 ff.

prüfbar. Im Streitfall wird das entscheidende Gericht ein Sachverständigengutachten einholen müssen, um den ortsüblichen angemessenen Praxiswert gutachterlich ermitteln zu lassen. Nachteile für den ausscheidenden Vertragsarzt oder dessen Erben können sich durch die Ablehnung dann ergeben, wenn ein Verkauf über dem Verkehrswert möglich gewesen wäre. Vorteile zeigen sich hingegen, wenn keine Interessenten für eine Nachfolge vorhanden sind.

Auch der Vertragssitz des Kassenarztes wird vor dem Hintergrund des § 103   **349**
Abs. 4 Satz 1 SGB V nicht als Vermögensrecht eingestuft. Die dort geregelte Befugnis, nach dem Tod des Arztes über den Vertragssitz zu verfügen, steht nicht den Erben des Arztes sondern der KV zu.[161]

Die vorstehenden Ausführungen gelten für die Zulassung eines niedergelassenen Kassenarztes. Handelt es sich bei der Insolvenzschuldnerin um eine Berufsausübungsgemeinschaft (BAG) oder ein Medizinisches Versorgungszentrum (MVZ), ergeben sich hieraus weitere Fragen hinsichtlich der Verwertbarkeit der Zulassung.[162]

a) Berufsausübungsgemeinschaft (BAG)

Im Grundsatz gilt, dass die Eröffnung eines Insolvenzverfahrens über das Ver-   **350**
mögen einer Berufsausübungsgemeinschaft (BAG) den Bestand der vorhandenen Zulassung(en) unberührt lässt. Eine Verwertung dieser kommt daher zumindest in den Fällen nicht in Betracht, in denen die Gesellschafter selbst Inhaber der Zulassung sind. Denn insoweit sind die vorangegangenen Ausführungen übertragbar. Als höchstpersönliches Recht unterfällt die Zulassung nicht dem Insolvenzbeschlag.

Fraglich ist jedoch, ob von diesem Grundsatz jedenfalls dann abzuweichen   **351**
ist, wenn der Vertragsarztsitz vertraglich an die BAG gebunden ist.[163] Dies ist nach Ansicht des BGH möglich, wenn der Gesellschaftsvertrag zum einen entsprechende Regelungen vorsieht und zum anderen die Klausel nicht sittenwidrig ist. Sittenwidrig ist sie jedenfalls dann nicht, wenn der betreffende Inhaber erst seit Kurzem in der Praxis tätig ist und die Vertragsarztzulassung erhalten hat, ohne hierfür Kapital in die Gesellschaft einzulegen.

Die Verwertung sieht sich jedoch auch dann, wenn die vorliegenden Kriterien   **352**
erfüllt sind, also eine beanstandungsfreie Bindung vorliegt, rechtlichen Bedenken ausgesetzt. Generell sehen die in den Verträgen vereinbarten Klauseln vor, dass der Inhaber der Zulassung nur dann verpflichtet ist, einen Antrag auf Ausschreibung der Zulassung zu stellen, wenn er aus der Praxis ausscheidet. Soweit der betreffende Arzt nur auf Probe eingestellt ist, steht es dem Insolvenzverwalter frei, das Vertragsverhältnis ordentlich zu kündigen, somit

---

161) LSG NRW, NJW 1997, 2477, 2478.
162) Siehe auch *Ziegler*, ZInsO 2014, 1577 ff.
163) Siehe Rn. 466 f.

ein Ausscheiden des Gesellschafters zu erreichen und alsdann den Vertrags-arztsitz unter Hinweis auf die vertraglichen Regelungen zur Ausschreibung zu bringen. Anders dürfte sich die Situation indes darstellen, soweit der Arzt nicht bereit ist, freiwillig aus der BAG auszuscheiden und zudem keine ver-traglichen Regelungen existieren, die dem Insolvenzverwalter eine Kündigung erlauben. Denn dann liegt bereits das Ausscheiden als Grundvoraussetzung der Klausel nicht vor. Das weitere Verfahren kann damit erst gar nicht in Gang gesetzt werden. Insoweit hat sich der Vertragsarzt nicht damit einver-standen erklärt, dass seine Zulassung ihm ohne Grund entzogen werden könnte. Dies stünde im Übrigen (in gesperrten Planungsbereichen) einem faktischen Berufsverbot gleich.

b) Medizinisches Versorgungszentrum (MVZ)

353 Wie oben bereits dargestellt,[164] sind Medizinische Versorgungszentren (MVZ) sowohl in der Form eines „Vertragsarzt-MVZ" als auch eines Angestellten-MVZ" anzutreffen. Bei einem Vertragsarzt-MVZ sind ausschließlich Vertrags-ärzte tätig. Daher verfügen sowohl diese als auch die Trägergesellschaft des MVZ über eigene Zulassungen. Solange die Vertragsärzte im MVZ beschäf-tigt sind, wird ihre Zulassung allerdings von der Zulassung des MVZ überla-gert[165]. Nach Beendigung der Trägergesellschaft leben die Zulassungen wieder auf. Der Insolvenzverwalter hat damit hierauf keinen Zugriff.[166]

354 Anders stellt sich die Rechtslage dar, soweit das MVZ als „Angestellten-MVZ" betrieben wird. In diesem Fall verfügt grundsätzlich nur das MVZ selbst über eine Vertragsarztzulassung. Nach dem GKV-Versorgungsstruk-turgesetz zum 1.1.2012/1.1.2013 eröffnen § 95 Abs. 9b SGB V, 32b Abs. 5 Ärzte-ZV inzwischen jedoch die Möglichkeit, auf Antrag des anstellenden Vertragsarztes eine genehmigte Anstellung vom Zulassungsausschuss in eine Zulassung umzuwandeln, sofern der Umfang der Tätigkeit des angestellten Arztes einem ganzen oder halben Versorgungsauftrag entspricht. Aufgrund der Verweisung in § 95 Abs. 2 Satz 8 Hs. 2 SGB V i. V. m. § 103 Abs. 4b Satz 4 SGB V ist diese Regelung auch auf Vertragsarztstellen in MVZ anzu-wenden. Dem Wortlaut des Gesetzes nach könnte sich zum Zwecke der Sa-nierung daher folgendes Vorgehen anbieten:

355 Der Insolvenzverwalter über das Vermögen des MVZ beantragt bei dem Zu-lassungsausschuss die Rückumwandlung der Stelle des angestellten Arztes in eine Zulassung und stellt keinen Antrag auf Durchführung des Nachbeset-zungsverfahrens. Der angestellte Arzt wird damit Inhaber dieser Zulassung. Dem Antrag ist durch den Zulassungsausschuss zu entsprechen. Ein Ermes-sensspielraum besteht nicht. Zeitgleich verzichtet der angestellte Arzt auf die

---

164) Siehe Rn. 12 f.
165) ZInsO 2014, 1577, 1581 m. w. N.
166) ZInsO 2014, 1577, 1581 m. w. N.

so erhaltene Zulassung (§ 103 Abs. 4a Satz 1 SGB V) zugunsten einer Anstellung in einem neu gegründeten MVZ, einer Auffanggesellschaft nach Insolvenz. Der angestellte Arzt sollte seinen angestrebten Verzicht dabei unter der aufschiebenden Bedingung der Bestandskraft der Rückumwandlung stellen.[167]

So naheliegend und sinnvoll die beschriebene Vorgehensweise auch scheinen **356** mag, so fraglich ist deren tatsächliche Zulässigkeit. Insbesondere in der Rechtsprechung des BSG sind restriktive Tendenzen mit der Bestrebung zu erkennen, eine Kommerzialisierung und damit einen Konzessionshandel auszuschließen.[168] Wie das BSG eine entsprechende Konstellation letztendlich rechtlich beurteilen würde, ist bislang nicht abschließend abzusehen. Festzuhalten bleibt jedenfalls, dass der Gesetzgeber mit Einführung der Möglichkeit der Rückumwandlung den vorbeschriebenen Weg erst eröffnet hat. Ob eine Ausnutzung dieser Möglichkeit im Rahmen der Sanierung nicht der gesetzgeberischen Intention entspricht, ist offen. Vor einem entsprechenden Vorgehen wird es sich für den Insolvenzverwalter anbieten, in Kontakt mit dem Zulassungsausschuss zu treten und die dortige Ansicht abzufragen. Dieses entspräche etwa dem Antrag auf „verbindliche Auskunft" in einem Steuerrechtsfall durch die Finanzverwaltung. Erst wenn der Zulassungsausschuss Zustimmung signalisiert oder – besser – schriftlich bestätigt, kann mit der Umsetzung begonnen werden. Eine Umsetzung gegen die Ansicht des Ausschusses dürfte jedenfalls im Insolvenzverfahren nicht angezeigt sein. Denn hierdurch litte die Transaktionssicherheit". Im Gegenteil, es käme u. U. zu einer Verzögerung des Gesamtverfahrens, die für die Sanierung schädlich wäre.

2. Sonstige unpfändbare Gegenstände des Arztes und seiner Praxis

Unpfändbare Gegenstände, wie etwa der übliche Hausstand, bleiben auch in **357** Arztfällen unpfändbar. Denn ein allumfassender Insolvenzbeschlag kollidierte mit den Pfändungsschutzvorschriften im Insolvenzverfahren. Daher gehören gemäß § 36 Abs. 1 InsO diejenigen Gegenstände nicht zur Insolvenzmasse, die nicht der Zwangsvollstreckung unterliegen. Dies gilt sowohl für das Privat- als auch für das Praxisvermögen. Konkreter Anwendungsfall sind die Pfändungsschutzvorschriften des § 811 Abs. 1 ZPO.

Besondere Bedeutung haben § 811 Abs. 1 Nr. 5 ZPO und § 811 Abs. 1 Nr. 7 **358** ZPO. Gemäß Nr. 5 der Regelung sind bei Personen, die aus ihrer körperlichen und geistigen Arbeit oder persönlichen Leistung einen Erwerb ziehen, die zur Fortsetzung dieser Tätigkeit erforderlichen Gegenstände der Pfändung nicht unterworfen. Nach Nr. 7 sind die zur Berufsausübung erforderlichen Gegenstände einschließlich angemessener Bekleidung gleichsam vom Pfändungsschutz umfasst. § 811 Abs. 1 Nr. 7 ZPO konkretisiert den Pfän-

---

167) ZInsO 2014, 1577, 1582.
168) BSG Urt. v. 20.3.2013 – B 6 KA 19/12 R, BSG Urt. v. 11.12.2013 – B 9 KA 49/12.

dungsschutz nach § 811 Nr. 5 ZPO hinsichtlich der Dienstkleidungsstücke und Dienstausrüstungsgegenstände für bestimmte Berufsgruppen, explizit auch für Ärzte, und ist somit die speziellere Vorschrift.[169] Gleichwohl gelten hinsichtlich ihres personellen und sachlichen Geltungsbereichs die zu Nr. 5 entwickelten Grundsätze.[170]

359 Dem Pfändungsschutz unterliegen damit insbesondere die **Arztkleidung** und die **Ausstattung der Arztpraxis** sowie die erforderliche **Fachliteratur und Computerausstattung.**[171] Ob dies auch für den Pkw des Arztes gilt, wird uneinheitlich bewertet. Die überwiegende Literatur und Teile der Rechtsprechung sprechen sich für die Unpfändbarkeit des Pkw des Hausarztes aus, den der Arzt regelmäßig für Hausbesuche verwendet.[172] Anderes soll für Fachärzte, wie Hautärzte, Radiologen, Orthopäden oder Zahnärzte gelten, die in Notfällen auch auf öffentliche Verkehrsmittel oder ein Taxi zurückgreifen könnten. Nach Ansicht des FG Bremen träfe dies auch für den Hausarzt zu.[173] Diese Wertung dürfte mit der Realität und der zunehmenden Mobilität der Gesellschaft nicht mehr in Einklang zu bringen sein. Der Arzt dürfte sich daher auch bei nicht berufsbedingter Dauernutzung seines PKW auf die Unpfändbarkeit desselben berufen können.

360 Selbstständige Bedeutung hat Nr. 7 gegenüber Nr. 5 lediglich im Hinblick auf die **Austauschpfändung** nach § 811a ZPO. Danach kann die Pfändung einer grundsätzlich unpfändbaren Sache insbesondere dann zugelassen werden, wenn der Gläubiger dem Schuldner vor der Wegnahme der Sache ein Ersatzstück, das dem geschützten Verwendungszweck genügt, oder den zur Beschaffung eines solchen Ersatzstückes erforderlichen Geldbetrag überlässt. Im Unterschied zu den gemäß § 811 Abs. 1 Nr. 5 ZPO unpfändbaren Gegenständen ist eine Austauschpfändung im Falle des § 811 Abs. 1 Nr. 7 ZPO ausgeschlossen. Die Regeln über die Austauschpfändung finden auch im Insolvenzverfahren entsprechende Anwendung.[174]

361 Exemplarisch sei in diesem Zusammenhang die Entscheidung des Amtsgerichts Köln vom 15.4.2003 zu einem Fall einer zwangsweisen Praxisschließung genannt.[175] Der Schuldner betrieb als niedergelassener Arzt eine internistische Praxis, in der sich neben verschiedenen Einrichtungsgegenständen und medizinischen Geräten auch die Krankenunterlagen befanden. In der Gläubigerversammlung wurde der Beschluss gefasst, dass die Praxis des Schuldners

---

169) Musielak-ZPO/*Becker*, § 811 Rn. 22.

170) Saenger-ZPO/*Kemper*, § 811 Rn. 27.

171) Saenger-ZPO/*Kemper*, § 811 Rn. 27; a. A. noch LG Frankfurt, DGVZ 94, 28.

172) AG Sinzig, NJW-RR 1987, 508; Musielak-ZPO/*Becker*, § 811 Rn. 22; *Pardey*, DGVZ 1987, 180.

173) FG Bremen, DGVZ 94, 14.

174) HambKomm-InsO/*Lüdtke*, § 36 Rn. 21 m. w. N.

175) AG Köln, Beschl. v. 15.4.2003 – 71 IN 25/02 mit Entscheidungsanmerkung *van Zwoll*, GesR, 2003, S. 331 ff.

fortgeführt werden sollte, soweit die Masseunzulänglichkeit innerhalb einer hierfür gesetzten Frist beseitigt werde, anderenfalls die Praxis zu schließen sei. Da der schuldnerische Arzt unter Missachtung des Beschlusses der Gläubigerversammlung die Praxis weiterführte, ließ sich der Insolvenzverwalter im Wege der Zwangsvollstreckung durch das Insolvenzgericht in den Besitz der Praxisräume einweisen und verwehrte dem Arzt seit diesem Zeitpunkt den Zutritt. Letzterer legte gegen die Art und Weise der Zwangsvollstreckung das Rechtsmittel der Erinnerung ein. Der Arzt stellte den Antrag, die Zwangsvollstreckung aus dem Insolvenzeröffnungsbeschluss, soweit sie die Herausgabe der in den Praxisräumen des Schuldners befindlichen Einrichtungsgegenstände sowie Unterlagen betrifft, für unzulässig zu erklären und den Insolvenzverwalter zu verpflichten, die bezeichneten Gegenstände und Unterlagen an ihn herauszugeben.

Der Arzt vertrat die Auffassung, der Insolvenzverwalter sei nicht berechtigt **362** gewesen, die in den Praxisräumen befindlichen Gegenstände in Besitz zu nehmen und zu verwerten. Die Gegenstände seien nicht Bestandteil der Insolvenzmasse, weil sie gemäß § 811 I Nr. 5 ZPO der Pfändung nicht unterlägen. Sämtliche Gegenstände benötige er zur Fortsetzung seiner Erwerbstätigkeit. Gleiches gelte für die vertraulichen Patientendaten in den enthaltenen Krankenunterlagen.

Das AG Köln gab dem Arzt Recht. Das Pfändungsverbot des § 811 Abs. 1 **363** Nr. 5 ZPO finde auch dann Anwendung, wenn die Gläubigerversammlung beschlossen habe, die Praxis des Schuldners stillzulegen.

> „Dem Schuldner bleibt es auch in einem Insolvenzverfahren unbenommen, selbst zu entscheiden, wie er seine Arbeitskraft einsetzen will. Denn es entspricht nahezu einhelliger Auffassung in Rechtsprechung und Literatur, dass die Arbeitskraft des Schuldners nicht zur Insolvenzmasse gehört. Dementsprechend müssen dem Schuldner solche Gegenstände belassen werden, die er benötigt, um seine Arbeitsleistung zu realisieren. Dies gilt umso mehr, wenn der Schuldner einen Antrag auf Erteilung der Restschuldbefreiung gestellt hat. Denn in diesem Fall kann er die – im Rahmen einer Einzelzwangsvollstreckung – gemäß § 811 I Nr. 5 ZPO unpfändbaren Gegenstände einsetzen, um auch während der restlichen Laufzeit der Abtretungserklärung seine Gläubiger aus den Erlösen der Erwerbstätigkeit zu befriedigen."

Mit dieser Entscheidung überlagert das Amtsgericht Köln die Kompetenzen **364** und Möglichkeiten des Insolvenzverwalters nach § 80 InsO durch die Pfändungsschutzvorschriften des § 811 Abs. 1 Nr. 5 und Nr. 7 ZPO. Der Besitz des Schuldners und die Gebrauchsmöglichkeit werden demnach in besonderem Maße geschützt. Eine Verwertung der Praxisgegenstände wird im Grunde nie möglich, wenn der Arzt faktisch weiterwirkt, erlaubt oder unerlaubt. Die zitierte Entscheidung unterliegt heftiger Kritik, da sie die Möglichkeiten und Kompetenzen des Insolvenzverwalters faktisch aushebelt. Wenn dieser gerade die Praxis und damit das wesentliche Asset nicht einsetzen kann, weil es unpfändbar sein soll, ist eine Fortführung der Praxis per se gefährdet. Immerhin könnte der Insolvenzverwalter theoretisch die Praxis mit einem angestellten (externen) Arzt temporär fortführen. Ohne Fortführung gelingt aber regelmäßig auch keine Sanierung und auch keine Übertragung. Insofern sollte dem Verwalter zumindest temporär die Fortführung der Praxis auch unter Einsatz grundsätzlich unpfändbarer Assets möglich sein, vor allem wenn man bedenkt, dass durch eine Fortführung in der Regel keine Substanz verbraucht wird. Um einen Substanzverzehr auszuschließen, dürfte eine Fortführung für das laufende und das Folgequartal zulässig, aber auch geboten sein. Eine solche Lösung erscheint sachgerecht und auch angemessen, unabhängig von der Profession des betreffenden Arztes.

3. Patientenunterlagen und Stammdaten des Arztes als Asset

365 **Patientenunterlagen** sind vom Insolvenzbeschlag erfasst. Die Pfändungsschutzvorschriften des § 811 Abs. 1 Nr. 5 und Nr. 7 ZPO umspannen nur notwendige Einrichtungsgegenstände,[176] Patientenunterlagen umfasst die Norm nicht. Vielmehr handelt es sich hierbei um Geschäftsbücher des Schuldners i. S. d. §§ 811 Abs. 1 Nr. 11 ZPO i. V. m. 36 Abs. 1 Satz 1 InsO,[177] welche grundsätzlich dem Pfändungsschutz unterfallen. Im Gegensatz zur Einzelzwangsvollstreckung enthält § 36 Abs. 2 Nr. 1 InsO für die Geschäftsbücher des Insolvenzschuldners aber eine Ausnahme, wonach Patientenunterlagen an sich dem Pfändungsschutz nicht unterliegen. Denn der Arzt soll zwar seine Praxis führen, nicht jedoch einen wesentlichen Vermögenswert den Gläubigern vorenthalten können.[178] Im Übrigen wird der Insolvenzverwalter nur nach Einsichtnahme in die Patientenunterlagen in der Lage sein, über die Fortführbarkeit der Praxis zu entscheiden.[179] Die vorliegenden Ausführungen gelten selbstredend nur für fortgeführte Praxen. Sollte eine Praxisfortführung von dem Arzt nicht gewünscht sein, greifen auch Pfändungsschutzvorschriften nicht.

366 Bis dahin gilt jedoch der Grundsatz, dass dem Insolvenzverwalter die für die Durchsetzung privatärztlicher Honorarforderungen erforderlichen Daten, über die Personen der Patienten als Drittschuldner, nebst Forderungshöhe mitzuteilen sind. Das gilt für alle Fachbereiche.[180] Der Fall des Allgemeinen Arztes im Insolvenzverfahren wird daher ebenso behandelt wie der Fall des Fach-

---

176) BGH, Urt. v. 18.12.1954 – II ZR 76/54, BGHZ 16, 71; BFH, Urt. v. 22.3.1994 – VII R 58/93, ZIP 1994, 1283; AG Köln, Beschl. v. 15.4.2003 – 71 IN 25/02 mit Entscheidungsanmerkung *van Zwoll*, GesR, 2003, S. 331 ff.; *Vallender* in: Festschrift Metzeler, S. 21, 26 m. w. N.

177) OLG Frankfurt, InVo 2000, 424, 426.

178) *Vallender*, in: Festschrift Metzeler, S. 21, 26, 27, unentschieden hingegen AG Köln, Beschl. v. 15.4.2003 – 71 IN 25/02 mit Entscheidungsannmerkung *van Zwoll*, GesR, 2003, S. 331 ff.

179) *Grau*, Die Insolvenz des selbstständigen Freiberuflers aus der Sicht des Verwalters, S. 33.

180) BGH, ZIP 2009, 976 = NJW 2009, 1603 = ArztR 2009, 212, dazu EWiR 2009, 391 *(Deckenbrock/Fleckner)*; vgl. *Spickhoff*, NJW 2011, 1651 ff., 1658.

arztes für Psychiatrie, Psychotherapie und Psychoanalyse, obwohl gerade dort die Patientendaten besonders sensibel sind. Insofern geht das Insolvenzrecht dem Berufsrecht mitsamt den Regeln zur Vertraulichkeit vor, und zwar auch für die Verwertung der Assets.

Ergänzend seien der Datenschutz und die ärztliche Schweigepflicht aus § 9 **367** MBO-Ä betont. Die Verwertung einer Patientenkartei in der Praxis unterliegt dem Vorbehalt der Zustimmung der betroffenen Patienten. Die ärztliche Schweigepflicht verbietet eine Verwertung ohne Zustimmung der Berechtigten. Verstöße gegen dieses Verbot sind strafbewehrt, § 203 StGB. Verträge, die dieses Verbot verletzen und damit das informelle Selbstbestimmungsrecht des Patienten tangieren, sind gemäß § 134 BGB i. V. m. Art. 2 Abs. 1 GG und § 203 StGB nichtig.[181] Die Patientenunterlagen dürfen daher nur mit Einwilligung der Patienten dem Insolvenzverwalter überlassen und durch diesen verwertet werden. Anderenfalls stünde dem Insolvenzverwalter eine weitreichendere Verfügungsbefugnis als dem ursprünglich solventen Praxisinhaber zu. Denn auch diesem bliebe die Verwertung der Patientenunterlagen ohne die erforderliche Zustimmung verwehrt.[182] Rechtsgrundlage für die Schweigepflicht des Arztes ist § 9 MBO-Ä in der Fassung der Berufsordnung der jeweiligen Landesärztekammer.[183] Hinzunehmen bleibt in diesem Zusammenhang, dass das Zustimmungserfordernis sich unter Umständen nachteilig auf die Verwertung der Praxis auswirken kann. Fällt die Einverständnisquote gering aus, so ist die Realisierung des Praxiswertes nahezu ausgeschlossen.[184]

Die teilweise vertretene Ansicht, wonach die ärztliche Geheimhaltungspflicht **368** generell die Verwertung und wirtschaftliche Nutzung der Patientenunterlagen sowie der freiberuflichen Praxis insgesamt ausschließt,[185] ist mittlerweile überholt. Zu Recht wird betont, dass das dem Arzt entgegengebrachte Vertrauen der Patienten keinen Einfluss auf die Veräußerbarkeit der Praxis hat, sondern nur ihren Wert bestimmt.[186]

Einer zusätzlichen Zustimmung des Insolvenzschuldners bedarf es zur Veräußerung der Patientenunterlagen (wie auch der Praxis insgesamt) im Übrigen nicht. Die gegenteilige Ansicht verweist auf das persönliche Vertrauensverhältnis des Arztes zu seinen Patienten und folgert daraus, ihm allein stünde die Entscheidungsbefugnis über die Veräußerung des Patientenstammes zu.[187] Das überzeugt nicht. Zwar bleibt dem Arzt auch nach Eintritt des Vermögensverfalls die ärztliche Berufszulassung erhalten, sodass die Weiterführung

181) *Vallender*, in: Metzeler, S. 21, 36; *Kluth*, NJW 2002, 186, 186; *Bange*, ZInsO 2006, 362, 364 m. w. N.
182) *Hess/Röpke*, NZI 2003, 233, 237.
183) Kommentar zur Musterberufsordnung der deutschen Ärzte (MBO-Ä), § 9 Rn. 3.
184) Vertiefend dazu *Kluth*, NJW 2002, 186, 187 m. w. N.
185) *Jaeger/Henckel*, KO, § 1 Rn. 12.
186) MünchKomm-InsO/*Peters*, § 35 Rn. 509.
187) HK-*Eickmann*, InsO, § 35 Rn. 28; Nerlich/Römermann/*Andres*, InsO, § 35 Rn. 73.

der Praxis durchaus in seinem Interesse liegt. Entsprechend dem informellen Selbstbestimmungsrecht des Patienten steht es aber ausschließlich in dessen Ermessen, ob und wem er seine Akte anvertraut.[188] Für die Veräußerbarkeit des Patientenstammes – auch trotz fehlender Einwilligung des Praxisinhabers – spricht ebenfalls das Interesse der Insolvenzgläubiger an einer umfassenden Verwertung des schuldnerischen Vermögens.[189] Ohne Auswirkung bleibt ein entgegenstehender Wille des Praxisinhabers jedoch nicht. Auch wenn die fehlende Zustimmung des Schuldners beim Praxisverkauf rechtlich unberücksichtigt bleibt, kann sie den Kaufpreis unter Umständen nachteilig beeinflussen.[190]

4. Pfändungsschutzkonto – „P-Konto" gemäß § 850k ZPO

370 Beträge auf einem sog. „P-Konto" (Pfändungsschutzkonto) sind grundsätzlich in Höhe des Sockelfreibetrages (derzeit 1.073,88 €[191]) unpfändbar und stehen damit zur freien Verfügung des schuldnerischen Arztes. Eine automatische Berücksichtigung von ggf. bestehenden Unterhaltspflichten erfolgt nicht. Soweit er die Erhöhung der Pfändungsfreigrenzen begehrt, ist es ihm jedoch unbenommen, eine Bescheinigung des Arbeitgebers, der Familienkasse, des Sozialleistungsträgers oder einer geeigneten Person oder Stelle i. S. v. § 305 Abs. 1 Nr. 1 der Insolvenzordnung beizubringen, die nachweist, dass das Guthaben (aufgrund bestehender Unterhaltspflichten) nicht von der Pfändung erfasst ist, § 850k Abs. 5 Satz 2 ZPO. Soweit der Schuldner andere Gründe geltend machen will, die die Festsetzung eines abweichenden Pfändungsfreibetrages rechtfertigen, steht ihm der Antrag nach § 850k Abs. 4 ZPO offen.

371 Der schuldnerische Arzt kann somit stets monatlich bis zur Höhe seines individuellen pfändungsfreien Betrages verfügen. Nicht ausgeschöpfte Beträge kann er in den nächsten Monat übertragen und damit pfändungsfrei erhalten.[192] Das „Abschöpfen" dieser stehengelassenen Beträge muss dann allerdings binnen Monatsfrist erfolgen. Wartet der Arzt länger zu und übersteigt das Guthaben auf dem Konto zum Ende des zweiten Monats den pfändungsfreien Betrag, so wird die Spitze pfändbar. Zu berücksichtigen ist jedoch, dass Verfügungen im zweiten Monat immer zuerst aus dem stehengelassenen Betrag erfolgen, dieser damit also als verbraucht gilt.

Beispiel:

Angenommen, dem Arzt steht ein pfändungsfreier Betrag von 1.400,00 € monatlich zu. Dies ist auch der Betrag, der monatlich eingenommen wird.

In Monat 1 gehen 1.400,00 € auf dem Konto ein. Der Arzt verfügt indes nur über einen Betrag von 1.000,00 €. 400,00 € bleiben damit stehen.

---

188) *Kluth*, NJW 2002, 186, 186.
189) MünchKomm-InsO/*Peters*, § 35 Rn. 156.
190) *Hess/Röpke*, NZI 2003, 233, 237.
191) BGBl. 2015 I S. 618.
192) BGH, Urt. v. 4.12.2014 – IX ZB 115/14, ZIP 2015, 2163 ff.

Nach Geldeingang in Monat 2 beträgt der Guthabenbestand des Kontos 1.800,00 €. Soweit keine Abhebungen erfolgen, wird der in Monat 1 stehengelassene Betrag in Höhe von 400,00 € ab Monat 3 pfändbar.

Hebt der Arzt hingegen erneut 1.000,00 € ab, stehen noch 800,00 € auf dem Konto. Da die abgehobenen 1.000,00 € zunächst auf den stehengelassenen Betrag angerechnet werden, sind die 400,00 € aus Monat 1 nunmehr verbraucht. Damit ist in Monat 3 zusätzlich zu dem Freibetrag in Höhe von 1.400,00 € ein weiterer Betrag in Höhe von 800,00 € nicht von der Pfändung erfasst.

Anders ist es bei sonstigen nicht pfändungsgeschützten Konten: Vermögen, 372 das der Schuldner nach der Verfahrenseröffnung aus pfändungsfreiem Arbeitseinkommen angespart und auf ein Konto eines Kreditinstituts eingezahlt hat, unterliegt dem Insolvenzbeschlag.[193]

Der Pfändungsschutz für sonstige Einkünfte erfasst alle eigenständig erwirt- 373 schafteten Einkünfte. Nach der Neufassung des § 850i ZPO kommt es nicht mehr darauf an, ob die Einkünfte auf persönlich geleisteten Arbeiten oder Diensten beruhen oder auf den Einsatz von Personal oder Kapital zurückgehen. Auch die Einkünfte aus sog. „kapitalistischer Tätigkeit" rechnen dazu, somit gilt das auch für Einkünfte aus Kapitalvermögen, aus Vermietung und Verpachtung, aus Werklohn und Verkauf von Gegenständen, allerdings nur, soweit die Einkünfte selbst erzielt wurden. Es kommt damit im Ergebnis darauf an, ob der Arzt die Einkünfte tatsächlich „selbst erzielt", also „eigenständig erwirtschaftet" hat.[194]

5. Katalog des § 811 ZPO – Unpfändbare Sachen

Unpfändbare Sachen können vom Insolvenzverwalter nicht verwertet werden. 374 Sie bleiben somit in der Hand und in der Verfügungsgewalt des Arztes. Zu den unpfändbaren Sachen i. S. d. § 811 ZPO gehören:

1. Die dem persönlichen Gebrauch oder dem Haushalt dienenden Sachen, insbesondere Kleidungsstücke, Wäsche, Betten, Haus- und Küchengerät, soweit der Schuldner ihrer zu einer seiner Berufstätigkeit und seiner Verschuldung angemessenen, bescheidenen Lebens- und Haushaltsführung bedarf. Ferner Gartenhäuser, Wohnlauben und ähnliche Wohnzwecken dienende Einrichtungen, die der Zwangsvollstreckung in das bewegliche Vermögen unterliegen und deren der Schuldner oder seine Familie zur ständigen Unterkunft bedarf.

2. Die für den Schuldner, seine Familie und seine Hausangehörigen, die ihm im Haushalt helfen, auf vier Wochen erforderlichen Nahrungs-, Feuerungs- und Beleuchtungsmittel oder, soweit für diesen Zeitraum solche

193) BGH, Beschl. v. 26.9.2013 – IX ZB 247/11, ZIP 2013, 2112 = ZVI 2013, 447.
194) BGH, Beschl. v. 26.6.2014 – IX ZB 88/13, ZIP 2014, 1542 = ZVI 2014, 416.

Vorräte nicht vorhanden und ihre Beschaffung auf anderem Wege nicht gesichert ist, der zur Beschaffung erforderliche Geldbetrag;

3. Kleintiere in beschränkter Zahl sowie eine Milchkuh oder nach Wahl des Schuldners statt einer solchen insgesamt zwei Schweine, Ziegen oder Schafe, wenn diese Tiere für die Ernährung des Schuldners, seiner Familie oder Hausangehörigen, die ihm im Haushalt, in der Landwirtschaft oder im Gewerbe helfen, erforderlich sind; ferner die zur Fütterung und zur Streu auf vier Wochen erforderlichen Vorräte oder, soweit solche Vorräte nicht vorhanden sind und ihre Beschaffung für diesen Zeitraum auf anderem Wege nicht gesichert ist, der zu ihrer Beschaffung erforderliche Geldbetrag;

4a. Bei Personen, die Landwirtschaft betreiben, das zum Wirtschaftsbetrieb erforderliche Gerät und Vieh nebst dem nötigen Dünger sowie die landwirtschaftlichen Erzeugnisse, soweit sie zur Sicherung des Unterhalts des Schuldners, seiner Familie und seiner Arbeitnehmer oder zur Fortführung der Wirtschaft bis zur nächsten Ernte gleicher oder ähnlicher Erzeugnisse erforderlich sind.

4b. Bei Arbeitnehmern in landwirtschaftlichen Betrieben die ihnen als Vergütung gelieferten Naturalien, soweit der Schuldner ihrer zu seinem und seiner Familie Unterhalt bedarf.

5. Bei Personen, die aus ihrer körperlichen oder geistigen Arbeit oder sonstigen persönlichen Leistungen ihren Erwerb ziehen, die zur Fortsetzung dieser Erwerbstätigkeit erforderlichen Gegenstände.

6. Bei den Witwen und minderjährigen Erben der unter Nummer 5 bezeichneten Personen, wenn sie die Erwerbstätigkeit für ihre Rechnung durch einen Stellvertreter fortführen, die zur Fortführung dieser Erwerbstätigkeit erforderlichen Gegenstände.

7. Dienstkleidungsstücke sowie Dienstausrüstungsgegenstände, soweit sie zum Gebrauch des Schuldners bestimmt sind, sowie bei Beamten, Geistlichen, Rechtsanwälten, Notaren, Ärzten und Hebammen die zur Ausübung des Berufes erforderlichen Gegenstände einschließlich angemessener Kleidung.

8. Bei Personen, die wiederkehrende Einkünfte der in den §§ 850 bis 850b dieses Gesetzes oder der in § 54 Abs. 3 bis 5 des Ersten Buches Sozialgesetzbuch bezeichneten Art oder laufende Kindergeldleistungen beziehen, ein Geldbetrag, der dem der Pfändung nicht unterworfenen Teil der Einkünfte für die Zeit von der Pfändung bis zu dem nächsten Zahlungstermin entspricht.

9. Die zum Betrieb einer Apotheke unentbehrlichen Geräte, Gefäße und Waren.

10. Die Bücher, die zum Gebrauch des Schuldners und seiner Familie in der Kirche oder Schule oder einer sonstigen Unterrichtsanstalt oder bei der häuslichen Andacht bestimmt sind.

11. Die in Gebrauch genommenen Haushaltungs- und Geschäftsbücher, die Familienpapiere sowie die Trauringe, Orden und Ehrenzeichen.

12. Künstliche Gliedmaßen, Brillen und andere wegen körperlicher Gebrechen notwendige Hilfsmittel, soweit diese Gegenstände zum Gebrauch des Schuldners und seiner Familie bestimmt sind.

13. Die zur unmittelbaren Verwendung für die Bestattung bestimmten Gegenstände.

Allerdings gibt es nach § 811 Abs. 2 ZPO Ausnahmen: Eine in Absatz 1 Nr. 1, 4, 5 bis 7 bezeichnete Sache kann gepfändet werden, wenn der Verkäufer wegen einer durch Eigentumsvorbehalt gesicherten Geldforderung aus ihrem Verkauf vollstreckt. Die Vereinbarung des Eigentumsvorbehaltes ist durch Urkunden nachzuweisen. Somit ist der Verkäufer wegen seines üblichen Eigentumsvorbehaltes geschützt. Außerhalb der gesetzlich normierten Fälle der Nrn. 1, 4, 5–7 findet § 811 Abs. 2 ZPO keine Anwendung, da der Gesetzgeber die Vorschrift bewusst auf einzelne Pfändungsverbote beschränkt hat.[195] Auch die Ausdehnung des Anwendungsbereichs auf anderes Gläubigereigentum, insbesondere Sicherungseigentum, scheidet aufgrund der klaren Intention des Gesetzgebers aus.[196]   **375**

Das Verbot der „Kahlpfändung" wird durch § 36 InsO (unpfändbare Gegenstände) zum Teil relativiert. Denn nach Abs. 2 gehören (dann doch) zur Insolvenzmasse: **376**

1. Die Geschäftsbücher des Schuldners; gesetzliche Pflichten zur Aufbewahrung von Unterlagen bleiben unberührt.

2. Die Sachen, die nach § 811 Abs. 1 Nr. 4 und 9 der ZPO nicht der Zwangsvollstreckung unterliegen.

Nach § 36 Abs. 3 InsO gehören zudem Sachen, die zum gewöhnlichen Hausrat gehören und im Haushalt des Schuldners gebraucht werden, nicht zur Insolvenzmasse, „wenn ohne Weiteres ersichtlich ist, dass durch ihre Verwertung nur ein Erlös erzielt werden würde, der zu dem Wert außer allem Verhältnis steht." Die zitierten Vorschriften setzen somit in (Gegen-) Ausnahmefällen die Interessen der Gläubigergesamtheit an einer Verwertung über die des betroffenen Schuldners, der die Gegenstände etwa für seinen Hof oder seine Apotheke einsetzt. Da die Abgrenzung in der Praxis mitunter schwierig und existenziell bedeutsam ist, entscheidet darüber, „ob ein Gegenstand nach den   **377**

---

195) MünchKomm-ZPO/*Gruber*, § 811 Rn. 54.
196) MünchKomm-ZPO/*Gruber*, § 811 Rn. 59.

in Absatz 1 Satz 2 genannten Vorschriften der Zwangsvollstreckung unterliegt", das Insolvenzgericht gemäß § 36 Abs. 4 InsO.

V. Aufbewahrung von Patientenunterlagen

378 Die Insolvenzordnung weist dem Insolvenzverwalter gemäß § 36 Abs. 2 Nr. 1 InsO die Pflicht zu, die Geschäftsbücher des Schuldners – im Fall des Arztes eben auch die Patientenunterlagen[197] – aufzubewahren. Die Aufbewahrungspflicht umfasst bestimmte Geschäftsunterlagen zu abgeschlossenen Geschäftsvorgängen für handelsrechtliche oder steuerrechtliche Zwecke, aber auch medizinische Zwecke, damit auf sie bei Bedarf zurückgegriffen werden kann, § 257 HGB, § 147 AO sowie § 14b UStG jeweils i. V. m. § 36 Abs. 2 Nr. 1 InsO. Insofern gilt eine Parallele zu branchen- oder anwendungsspezifischen Aufbewahrungspflichten für Dokumente in der öffentlichen Verwaltung, Pharmaforschung, Lebensmittel- und Pharmaproduktion, Krankenhäusern, Qualitätssicherung, Umweltschutz, Telekommunikation, Energieerzeugung, Bauwesen usw. Abgesehen von Ausnahmeregelungen betreffend Röntgenaufnahmen und Behandlungsunterlagen eines Krankenhauses oder sonstigen spezialgesetzlichen Regelungen, sind die Patientenunterlagen zehn Jahre aufzubewahren. Dieses hat geordnet zu geschehen. Alle Aufbewahrungsformen müssen medizinischen Standards und darüber hinaus den Grundsätzen ordnungsmäßiger Buchführung entsprechen. Zudem gelten die Regeln des Datenschutzes.

379 Die Musterberufsordnung für Ärzte sieht in § 10 Abs. 3 vor, dass ärztliche Aufzeichnungen für die Dauer von zehn Jahren nach Abschluss der Behandlung aufzubewahren sind, soweit nicht nach gesetzlichen Vorschriften eine längere Aufbewahrungspflicht besteht. Gleiches gilt nach den Regelungen über den Behandlungsvertrag (§ 630f Abs. 3 BGB). Mit Eröffnung des Insolvenzverfahrens geht die Verwaltungs- und Verfügungsbefugnis gemäß § 80 InsO und damit auch die Aufbewahrungspflicht auf den Insolvenzverwalter über.

380 Allerdings treffen den Verwalter nicht nur Aufbewahrungspflichten. Nach Inkrafttreten des Patientenrechtegesetzes am 26.2.2013 und der damit verbundenen Einführung der Regelungen über den Behandlungsvertrag sind die ehemals allein richterrechtlich herausgearbeiteten Patientenrechte kodifiziert worden. Der Gesetzgeber hat hierzu die §§ 630a ff. in das BGB eingefügt. Nach § 630g Abs. 1 BGB ist dem Patienten auf Verlangen unverzüglich Einsicht in die vollständige, ihn betreffende Patientenakte zu gewähren, soweit der Einsichtnahme nicht erhebliche therapeutische Gründe oder sonstige erhebliche Rechte Dritter entgegenstehen. Nach Eröffnung des Insolvenzverfahrens ist der richtige Adressat des Einsichtsgesuchs der Insolvenzverwalter.[198]

---

197) Uhlenbruck-InsO/*Hirte*, § 35 Rn. 280.
198) *Vallender*, NZI 2013, 1001, 1003.

Wenn die selbstständige Tätigkeit und somit die gesamte Arztpraxis inklusive 381 der Patientenunterlagen nach Eröffnung des Insolvenzverfahrens gemäß § 35 Abs. 2 InsO[199]) aus dem Insolvenzbeschlag freigegeben wird, erscheinen sowohl die Aufbewahrungspflicht als auch die Einsichtsgewährung klar. Dann verbleiben die Unterlagen dort, wo sie sich bereits im Zeitpunkt des Insolvenzantrages befanden, nämlich in der Praxis des behandelnden Arztes und unter dessen Aufsicht.

Probleme ergeben sich vor allem bei einem evtl. Verkauf der Arztpraxis an 382 einen Erwerber oder nach Einstellung des Betriebs: Im Fall des Verkaufs an einen Dritten hat der BGH mit Urteil vom 11.12.1991[200]) – unter Abweichung von seiner bisherigen Rechtsprechung – klargestellt, dass der Erwerber einer Arztpraxis nur dann auf Patientenunterlagen zugreifen darf, wenn der entsprechende Patient sein Einverständnis hierzu erteilt hat. Denn der Arzt sei gemäß § 203 StGB verpflichtet, seine Schweigepflicht zu wahren. Eine Verpflichtung, sämtliche Patientenunterlagen an einen Nachfolger herauszugeben, kollidiere jedoch mit dieser Schweigepflicht. Die Verpflichtung sei damit gemäß § 134 BGB wegen Verstoßes gegen ein gesetzliches Verbot nichtig.

Zudem hebt der BGH hervor, dass auch nicht von einer stillschweigenden 383 Einwilligung des Patienten ausgegangen werden könne. Denn es sei jedenfalls nicht die Aufgabe des Patienten, der unbefugten Weitergabe seiner Daten zu widersprechen. Es obliege vielmehr dem Arzt, *„die Zustimmung des Patienten zu einer solchen Weitergabe in eindeutiger und unmissverständlicher Weise einzuholen"*[201]) Hierauf könne nur dann verzichtet werden, *„wenn dieser* [Anm.: Der Patient] *seine Zustimmung durch schlüssiges Verhalten eindeutig zum Ausdruck bringt, insbesondere wenn der Patient sich auch dem Übernehmer zur ärztlichen Behandlung anvertraut".*[202])

Wegen des Datenschutzes und des Gebots zur Sicherung von Patientendaten 384 ist bei der Veräußerung an einen Nachfolger Vorsicht geboten. In der Praxis hat sich das sog. „Zwei-Schrank-Modell"[203]) etabliert. Der Veräußerer der Praxis vereinbart mit dem Erwerber einen Verwahrungsvertrag i. S. d. § 688 BGB. Die Unterlagen derjenigen Patienten, die keine Zustimmung zur Einsicht in ihre Daten erklärt haben, werden von dem Erwerber in einem zweiten Schrank, separiert von den übrigen Patientenunterlagen, aufbewahrt. Der erwerbende Arzt verpflichtet sich vertraglich, diese quasi „gesperrten" Unterlagen aufzubewahren aber hierin keine Einsicht zu nehmen. Diese Sperre gilt jedenfalls so lange, bis der Patient entweder ausdrücklich oder durch schlüssiges Verhalten seine Zustimmung zur Verwendung seiner Daten erteilt. Sobald die Zu-

---

199) Siehe hierzu Rn. 396.
200) BGH, Urt. v. 11.12.1991 – VIII ZR 4/91, NJW 1992, 737.
201) BGH, Urt. v. 11.12.1991 – VIII ZR 4/91, NJW 1992, 737, 739.
202) BGH, Urt. v. 11.12.1991 – VIII ZR 4/91, NJW 1992, 737, 740.
203) Münchener Empfehlungen zur Wahrung der ärztlichen Schweigepflicht bei Veräußerung einer Arztpraxis, MedR 1992, 207.

stimmung vorliegt, darf die Patientenakte in die eigene Kartei aufgenommen werden.

385 Neben den physisch vorhandenen Unterlagen gilt die vorstehende Regelung gleichfalls für elektronische Daten, die der Erwerber übernimmt. Er muss in jedem Fall gewährleisten, dass eine unbefugte Einsicht in die Daten nicht erfolgt. Dies wird in den allermeisten Fällen nur durch die Einrichtung zweier voneinander unabhängiger EDV-Systeme möglich sein.

386 Wird die Praxis unter Nichtberücksichtigung der vorstehenden Ausführungen verkauft, verpflichtet sich also der Verkäufer uneingeschränkt, die Patientenunterlagen ohne Zustimmung der Patienten zur Verfügung zu stellen, ist die entsprechende Vertragsklausel wegen Verstoßes gegen ein gesetzliches Verbot (hier: die ärztliche Schweigepflicht) gemäß § 134 BGB i. V. m. § 203 Abs. 1 StGB nichtig. Welche Rechtsfolge dies für den übrigen Vertrag hat, hängt von dessen Ausgestaltung ab. Selbst eine in demselben Vertrag vereinbarte Salvatorische Klausel, nach der der Vertrag „trotz der ungültigen Bestimmung im Übrigen seine Wirksamkeit behalten soll", kann ihre intendierte Wirkung verfehlen. So führt der BGH aus „Gesamtnichtigkeit trotz salvatorischer Klausel kommt insbesondere in Betracht, wenn nicht nur eine Nebenabrede (BGH, NJW 1994, 1651= LM H. 7/1994 § BGB § 139 BGB Nr. 81), sondern eine wesentliche Vertragsbestimmung unwirksam ist und durch die Teilnichtigkeit der Gesamtcharakter des Vertrages verändert würde"[204] Dies wäre beispielsweise dann der Fall, wenn der auf die Patientendaten entfallende Kaufpreis 50 % des Gesamtkaufpreises betragen würde. Die Übergabeverpflichtung aufgrund der nichtigen Klausel jedoch unwirksam wäre.

387 Lässt sich hingegen ein Verkauf der Praxis nicht realisieren und muss ihr Betrieb daher endgültig eingestellt werden, ergeben sich auch in diesem Zusammenhang beachtliche Schwierigkeiten. Allein bei dauerhaft sicherer Lagerung und Verwahrung in den Räumen der Praxis sind – vorerst – keine weiteren Maßnahmen erforderlich. Dauerhaft sicher dürfte eine Lagerung sein, wenn die Räume im Eigentum des Schuldners stehen und nicht kurzfristig durch den Insolvenzverwalter oder eine ggf. beteiligte Bank oder andere Gläubiger verwertet werden sollen oder können. Das ist jedoch eher die Ausnahme. Denn häufig stehen die Praxisräume nicht im Eigentum des schuldnerischen Arztes. Eigentümer ist meist der Vermieter. Nach Beendigung des Mietverhältnisses muss der Insolvenzverwalter für die anderweitige Aufbewahrung der Unterlagen Sorge tragen und hierzu geeignete Maßnahmen ergreifen. Die Sicherung und Aufbewahrung kann auf mehreren Wegen geschehen und wird in vielen Fällen vor allem auch davon abhängen, ob die Kosten aus der Insolvenzmasse gedeckt werden können:

1. Soweit der schuldnerische Arzt bereit ist, die Unterlagen in seinen Privaträumen aufzubewahren, steht einer solchen Vereinbarung nichts entgegen.

---

204) BGH, Urt. v. 11.10.1995 – VIII ZR 25/94, NJW 1996, 773, 774.

Die Unterlagen befinden sich weiterhin im Besitz desjenigen, der daten-schutzrechtlich zur Einsicht berechtigt ist und ggf. auch über Einsichts-gesuche der Patienten entscheiden kann. Insoweit ist niemand besser mit der Krankengeschichte der Patienten vertraut als der behandelnde Arzt. Hierfür kann ggf. auch eine Kostenerstattung vereinbart werden.

2. Kann oder will der schuldnerische Arzt die Unterlagen nicht aufbewah-ren, so besteht für den Insolvenzverwalter die Möglichkeit, diese in seinen eigenen Räumen (i.d.R. Kanzlei) einzulagern. Hierbei muss er sicherstel-len, dass niemand unbefugt auf die Unterlagen Zugriff nehmen kann. Auch er selbst ist nicht befugt, Einsicht zu nehmen. Ausnahmen sind nur dann zulässig, wenn die Interessen der Patienten an dem Schutz ihrer persönlichen Daten ausnahmsweise hinter den Interessen der Gläubiger-gesamtheit an einem ordnungsgemäßen Ablauf des Insolvenzverfahrens zurückstehen müssen. Dies ist beispielsweise dann der Fall, wenn der In-solvenzverwalter lediglich Zugriff auf Namen und Adressen der Patienten nimmt, um auf dieser Grundlage den Forderungseinzug zu betreiben.[205]

Problematisch erweisen sich allerdings eventuelle Einsichtsgesuche der Patienten. Da die Entscheidung hierüber immer auch eine medizinische Bewertung impliziert, ist der Insolvenzverwalter bereits rein fachlich nicht in der Lage, über eine entsprechende Anfrage zu entscheiden. Vielmehr kann und muss er sich der Hilfe des schuldnerischen Arztes oder eines anderen medizinischen Fachmanns bedienen.

3. Daneben besteht die Möglichkeit, die Patientenunterlagen durch Dritte einlagern zu lassen. Hierbei gelten die vorstehenden Ausführungen ana-log. Zum einen muss sichergestellt werden, dass kein unberechtigter Zugriff auf die Unterlagen erfolgt. Zum anderen ergeben sich gerade i. V. m. potenti-ellen Einsichtsgesuchen der Patienten weitere Fragen. Datenschutzrecht-lich ist bereits die Information, welche Patienten überhaupt in der schuld-nerischen Arztpraxis behandelt werden, geschützt. Das heißt, dass der Insolvenzverwalter ein System installieren muss, das sicherstellt, dass der Archivar nur auf anonymisierte Akten Zugriff nimmt. Dies kann beispiels-weise dadurch geschehen, dass den jeweiligen Patienten eine Nummer zugeteilt wird, mit der auch die zugehörige Akte beschriftet wird. Welche Nummer welchem Patienten zugeordnet ist, wird sodann auf einer Liste erfasst, die dem Dritten unbekannt ist. Sobald ein Patient ein Einsichts-gesuch stellt, teilt der Insolvenzverwalter dem verwahrenden Dritten die zugehörige Nummer mit und stellt die entsprechende Akte dem Patien-ten zur Verfügung.

Insbesondere die vorstehend unter Punkt 3. genannte Aufbewahrungsvarian-te kommt allerdings nur dann in Betracht, wenn die Insolvenzmasse ausreicht, **388**

---

205) BGH, Beschl. v. 5.2.2009 – IX ZB 85/08, NJW 2009,1603; LG Köln, Beschl. v. 17.2.2004 – 19 T 262/03, ZVI 2004, 193.

die Kosten der Aufbewahrung zu decken. In masseschwachen oder masselosen Insolvenzverfahren muss der Verwalter auf andere Maßnahmen zurückgreifen.

389 Zunächst wird der Insolvenzverwalter die Masseunzulänglichkeit gemäß § 208 InsO anzeigen. Er gibt damit zu verstehen, dass die Masse zwar ausreicht, um die Verfahrenskosten (§ 54 InsO) zu decken, die im Rahmen der Abwicklung anfallenden sonstigen Masseverbindlichkeiten (§ 55 InsO), wie eben die Kosten der Aktenaufbewahrung bei Dritten, allerdings nicht gedeckt werden können. Nach Anzeige der Masseunzulänglichkeit besteht die Pflicht des Verwalters zur Verwertung der Masse fort. Dies gilt mithin auch für die Pflicht der Aufbewahrung der Unterlagen. Die hierfür entstehenden Kosten sind Neumasseverbindlichkeiten und dürfen damit grundsätzlich vorrangig aus der Insolvenzmasse bedient werden. Reicht die vorhandene Masse dennoch nicht aus, die anfallenden Kosten zu decken, stellt sich für den Verwalter die Frage, welche Handlungsvarianten ihm offen stehen:

1. Zunächst besteht selbstverständlich auch im Fall der angezeigten Masseunzulänglichkeit die Möglichkeit, eine Vereinbarung mit dem Arzt (Schuldner) zu treffen, die vorsieht, dass dieser die Unterlagen privat einlagert. Eine Kostenerstattung kann – aufgrund der unzureichenden Masse – nicht gewährt werden. Die Bereitschaft des Arztes die Unterlagen zu übernehmen wird daher in den allermeisten Fällen gering sein.

2. Daneben stellt sich die grundsätzliche Frage, ob der Insolvenzverwalter berechtigt ist, die Patientenunterlagen aus dem Insolvenzbeschlag freizugeben. Eine solche Freigabe sieht sich jedoch ordnungs- sowie ggf. schadensersatzrechtlichen Bedenken ausgesetzt.[206] Zum einen drohen ordnungsbehördliche Maßnahmen, wenn die Patientenunterlagen nicht vor dem Zugriff Dritter geschützt werden. Entsprechende Grundverfügungen können gegen den Verwalter erlassen und ggf. im Wege der Ersatzvornahme durchgesetzt werden. Bei erfolgter Anzeige der Masseunzulänglichkeit sind die entstehenden Kosten aber nur im Rahmen der vorhandenen Masse zu ersetzen. Eine persönliche Haftung des Verwalters kommt nicht in Betracht, da jedenfalls keine Rechtshandlung i. S. d. § 61 InsO vorliegt. Allerdings können sich Ansprüche von Patienten ergeben, die aufgrund der durch den Verwalter nicht ordnungsgemäß verwahrten Unterlagen nicht mehr geltend gemacht werden können. Fraglich ist indes, ob dem Verwalter ein Schuldvorwurf gemacht werden kann.[207]

3. Grundsätzlich ist dem Verwalter zu empfehlen, das Insolvenzverfahren nach Anzeige der Masseunzulänglichkeit möglichst zeitnah vollständig abzuschließen. Denn mit Abschluss des Verfahrens erlangt der Schuldner seine Verwaltungs- und Verfügungsbefugnis zurück. Die Aufbewahrungspflicht des Insolvenzverwalters endet. Er hat die Unterlagen an den Arzt (Schuld-

---

206) *Vallender*, NZI 2013, 1001,1006.
207) Zu dem gesamten Komplex siehe *Vallender*, NZI 2013, 1001, 1006.

ner) herauszugeben. Dieser ist verpflichtet, sie entgegenzunehmen. Kommt er seiner Pflicht jedoch nicht nach, kann diese nicht durch Zwangsmaßnahmen durchgesetzt werden.[208] Um weiterhin entstehende Kosten dennoch zu vermeiden wird in der Literatur vorgeschlagen, das Finanzamt aufzufordern, den Schuldner unter Androhung von Zwangsmaßnahmen zur Erfüllung seiner steuerlichen Verpflichtungen i. S. d. § 147 AO anzuhalten. Hilft auch das nicht, soll der Verwalter nach Inkenntnissetzung der Staatsanwaltschaft berechtigt sein, die Unterlagen zu vernichten.[209]

Die vorstehenden Ausführungen sind selbstverständlich auch auf die Insolvenz einer BAG eines MVZ oder eines Krankenhausträgers in Form einer juristischen Person übertragbar. An die Stelle des Einzelarztes treten in diesem Fall die vertretungsberechtigten Organe der Gesellschaft bzw. die bestellten Liquidatoren.

VI. Freigabe der ärztlichen Praxis aus dem Insolvenzbeschlag

Die Massezugehörigkeit von Gegenständen gemäß § 80 InsO kann nachträg- 390
lich gelöst werden. Denn der Insolvenzverwalter hat die Möglichkeit, einen Massegegenstand aus dem Masseverband freizugeben. Durch die Freigabe der ärztlichen Praxis wird der Arzt wieder in die Lage versetzt, über einen Gegenstand zu disponieren, dazu im Einzelnen:

1. Echte und unechte Freigabe

Der Insolvenzverwalter hat die Möglichkeit, einen Massegegenstand und auch 391
die gesamte Arztpraxis aus dem Masseverband freizugeben und dem Arzt die Verfügungsbefugnis wieder zu verschaffen. Eine solche Freigabeerklärung wird als **echte Freigabe** bezeichnet und hat **konstitutive Wirkung**. Sie bezweckt die Befreiung der Masse von Masseverbindlichkeiten gemäß § 55 Abs. 1 InsO. Die Freigabe ist möglich und zulässig auf der Grundlage des § 80 Abs. 1 InsO. Sie ist jedenfalls dann zulässig und wirksam, wenn sie zum Zeitpunkt der Erklärung des Verwalters nicht offenkundig insolvenzzweckwidrig war.[210]

Adressat der Freigabeerklärung ist der Arzt oder sein gesetzlicher Vertreter.[211] 392
Das Amtsgericht sowie besonders beteiligte Gläubiger sind ergänzend zu informieren.

Demgegenüber hat eine **unechte Freigabe** lediglich **deklaratorischen Cha-** 393
rakter. Diese greift Platz, wenn ein Gegenstand tatsächlich nicht zur Masse gehört, solches aber den Anschein hat oder von Dritten suggeriert wird, und

208) Nerlich/Römermann/*Westphal*, InsO, § 200 Rn. 13; MünchKomm-InsO/*Hintzen*, § 200 Rn. 43.
209) Nerlich/Römermann/*Westphal*, InsO, § 200 Rn. 13; MünchKomm-InsO/*Hintzen*, § 200 Rn. 43.
210) BGH, Beschl. v. 3.4.2014 – IX ZA 5/14, NZI 2014, 501 ff.
211) HambKomm-InsO/*Lüdtke*, § 36 Rn. 66.

der Verwalter ihn konsequenterweise an den Berechtigten zurückgibt. Damit erfüllt der Verwalter einen Aussonderungsanspruch. Der Fall der unechten Freigabe bestätigt damit nur den Umstand, dass der Verwalter an einem Gegenstand, der eben nicht Masse darstellt, auch keine Rechte reklamieren kann.

2. Hauptanwendungsfall der Freigabe

394 Die echte Freigabe bietet sich an, wenn die Kosten für die Verwaltung und Verwertung des Gegenstandes den voraussichtlichen Verwertungserlös übersteigen werden und keine Möglichkeit besteht, die Mehrkosten über Einnahmesteigerungen oder Einsparungen auszugleichen, ebenso bei fehlender Kooperationsbereitschaft oder Unzuverlässigkeit des schuldnerischen Arztes.[212] Der Insolvenzverwalter kann somit die Arztpraxis freigeben, sodass der Arzt wieder selbst aktiv und unternehmerisch tätig werden kann, allerdings auch mit allen buchhalterischen und steuerlichen Pflichten. Ziel einer solchen Freigabe ist es, die Insolvenzmasse vor Haftungsrisiken zu schützen. Bei Insolvenzverfahren ohne jegliche Sanierungschancen bzw. bei drohenden erheblichen Verlusten bildet sie indes die Ausnahme. Hintergrund ist das in § 1 InsO niedergelegte vorrangige Ziel der bestmöglichen Masseverwertung zwecks maximaler Befriedigung der Gläubigeransprüche. Im Regelfall kommt bei fehlender Sanierungsmöglichkeit daher die Stilllegung und Liquidation der schuldnerischen Praxis in Betracht. Konsequenterweise ermöglicht der Gesetzgeber in § 22 Abs. 1 Satz 2 Nr. 2 InsO die Stilllegung bei drohender erheblicher Vermögensminderung sowie in den §§ 157, 158 InsO die Stilllegung aufgrund Gläubigerentscheidung.

395 Die **Besonderheit bei Ärzten**, Freiberuflern und vergleichbaren Selbstständigen resultiert einerseits aus der in Art. 12 GG geschützten Berufsfreiheit des Schuldners. Der Insolvenzverwalter ist nicht berechtigt, die Berufsausübung des Arztes zu untersagen.[213] Hinzu kommt andererseits, dass die Arbeitskraft des Arztes als solche vom Insolvenzbeschlag nicht umfasst ist, also auch nicht der Verfügungsbefugnis des Verwalters unterliegt. Dem Insolvenzverwalter verbleibt daher lediglich die Möglichkeit, weitere Masseschmälerung durch Freigabe der Praxis zu verhindern.

Übersicht: Freigabe von Massegegenständen

- Die Freigabe der Arztpraxis oder eines Massegegenstands ermöglicht den neuen Start in die Selbstständigkeit des Arztes.

- Die **echte Freigabe** hat konstitutive Wirkung – die Praxis bzw. der Gegenstand gehört nach Freigabeerklärung nicht mehr zur Masse

---

212) Uhlenbruck-InsO/*Uhlenbruck*, § 35 Rn. 74.
213) Zustimmend insbesondere *Sinz/Hiebert*, ZInsO 2012, 63, 63; *Berger*, ZInsO 2008, 1101; *Tetzlaff*, ZInsO 2005, 393.

- Durch eine „**modifizierte echte Freigabe**" können die Parteien zusätzlich eine Vereinbarung über die Höhe der vom Arzt an die Masse abzugebenden Beträge und sonstige Modalitäten treffen.

- Die **unechte Freigabe** hat lediglich deklaratorischen Charakter – der Gegenstand war nicht Massebestandteil, was der Verwalter bestätigt (deklariert).

Formulierungsbeispiel:

„Hiermit gebe ich als Insolvenzverwalter über das Vermögen des Arztes den Betrieb der Praxis inkl. sämtlicher Betriebs- und Geschäftsausstattung sowie Zubehör und Patientenstamm unter der Adresse Gesundheitsstraße 1 in 99999 Heilungsstadt aus dem Insolvenzbeschlag frei."

3. Sonderregelung zur Freigabe einer selbstständigen Tätigkeit gemäß §§ 35 Abs. 2, 3 InsO

Mit der Einführung des § 35 Abs. 2, Abs. 3 InsO durch das Gesetz zur Vereinfachung des Insolvenzverfahrens vom 13.4.2007 mit Wirkung zum 1.7.2007[214] **396** wurde die Freigabe einer selbstständigen Tätigkeit nunmehr gesetzlich verankert. Anwendung findet die Vorschrift auf Insolvenzverfahren, die nach dem 1.7.2007 eröffnet wurden (Art. 103c EGInsO). Mit der Neuregelung beabsichtigte der Normgeber zweierlei: Die **Förderung selbstständiger Erwerbstätigkeit** von Insolvenzschuldnern sowie den **Schutz vor Massegefährdung**.[215] Auch zuvor war nach herrschender Auffassung die Freigabe des Neuerwerbs eines selbstständig tätigen Insolvenzschuldners zulässig.[216] Abweichend von der bisherigen Rechtslage gehört jedoch der Neuerwerb, also Vermögenswerte, die der Schuldner nach Eröffnung des Insolvenzverfahrens erwirbt, zur Insolvenzmasse.[217] Zum Neuerwerb zählen in erster Linie das gemäß § 36 Abs. 1 InsO i. V. m. §§ 850 ff. ZPO pfändbare Arbeitseinkommen sowie Zuwendungen Dritter, etwa Schenkung, Erbschaft und Lottogewinn.[218] Einkünfte aus selbstständiger Tätigkeit werden nach Rechtsprechung des BGH in vollem Umfang und nicht lediglich in Höhe des nach Abzug der Ausgaben verbleibenden Gewinns vom Insolvenzbeschlag erfasst[219]. Die Erklärung der Freigabe durch den Insolvenzverwalter ist unmittelbar wirksam. Sie wird dem Schuldner zugestellt und dem Insolvenzgericht angezeigt. Ein etwaiger „kassierender" Beschluss der Gläubigerversammlung mit der Folge,

---

214) BGBl I S. 509.
215) RegE BT-Drucks. 16/32227, S. 11.
216) HambKomm-InsO/*Lüdtke*, § 35 Rn. 241.
217) BGHZ 192, 322 Rn. 28, ZIP 2012, 533 = ZVI 2012, 261, dazu EWiR 2012, 287 (*Henkel*); BGH, Urt. v. 18.4.2013, – IX ZR 165/12, NZI 2013, 641, Rn. 23; Andres/Leithaus/*Leithaus*, InsO, § 35 Rn. 11.
218) Andres/Leithaus/*Leithaus*, InsO, § 35 Rn. 11.
219) BGH, ZfIR 2003, 464 = NJW 2003, 2167; BGH, ZVI 2004, 518 = NZI 2004, 444, dazu EWiR 2004, 987 (*Hölzle*).

dass der Insolvenzverwalter die Praxis (wieder) für die Masse fortführen soll, wirkt erst ab Beschlussfassung, somit „ex nunc".[220]

397 Sofern der schuldnerische Arzt eine selbstständige Tätigkeit ausübt oder beabsichtigt, demnächst eine solche Tätigkeit auszuüben, hat der Insolvenzverwalter nunmehr gemäß § 35 Abs. 2 Satz 1 InsO ihm gegenüber zu erklären, ob Vermögen aus der selbstständigen Tätigkeit zur Insolvenzmasse gehört und ob Ansprüche aus dieser Tätigkeit im Insolvenzverfahren geltend gemacht werden können. Mit der Formulierung „hat" statuiert § 35 Abs. 2 InsO eine **Rechtspflicht des Insolvenzverwalters.** Die Entscheidung zwischen Praxisfortführung und Freigabe ist daher zwingend, insbesondere ist eine Duldung der selbstständigen Tätigkeit ohne veröffentlichte Erklärung über die haftungsrechtlichen Wirkungen der selbstständigen unternehmerischen Tätigkeit des Schuldners dem Verwalter nicht gestattet.[221] Da die Arbeitskraft des Arztes dem Insolvenzbeschlag nicht unterliegt, kann der Insolvenzverwalter die Verpflichtung nicht dadurch umgehen, dass er dem Arzt die Ausübung der selbstständigen Tätigkeit untersagt.

398 Wann eine Freigabeerklärung zu erfolgen hat, regelt das Gesetz nicht. Aus Sinn und Zweck des Insolvenzverfahrens wird aber deutlich, dass der Insolvenzverwalter seine Entscheidung wirtschaftlich fundiert abzuwägen hat. Die Massemehrung ist die Devise; Masseschmälerung ist zu verhindern. Bei der Abwägung sind Plan-Gewinn-und-Verlustrechnung und die tatsächlichen Verhältnisse sowie eine relative Planungssicherheit gegenüberzustellen. Die Erkenntnisse aus einem vorgelagerten Eröffnungsverfahren können hilfreich sein, um fundiert über die Freigabe der selbstständigen Tätigkeit des schuldnerischen Arztes entscheiden zu können. Es ist in jedem Einzelfall unter Berücksichtigung der individuellen Besonderheiten zu prüfen, ob eine Freigabe angemessen, massefördernd – jedenfalls nicht masseschädlich – und letztlich für die Gläubigergesamtheit vorteilhaft sein würde.

399 Schon die Notwendigkeit, die Sach- und Rechtslage vor Ort und Besonderheiten der ärztlichen Praxis eingehend zu untersuchen, bevor entschieden wird, steht einer vorschnellen Freigabe entgegen. Zögert der Verwalter seine Entscheidung jedoch ohne sachlichen Grund hinaus, kann dies unter Umständen eine Haftung des Insolvenzverwalters wegen schuldhafter Pflichtverletzung gemäß § 60 InsO begründen. Möglich ist die Erklärung angesichts des Gesetzeswortlauts *„beabsichtigt"* und *„demnächst"* bereits bei bekundeter Absicht des Schuldners, eine selbstständige Tätigkeit aufzunehmen, ohne dass konkrete Maßnahmen zur Aufnahme der Tätigkeit vorliegen müssen.[222]

400 Auch eine bestimmte Form für die gegenüber dem Arzt abzugebende Erklärung schreibt das Gesetz nicht vor. Aus Beweisgründen ist aber die Schrift-

---

220) BSG, Urt. v. 10.12.2014 – B 6 KA 45/13 R; statt vieler *Wimmer*-FK, InsO, § 35 Rn. 13d.
221) HambKomm-InsO/*Lüdtke*, § 35 Rn. 244.
222) *Holzer*, ZVI 2007, 289 ff., 290.

form sowie ein Zugangsnachweis zu raten.[223] Wegen der Anzeigepflicht des § 35 Abs. 3 Satz 1 InsO empfiehlt sich zusätzlich, eine Kopie des Schreibens an den schuldnerischen Arzt dem Insolvenzgericht vorzulegen. Aus der Erklärung sollte sich unmissverständlich ergeben, welche konkrete Tätigkeit der Masse entzogen wird.[224]

4. Inhalt der Freigabe einer selbstständigen Tätigkeit

Im Unterschied zur Freigabe auf Grundlage des § 80 Abs. 1 InsO richtet sich die **Freigabeerklärung** nach § 35 Abs. 2 InsO nicht auf einen bestimmten Einzelgegenstand, sondern auf eine **unbestimmte Rechtsgesamtheit**, namentlich auf den gesamten Neuerwerb des Arztes aus dessen selbstständiger unternehmerischer Tätigkeit.[225] Als *„haftungsrechtliche Gesamterklärung"*[226] lässt sich die Freigabe einer selbstständigen Tätigkeit daher nicht ohne Weiteres als echte Freigabe klassifizieren. Nach Auffassung des Gesetzgebers handelt es sich um eine der *„echten"* Freigabe *„ähnliche Erklärung"*.[227] Entscheidet sich der Insolvenzverwalter für die Freigabe nach § 35 Abs. 2 InsO beinhaltet sie eine *„Negativerklärung"* darüber, dass sämtlicher Neuerwerb aus der selbstständigen Tätigkeit des Arztes der Masse entzogen wird und diese für künftige aus der Tätigkeit entstandene Masseverbindlichkeiten nicht mehr haftet. Damit ist zugleich klargestellt, dass Vermögensgegenstände, die der Arzt nicht aus der selbstständigen Tätigkeit erwirbt – etwa auf Grund einer Schenkung oder Erbschaft – ungeachtet der Freigabe weiterhin zur Masse gehören. Gibt der Verwalter eine solche Erklärung nicht ab, duldet er die Tätigkeit des Arztes. Mit dieser – wenn auch konkludent abgegebenen – *„Positiverklärung"* bleibt die Massehaftung gänzlich unberührt (§ 55 Abs. 1 Nr. 1 InsO). Nach anderer Ansicht soll wegen der Pflicht zur Abgabe einer Erklärung eine Begründung von Masseverbindlichkeiten durch Unterlassen vorliegen, wenn der Insolvenzverwalter keine Erklärung abgibt, obwohl ihn der schuldnerische Arzt zur Abgabe einer Erklärung aufgefordert hat oder die Tätigkeit dem Insolvenzverwalter nachweisbar bekannt war.[228]

Die **Freigabeerklärung des Verwalters** ist inhaltlich nicht modifizierbar, sie ist bindend, daher **nicht anfechtbar** und **unwiderruflich**.[229] Ihre Aufhebung ist allein durch Anordnung der Unwirksamkeit nach § 35 Abs. 2 Satz 2 InsO möglich.[230]

401

402

---

223) *Holzer*, ZVI 2007, 289 ff., 290.
224) Braun-InsO/*Bäuerle*, § 35 Rn. 75.
225) HambKomm-InsO/*Lüdtke*, § 35 Rn. 254.
226) Vgl. *Berger*, ZInsO 2008, 1101, 1103 f.
227) Andres/Leithaus/*Leithaus*, InsO, § 35 Rn. 12.
228) Braun-Inso/*Bäuerle*, § 35 Rn. 73, zitierend *Pape*, NZI 2007, 481 ff., 482.
229) Beck/Depré-*Beck*, Praxis der Insolvenz, § 13 Rn. 102.
230) *Holzer*, ZVI 2007, 289 ff., 293.

5. Folgen der Freigabe einer selbstständigen Tätigkeit des Arztes

403 Zivilrechtlich wird zwischen Rechtsinhaberschaft und der Befugnis, über ein Recht zu verfügen, unterschieden. Dieses erklärt, warum die echte Freigabe keinen Vermögensrückerwerb des schuldnerischen Arztes auslöst. Der Arzt bleibt auch sonst ab Verfahrenseröffnung Inhaber der Massegegenstände. Die Freigabe führt mit Zugang der Erklärung bei dem Arzt jedoch zur Wiedererlangung der nach § 80 Abs. 1 InsO auf den Insolvenzverwalter übergegangenen Verfügungsbefugnis. Daneben bewirkt sie einerseits die Enthaftung der Insolvenzmasse für danach eingegangene Verbindlichkeiten; die aus der freigegebenen Tätigkeit resultierenden Ansprüche können im Insolvenzverfahren nicht mehr geltend gemacht werden.[231] Darüber hinaus fallen die aus der selbstständigen Tätigkeit neu erworbenen Gegenstände einschließlich ihrer Surrogate nicht in die Masse und sind demnach nicht vom Insolvenzbeschlag umfasst; der Grundsatz der weitreichenden Gläubigerbefriedigung ist dabei nicht verletzt, wenn die Freigabe nicht offenkundig insolvenzzweckwidrig war.[232]

404 Die Überführung des freigegeben Gegenstandes in das schuldnerische Vermögen wirkt nur für die Zukunft (ex nunc). Sofern also der Gegenstand bereits (titulierte) Masseverbindlichkeiten ausgelöst hat, bleiben diese auch nach Freigabe zulasten der Masse bestehen.[233] Anders entschied das OLG Stuttgart, wonach der Verwalter mit der Freigabe bereits entstandene Masseverbindlichkeiten nachträglich beseitigen könne.[234] Dagegen spricht indes die Systematik der §§ 103 ff. InsO. Sofern ein Vertrag nach Verfahrenseröffnung fortgeführt werden könne, die daraus resultierende Nebenpflichten aber nicht zu erfüllen wären, wäre der Vertragspartner gegenüber sonstigen Gläubigern benachteiligt, da er einerseits die Fortführung des Vertrages zur Anreicherung der Masse zu dulden hätte, ihm andererseits aber verwehrt wäre, Forderungen aus Nebenpflichten des Vertrages geltend zu machen.[235] Davon unberührt bleibt die Möglichkeit der Zwangsvollstreckung in das nunmehr insolvenzfreie Vermögen. Auch die Eröffnung eines weiteren Insolvenzverfahrens über dieses Vermögen kann u. U. zulässig sein.[236]

405 Die **Freigabe** nach § 35 Abs. 2 InsO erstreckt sich dabei nur auf die **selbstständige Tätigkeit**, nicht hingegen auf Sachen und sonstige Vermögensgegenstände, die der Arzt für die Ausübung selbiger benötigt.[237] Bezüglich

---

231) *Frege/Keller/Riedel*, Insolvenzrecht, Rn. 1338c.
232) BGH, Beschl. v. 3.4.2014 – IX ZA 5/14, NZI 2014, 501 ff.
233) BGH, ZIP 2006, 583 = ZVI 2006, 156 = ZinsO 2006, 326, dazu EWiR 2006, 311 (*Henkel*).
234) OLG Stuttgart, ZInsO 2005, 498 f.
235) BGH, ZIP 2006, 583 = ZVI 2006, 156 = WM 2006, 1496 ff.; MünchKomm-InsO/ *Peters*, § 35 Rn. 85.
236) Vgl. BGH, Beschl. v. 18.5.2004 – IX ZB 189/03, ZVI 2004, 518 = NZI 2004, 444.
237) HambKomm-InsO/*Lüdtke*, § 35 Rn. 261.

dieser kann allenfalls eine separate Freigabe erfolgen. Eine solche ist jedoch oftmals nicht gewollt und erübrigt sich auch regelmäßig dann, wenn die Vermögensgegenstände schon nach § 811 Abs. 1 Satz 5, 7 ZPO unpfändbar sind und damit gemäß § 36 Abs. 1 InsO nicht zur Insolvenzmasse gehören. Stellt der Arzt während des Verfahrens seine Tätigkeit ein, fallen diese Gegenstände nachträglich in den Insolvenzbeschlag.[238] Dies folgt aus der allgemeinen Regel des § 35 Abs. 1 InsO. Hiernach erfasst das Insolvenzverfahren u. a. das Vermögen, welches der schuldnerische Arzt während des Verfahrens erlangt.[239] Mit dem Wirksamwerden der Enthaftungserklärung des Insolvenzverwalters oder Treuhänders hinsichtlich der Wohnung des Schuldners (§ 109 Abs. 1 Satz 2 InsO) erlangt der Mieter die Verwaltungs- und Verfügungsbefugnis über das Mietvertragsverhältnis zurück. Insofern entfaltet die Enthaftungserklärung die gleiche Wirkung wie die Freigabeerklärung nach § 35 Abs. 2 InsO.[240]

Wegen der in § 35 Abs. 2 Satz 2 InsO normierten entsprechenden Anwend- **406** barkeit des § 295 Abs. 2 InsO ist der Arzt nach der Freigabe unter Berücksichtigung der Pfändungsfreigrenzen verpflichtet, denjenigen Betrag an die Masse abzuführen, der dem pfändbaren Einkommen entspricht, das er im Rahmen eines angemessenen Dienstverhältnisses etwa als Ober- oder Chefarzt in einem Krankenhaus nach seiner beruflichen Qualifikation erwirtschaften könnte.[241] Im Regelfall muss der Schuldner jährlich an die Masse abführen.[242] Nach der Novelle der InsO zum 1.7.2014 besteht gemäß § 287b InsO eine Auskunftspflicht des Schuldners zur Höhe des tatsächlichen Einkommens und zu seinen Bemühungen, eine andere (ggf. abhängige) Beschäftigung zu erlangen. Das hat der Insolvenzverwalter zu überprüfen.[243] Verletzt der schuldnerische Arzt seine Pflicht zur Abführung des pfändbaren fiktiven Nettoeinkommens nach § 295 Abs. 2 InsO, kann der Insolvenzverwalter den Anspruch der Masse beim zuständigen Prozessgericht (nicht Insolvenzgericht) einklagen.[244] Hätte der Schuldner ein höheres Einkommen erzielen können, liegt eine Obliegenheitsverletzung vor, die durch § 290 Abs. 1 Nr. 7 InsO durch die Gefahr der Versagung der Restschuldbefreiung sanktioniert werden kann.

---

238) HambKomm-InsO/*Lüdtke*, § 35 Rn. 261.

239) HambKomm-InsO/*Lüdtke*, § 35 Rn. 45.

240) BGH, Urt. v. 22.5.2014 – IX ZR 136/13, LG Berlin, ZIP 2014, 1341 = ZVI 2014, 342 = WM 2014, 1239 = ZfIR 2014, 573 (LS) = ZInsO 2014, 1272, dazu EWiR 2014, 453 *(Ahrendt/Pohlmann-Weide)*.

241) BGH, Urt. v. 13.3.2014 – IX ZR 43/12, ZVI 2014, 268 = NZI 2014, 461 ff., dazu EWiR 2014, 629 *(Wagner)*; Nerlich/Römermann/*Andres*, InsO, § 35 Rn. 118; nach gegenteiliger Auffassung soll das nur den pfändbaren Teil des tatsächlich erzielten Einkommens betreffen, so AG Wuppertal, ZInsO 2011, 2150; *Wischemeyer*, ZInsO 2010, 2068; BGH, Beschl. v. 13.6.2013 – IX ZR 38/10, WM 2013, 1612 ff.

242) BGH, Beschl. v. 19.7.2012 – IX ZB 188/09, ZInsO 2012, 1488, Rn. 14 ff.

243) Siehe auch *Sinz/Hiebert/Wegener*, Verbraucherinsolvenz, Rn. 929 ff.

244) BGH, Urt. v. 13.3.2014 – IX ZR 43/12, ZVI 2014, 268 = NZI 2014, 461 ff. (mit Anmerkung *Kluth*).

Der Gesetzgeber verfolgt mit der Freigabemöglichkeit das Ziel, eine anderenfalls bestehende Bevorzugung der Selbstständigen gegenüber den abhängig Beschäftigten zu vermeiden.[245] Die Freigabe stellt für den Arzt eine zusätzliche Motivation dar, seine Praxis engagiert im Insolvenzverfahren fortzuführen. Die Freigabe der selbstständigen Tätigkeit kann dann durchaus zur Folge haben, dass der Schuldner sogar höhere Einkünfte erzielt.[246]

407 Die Freigabe der Arztpraxis durch den Insolvenzverwalter verursacht in der Praxis eine finanzielle Mehrbelastung des dann frei agierenden Arztes. Denn die Freigabe führt zur Wiederherstellung der Wirksamkeit einer (alten) Vorausabtretung der Honorarforderungen des Arztes.[247] Das kann faktisch dazu führen, dass eine Fortführung der Praxis trotz Freigabe verhindert wird. Denn regelmäßig verfügt die Bank aus der Zeit vor Eröffnung des Insolvenzverfahrens über eine Zession der Forderungen des Arztes aus allen Verträgen; insbesondere sind der Bank die Honorare gegen die (Privat-)Patienten und die KV abgetreten. Diese Abtretung war gemäß § 91 Abs. 1 InsO während des Laufs des Insolvenzverfahrens und vor Freigabe unwirksam. Wenn der Insolvenzverwalter die Arztpraxis freigibt, kann – und wird – die Bank sich (wieder) an den Arzt wenden, die ursprüngliche Vorausabtretung beanspruchen und gegenüber der KV Zahlung an sich (als Zessionarin) verlangen. Die Honorare fließen damit nicht dem Arzt zu, der sie zur Finanzierung der Praxis benötigt, sondern der Bank, welche die Zuflüsse auf Altansprüche verrechnet. Diese Rechtsprechung privilegiert die Bank zulasten der anderen Gläubiger.

408 Ohne Änderung dieser Rechtslage durch den Gesetzgeber ist eine praktische Lösung ohne Hilfe Dritter kaum möglich. Der Arzt könnte zwar aus seinem pfändungsfreien Vermögen die Ansprüche der Bank tilgen, aber nur theoretisch. Denn regelmäßig wird der betroffene Arzt aus seinem beschränkten pfändungsfreien Vermögen die meist hohen Altforderungen der Bank nicht angemessen bedienen können. Schon die Zinsen dürften problematisch sein. Er wird gezwungen sein, seine Praxis trotz Freigabe wieder aufzugeben. Sofern die Bank auf ihrer historischen Vorausabtretung der Forderungen besteht und im konkreten Fall Zahlung an sich verlangt, gräbt sie dem Arzt die existentiell notwendige Liquidität ab. Um die zwangsläufige Einstellung der Praxis zu verhindern, gibt es nur die gemeinsame Fortführung der Praxis durch den Insolvenzverwalter und den Arzt im Verbund, und zwar solange, bis die Wohlverhaltensperiode verstrichen ist. Nach Ablauf derselben ist der redliche Arzt dann endgültig von Altverbindlichkeiten befreit – und damit auch von der historischen Vorausabtretung seiner Honorare, die er wieder allein einziehen kann. Ein Ausweg kann ein Vergleich mit einer – verständigen –

---

245) HambKomm-InsO/*Lüdtke*, § 35 Rn. 264 zitierend RegE BT-Drucks. 16/3227, S. 17.

246) Andres/Leithaus/*Leithaus*, InsO, § 35 Rn. 12.

247) BGH, Urt. v. 18.4.2013 – IX ZR 165/12, ZIP 2013, 1181 = ZVI 2013, 225 (m. Anm. *Lüdtke*, S. 228) = NZI 2013, 641, dazu EWiR 2013, 551 *(Hofmann)*.

Bank sein, welche die Ansprüche gegen einen geringen Betrag oder gegen eine Zahlung eines Dritten freigibt.

6. Freigabe und Dauerschuldverhältnisse

Die Erklärung des Insolvenzverwalters gegenüber einem Arzt, er gebe nach § 35 Abs. 2 InsO dessen berufliche Selbstständigkeit aus der Masse frei, bewirkt nach dem Urteil des BGH vom 9.2.2012, dass auch die **speziellen Dauerschuldverhältnisse** i. S. d. § 108 InsO, somit u. a. Mietverträge über Praxisräume und dergleichen, mit sofortiger Wirkung wieder allein auf den schuldnerischen Arzt zurückfallen. Die Insolvenzmasse ist gegenüber Gläubigern nicht mehr für solche Ansprüche eintrittspflichtig, die erst nach Zugang der Freigabeerklärung entstehen.[248]   **409**

Der BGH führt aus, die Freigabeerklärung bewirke, dass nachfolgend keine neuen Verbindlichkeiten aus dem Mietvertrag mehr i. S. d. §§ 55 Abs. 1 Nr. 2, 108 Abs. 1 Satz 1, 109 Abs. 1 Satz 1 InsO gegen die Masse entstehen könnten. Der Senat erläutert die gesetzgeberischen Motive, den § 35 InsO zusätzlich um die beiden Absätze 2 und 3 zu ergänzen.[249] Es gehe einerseits um ein Existenzsicherungskonzept für den Schuldner, andererseits aber auch um eine sinnvolle Entlastung der Masse und des Verwalters, also Befreiung von Kosten und Risiken. Deshalb würden mit dem gesamten Bündel der berufsbezogenen Rechtsbeziehungen zugleich alle Vertragsverhältnisse von der Freigabeerklärung mit umfasst, unabhängig davon, ob sie aus der Zeit vor dem Insolvenzantrag oder ggf. auch aus der Zwischenphase von der Verfahrenseröffnung bis zur Freigabe stammen.[250]   **410**

Der Senat befasst sich in der besagten Entscheidung gewissenhaft mit der Gegenmeinung.[251] Er unterstreicht aber, dass nach den Leitvorgaben des Gesetzgebers allein schon die an den Schuldner gerichtete Freigabeerklärung eine Herauslösung der Dauerschuldverhältnisse aus der Masse, entgegen § 108 InsO, herbeiführe. Einer zusätzlich rechtsgestaltenden, an den jeweiligen Vertragspartner zu richtenden Kündigungserklärung bedürfe es insofern nicht. Vergleichbares lasse sich auch nicht über eine erweiternde Betrachtung von § 109 Abs. 1 Satz 2 InsO rechtfertigen. Der Insolvenzverwalter handle hinreichend offen und transparent, wenn er die Freigabe den Beteiligten mitteile und zudem die Veröffentlichung gemäß § 35 Abs. 3 Satz 2 InsO erfolge.[252]   **411**

---

248) BGH, Urt. v. 9.2.2012 – IX ZR 75/11 (OLG Dresden), ZIP 2012, 533 = ZVI 2012, 261 = BeckRS 2012, 05387, NJW 2012, 1361.

249) BT-Drucks. 16/3227, S. 17.

250) BGH, Urt. v. 9.2.2012 – IX ZR 75/11 (OLG Dresden), ZIP 2012, 533 = ZVI 2012, 261 = BeckRS 2012, 05387, NJW 2012, 1361.

251) Siehe etwa *Smid*, DZWiR 2008, 133, 140 f.; *Berger*, ZInsO 2008, 1101, 1107; *Gutsche*, ZVI 2008, 41, 44 ff.; *Wischemeyer*, ZInsO 2009, 937, 942 und 2121, 2124 f.

252) BGH, Urt. v. 9.2.2012 – IX ZR 75/11 (OLG Dresden), ZIP 2012, 533 = ZVI 2012, 261 = BeckRS 2012, 05387, NJW 2012, 1361.

412 Der Vermieter wird damit zu einem der Neugläubiger. Diese können sich mit Ansprüchen aus der Zeit nach der Freigabe – so der BGH – ausschließlich an den Schuldner halten. Sollte der Arzt somit erneut vertragsbrüchig bzw. zahlungsunfähig werden, käme bezüglich seiner eigenverantwortlich fortgesetzten Selbstständigkeit nur ein zweites Verfahren in Betracht. Dabei handelte es sich dann um ein auf den freien Neuerwerb beschränktes zweites Insolvenzverfahren.[253] Insolvenzgläubiger im zweiten Verfahren sind nur die Neugläubiger. Altgläubiger können ihre Forderungen nicht sowohl im ersten als auch im zweiten Insolvenzverfahren anmelden.[254]

413 Im Ergebnis bedeutet die **Freigabe** damit die kurzfristige **Kappung aller Rechtsbeziehungen** rund um die schuldnerische Praxis. Greift der Insolvenzverwalter zu dem Mittel der Freigabe, erhält der Schuldner als Mieter/Pächter/Leasingnehmer die Verfügungs- und Verwaltungsbefugnis wieder zurück. Der Insolvenzverwalter braucht bestehende Dauerschuldverhältnisse, wie Miet-, Leasing- oder Arbeitsverträge nicht mehr zu kündigen. In diesem Fall geht eine Kündigung des Verwalters ins Leere. Im Grunde hat er dafür auch keine Kompetenz mehr.[255] Das bestätigt der BGH mit seinen Urteilen vom 9.4.2014 und 22.5.2014.[256]

7. Zusammenfassung: Freigabe einer selbstständigen Tätigkeit

414 • Die Freigabe einer selbstständigen Tätigkeit des Arztes richtet sich nach § 35 Abs. 2 InsO. Anders als bei der Freigabe eines Einzelgegenstandes handelt es sich hier um die Freigabe einer **unbestimmten Rechtsgesamtheit** (z. B. Praxis).

• Die Wohnung des Arztes betreffend, kommt eine Enthaftungserklärung des Insolvenzverwalters oder Treuhänders in Betracht, mit welcher der Schuldner als Mieter die Verwaltungs- und Verfügungsbefugnis über das Mietvertragsverhältnis zurückerhält. Insofern entfaltet die Enthaftungserklärung die gleiche Wirkung wie die Freigabeerklärung nach § 35 Abs. 2 InsO.[257]

---

253) BGH, Urt. v. 9.2.2012 – IX ZR 75/11 (OLG Dresden), ZIP 2012, 533 = ZVI 2012, 261 = BeckRS 2012, 05387 = NJW 2012, 1361; BGH, ZIP 2011, 1326 = ZVI 2011, 448 = NZI 2011, 633, dazu EWiR 2011, 751 *(Weiß, R./Rußwurm)*.

254) BGH, Urt. v. 9.2.2012 – IX ZR 75/11, ZIP 2012, 533 = ZVI 2012, 261 = NZI 2012, 409.

255) So auch *Ries* in der Besprechung zur Entscheidung BGH, Urt. v. 9.2.2012 – IX ZR 75/11, ZIP 2012, 533 = ZVI 2012, 261 = FD-InsR 2012, 331006.

256) BGH, Urt. v. 9.4.2014 – VIII ZR 107/13, WM 2014, 1000; BGH, Urt. v. 22.05.2014 – IX ZR 136/13, WM 2014, 1239.

257) BGH, Urt. v. 22.5.2014 – IX ZR 136/13 (LG Berlin), ZIP 2014, 1341 = ZVI 2014, 342 = ZfIR 2014, 573 (LS) = WM 2014, 1239 = ZInsO 2014, 1272, dazu EWiR 2014, 453 *(Ahrendt)*.

- Die Freigabe kann, muss aber nicht erfolgen. Die Parteien können parallele Regelungen treffen und damit die Modalitäten der Freigabe bestimmen. Der Insolvenzverwalter ist aber gehalten, eine Entscheidung zu treffen. Die Entscheidung ist bindend.

- Der Insolvenzverwalter muss sich dem Arzt gegenüber erklären, ob er die Tätigkeit freigibt. Zudem sind das Gericht und ggf. Beteiligte zu informieren.

- Eine nicht rechtzeitige Erklärung kann Haftungsansprüche gegen den Verwalter begründen. Die Freigabemöglichkeit und -würdigkeit ist somit zeitnah zu untersuchen. Die Entscheidung ist dem Schuldner alsbald mitzuteilen.

- Der schuldnerische Arzt hat die Gläubiger so zu stellen, als ob die pfändbaren Bezüge aus der nicht freigegebenen Praxis zur Masse flössen. In der Regel legt der Arzt Rechnung und führt einen entsprechenden pfändbaren Betrag auf das Treuhandkonto des Verwalters ab.

VII. (Strafbare) Bestechlichkeit von Kassenärzten und Verstöße gegen das Berufsrecht

Mit und ohne Insolvenzverfahren stellt sich die Frage, ob und wann Kassenärzte Gefahr laufen, sich dem strafrechtlichen Vorwurf der **Bestechlichkeit** auszusetzen. Nach Eröffnung eines Verfahrens stellt sich die Frage nach dem „Vertrauen" in die Redlichkeit des Arztes mit gleicher Dringlichkeit für den Verwalter, der über die Praxis verfügt und diese verwaltet. Mit Beschluss vom 29.3.2012 entschied der Große Senat für Strafsachen des BGH (GSSt 2/11),[258] dass **Kassenärzte** bei der Wahrnehmung der ihnen gemäß § 73 Abs. 2 SGB V übertragenen Aufgaben (insbesondere also bei der Verordnung von Arzneimitteln) **weder als Amtsträger** i. S. d. § 11 Abs. 1 Nr. 2 StGB **noch als Beauftragter** der gesetzlichen Krankenkassen i. S. d. § 299 StGB handeln. Hieraus folgt, dass Kassenärzte, die von einem Arzneimittelhersteller für die Verordnung gerade bestimmter Medikamente dieses Unternehmens im Gegenzug Vorteile erhalten, sich weder wegen Bestechlichkeit gemäß § 332 StGB noch wegen Bestechlichkeit im geschäftlichen Verkehr gemäß § 299 Abs. 1 StGB strafbar machen. **415**

Freiberuflich tätige Kassenärzte sind weder Angestellte noch Funktionsträger in einer öffentlichen Behörde. Nach Ansicht des BGH sind gesetzliche Krankenkassen zwar Stellen öffentlicher Verwaltung; die an der vertragsärztlichen Versorgung teilnehmenden Ärzte seien jedoch nicht dafür bestellt worden, öffentliche Verwaltungsaufgaben zu übernehmen. Im Zusammenhang mit der Verordnung von Medikamenten erfüllen Kassenärzte aber auch **416**

---

258) Großer Senat für Strafsachen des BGH (GSSt 2/11), Beschl. v. 29.3.2012; BeckRS 2012, 13162, FD-SozVR 2012, 333946.

nicht die Beauftragteneigenschaft gemäß § 299 Abs. 1 StGB, da sie hierbei auf einer rechtlich als gleichwertig einzuordnenden Ebene mit den gesetzlichen Krankenkassen agieren. Ärzte unterfallen nicht dem Begriff des „Beauftragten". „Beauftragte" erledigen eine Angelegenheit gerade im Interesse des ihn Beauftragenden. Sie handeln unter Anleitung, was für einen Kassenarzt nicht zutreffe.

417 Die Entscheidung stellt die Position des an der vertragsärztlichen Versorgung teilnehmenden Kassenarztes als freiberufliche Tätigkeit heraus. In der vom Gericht entschiedenen Konstellation ist eine Strafbarkeit des Vertragsarztes wegen Bestechlichkeit gemäß § 332 StGB und wegen Bestechlichkeit im geschäftlichen Verkehr gemäß § 299 Abs. 1 StGB ausgeschlossen. Das gleiche gilt damit auch für den Verwalter, der nicht weitgehender haften kann als der Betreiber der schuldnerischen Praxis. Das Gericht verkennt in seiner Entscheidung allerdings nicht die rechtspolitisch angestrebte wirksame Bekämpfung kollusiven Zusammenwirkens im Gesundheitswesen gerade auch durch strafrechtliche Sanktionen. Hier ist jedoch der Gesetzgeber gefragt. Dieser ist inzwischen auch tätig geworden. Aktuell liegt ein Entwurf eines Gesetzes zur Bekämpfung von Korruption im Gesundheitswesen vor.[259] Dieser sieht die Einführung der Straftatbestände der Bestechlichkeit und der Bestechung im Gesundheitswesen (§§ 299a, 299b) in das StGB vor. Wann die tatsächliche Umsetzung des Entwurfs in geltendes Recht erfolgt, ist noch nicht abzusehen.

418 An der vertragsärztlichen Versorgung teilnehmende Kassenärzte sollten trotz der geschilderten Entscheidung und insbesondere vor dem Hintergrund der geplanten Gesetzesänderung regelmäßig ihr Verhältnis zu Anbietern von verordnungsrelevanten Arzneimitteln, sonstigen medizinischen Produkten etc. auf den Prüfstand stellen. Lediglich die Strafbarkeit nach den geschilderten Normen des Strafgesetzbuches war im vorgestellten Fall ausgeschlossen.

419 Berufsrechtliche Sanktionen sind im Gegensatz hierzu gerade nicht ausgeschlossen. Diese wurden durch das zu Beginn des Jahres 2012 in Kraft getretene Gesetz zur Verbesserung der Versorgungsstrukturen in der gesetzlichen Krankenversicherung (GKV-VStG) gerade erst verschärft. § 73 Abs. 7 SGB V n. F. i. V. m. § 128 SGB V n. F. normiert hierbei das berufsrechtliche Verbot des Zusammenwirkens gegen Entgelt. Hiernach ist es Vertragsärzten u. a. nicht gestattet, für die Zuweisung von Versicherten ein Entgelt oder sonstige wirtschaftliche Vorteile sich versprechen oder sich gewähren zu lassen oder selbst zu versprechen oder zu gewähren. Auch dieser Reflex trifft den Verwalter, der nach Eröffnung des Insolvenzverfahrens die Praxis fortführt.

420 § 128 Abs. 2 SGB V bestimmt zudem:

> „Leistungserbringer dürfen Vertragsärzte sowie Ärzte in Krankenhäusern und anderen medizinischen Einrichtungen nicht gegen Entgelt oder Gewährung sonstiger wirtschaftlicher Vorteile an der Durchführung der Versorgung mit

---

259) BT-Drucks. 18/6446 v. 21.10.2015.

Hilfsmitteln beteiligen oder solche Zuwendungen im Zusammenhang mit der Verordnung von Hilfsmitteln gewähren. Unzulässig ist ferner die Zahlung einer Vergütung für zusätzliche privatärztliche Leistungen, die im Rahmen der Versorgung mit Hilfsmitteln von Vertragsärzten erbracht werden, durch Leistungserbringer. Unzulässige Zuwendungen i. S. d. Satzes 1 sind auch die unentgeltliche oder verbilligte Überlassung von Geräten und Materialien und Durchführung von Schulungsmaßnahmen, die Gestellung von Räumlichkeiten oder Personal oder die Beteiligung an den Kosten hierfür sowie Einkünfte aus Beteiligungen an Unternehmen von Leistungserbringern, die Vertragsärzte durch ihr Verordnungs- oder Zuweisungsverhalten selbst maßgeblich beeinflussen."

Im Falle des Verstoßes drohen dem Vertragsarzt **empfindliche Sanktionen** **421** bis hin zum hälftigen oder vollständigen Entzug der Zulassung (ggf. zeitlich befristet) und damit der Beendigung der Teilnahme an der vertragsärztlichen Versorgung. Je nach Umständen des Einzelfalls kommt auch ein Entzug der Approbation in Betracht. Damit wäre dann auch das Ende der Praxis in der Insolvenz besiegelt. Dieses könnte wiederum auch Haftungsansprüche gegen den Insolvenzverwalter nach den §§ 60, 61 InsO auslösen, der unter Umständen dafür haften muss, dass er nicht oder nicht sorgsam genug den praktizierenden Arzt überwacht und solche Verstöße unterbunden hat.

H. Gesellschaftsstatut in der Gemeinschaftspraxis – Risiken und Haftung

Häufig sind örtliche bzw. persönliche Bekanntschaften und Freundschaften **422** der Anlass eine ärztliche Gemeinschaftspraxis zu gründen. Tatsächlich kann die Ausübung des Berufes des Arztes in einer Gesellschaft bürgerlichen Rechts, somit einer **Gemeinschaftspraxis bzw. Berufsausübungsgemeinschaft (BAG)** Vorteile bringen. Der Zusammenschluss von Berufsträgern ist ein Schritt auf dem Weg zu hoher Spezialisierung, verbunden mit gegenseitiger Qualitätskontrolle. Entscheidend ist die Intensität der Zusammenarbeit der Ärzte, ihre Abstimmung im Innenverhältnis, also der Grad der Kooperation sowie die Unterstützung und Vertretung in der täglichen Praxis. Die Kombination der vorerwähnten Aspekte entscheidet letztlich über den wirtschaftlichen Erfolg der Gemeinschaftspraxis. Sie mindert zudem Haftungsgefahren aus Fehl- oder Falschbehandlungen infolge unzureichender Qualifikation oder Qualität.

Mit dem Blick auf mögliche Haftungsgefahren kann eine „**Gemeinschafts-** **423** **praxis**" als Form der Berufsausübungsgemeinschaft von Ärzten auch in anderen Formen als nur in der einer GbR oder einer PartG betrieben werden. Hierzu formuliert § 23a MBO-Ä:

> „Ärztinnen und Ärzte können auch in der Form der juristischen Person des Privatrechts ärztlich tätig sein."

Damit ist der Weg in eine GmbH, eine UG (haftungsbeschränkt) oder eine AG **424** geebnet, sofern landesspezifisches Berufsrecht dem nicht entgegensteht.[260)]

Ein besonderes Problemfeld ist die Haftung des Arztes für Altverbindlichkei-**425** ten in einer Gemeinschaftspraxis. Der in eine Gemeinschaftspraxis eintretende Arzt tritt den Altgesellschaftern nicht nur als beruflicher Partner, sondern auch als Haftungspartner bei. Der neue Gesellschafter haftet grundsätzlich auch für Altverbindlichkeiten der bestehenden Gemeinschaftspraxis, auch wenn sie bereits Jahre zuvor begründet wurden.[261)]

I. Eintritt in die Arztpraxis als Gesellschaft bürgerlichen Rechts und Haftung

Tritt mit Zustimmung aller Gesellschafter ein **neuer Gesellschafter** in eine **426** Außengesellschaft, wie etwa eine bereits bestehende ärztliche Gesellschaft, ein, wächst ihm mit Beginn seiner Mitgliedschaft der ihm gesellschaftsvertraglich zustehende Anteil am Gesellschaftsvermögen kraft Gesetzes an. Ver-

---

260) *Ratzel/Lippert*, Kommentar zur MBO-Ä, S. 338 ff.; *Ries/Schnieder/Althaus/Großbölting/ Voß*, Arztrecht, S. 94.
261) BGH, Urt. v. 7.4.2003 – II ZR 56/02, ZIP 2003, 899 = ZVI 2003, 273 = NJW 2003, 1803 ff., dazu EWiR 2003, 513 *(Westermann)*; seitdem st. Rspr, vgl. BGH, Beschl. v. 17.12.2003 – II ZR 121/12, ZIP 2014, 1221.

gleichbar dem Modell einer Waage wächst bei den übrigen Gesellschaftern ein Teil ihres Anteils ab.

427 Das Vermögen der Praxis, somit der Gesellschaft, bleibt gleich und ändert sich nicht. Denn ein Mitgliederwechsel berührt nicht den Bestand des Gesamthandsvermögens.[262] Die ehemalige Diskussion über eine analoge Anwendung des § 130 HGB auf die GbR ist – nach Anerkennung der GbR-Gesellschafterhaftung analog § 128 HGB in Rechtsprechung[263] und Literatur[264] – inzwischen durch den Bundesgerichtshof (BGH) beendet. Der BGH hat im Jahre 2003 für die Praxis im Sinne einer analogen Anwendung von § 130 HGB auf die GbR entschieden.[265] Die **Arzt-GbR** erfüllt damit das Modell der **Vollhaftung der Gesellschafter.**

428 Das bedeutet für den in die Gesellschaft eintretenden Arzt, dass er neben den anderen Gesellschaftern auch persönlich für Verbindlichkeiten haftet, auch wenn diese vor seinem Eintritt begründet wurden. Alte und neue Gesellschafter werden mit dem Eintritt des neuen Gesellschafters Gesamtschuldner.

429 Der (scheinbar) Neueintretende kann darüber hinaus auch dann für Verbindlichkeiten der Gemeinschaftspraxis ab seinem „Eintritt" in Anspruch genommen werden, wenn er nicht Gesellschafter wird, jedoch nach außen der Anschein seiner Gesellschafterstellung – etwa durch gemeinsames Praxisschild oder gemeinsamen Briefkopf – erweckt wird. Dagegen haftet der bloße Scheingesellschafter nicht analog § 130 HGB für Altverbindlichkeiten, die vor (oder ohne) Setzung des Rechtsscheins der Gesellschafterstellung entstanden sind.[266]

430 Der BGH hat mit der zitierten Rechtsprechung zur analogen Anwendung des § 130 HGB das Haftungssystem der GbR an das der OHG angepasst. Gleichzeitig hat er einen Gleichklang der Haftung in Personengesellschaften hergestellt. Der Gleichklang ist im Interesse des Vertrauens- und Verkehrsschutzes angemessen, möglicherweise sogar geboten.[267] Da bei den Personengesellschaften die nicht beschränkte und persönliche Gesellschafterhaftung der sachgerechte Ausgleich für eine fehlende Kapitalbindung zum Schutz der Gläubiger ist, erscheint eine Erweiterung der Neugesellschafterhaftung angezeigt. Denn

---

262) BGHZ 79, 374, 379 = ZIP 1981, 289, 290; BeckOK-BGB/*Schöne*, § 714 Rn. 52 m. w. N.

263) OLG Hamm, ZIP 2002, 257, 259.

264) Eine Analogie zu § 130 HGB befürwortend *Ulmer*, ZIP 2001, 585, 598; ders., ZIP 2003, 1113, 1115 f; *K. Schmidt*, NJW 2001, 993, 999; ders., NJW 2003, 1897, 1901; *Peifer*, NZG 2001, 296, 299; *H. P. Westermann*, NZG 2001, 289, 294; *Dauner-Lieb*, DStR 2001, 356, 358; *Habersack*, BB 2001, 477, 482; *Schäfer*, ZIP 2003, 1225, 1229 ff.; *Arnold/Dötsch* DStR 2003, 1398, 1399 ff.

265) BGHZ 154, 370 = ZIP 2003, 899 = ZVI 2003, 273 = NJW 2003, 1803.

266) OLG Saarbrücken, ZIP 2006, 1952, dazu EWiR 2007, 205 *(Roth)*; dazu *G. Roth*, Der Betrieb 2007, 616 ff.; BeckOK-BGB/*Schöne*, § 714 Rn. 52 m. w. N.

267) BGHZ 154, 370, 373 = ZIP 2003, 899 = ZVI 2003, 273, 376 = NJW 2003, 1803; vgl auch *Ulmer*, ZIP 2001, 585, 598; *Kleindiek*, in: Festschrift Röhricht, S. 315, 329; BeckOK-BGB/*Schöne*, § 714 Rn. 52 m. w. N.

Neugesellschafter beeinflussen ebenso Wohl und Wehe der GbR. Sie haben die gleichen Mitwirkungs- und Zugriffsrechte auf Gesellschaftsvermögen wie die Altgesellschafter.[268]

Außerdem profitiert der Neugesellschafter mit seinem Anteil am Gesellschafts- **431** vermögen von der bisherigen wirtschaftlichen Tätigkeit der Gesellschaft. Auch aus diesem Blickwinkel erscheint es angemessen, ihn auch für Altverbindlichkeiten haften zu lassen.[269]

Nur durch eine **analoge Anwendung des § 130 HGB** kann die gebotene Haf- **432** tung der Neugesellschafter für die vor ihrem Beitritt begründeten, aber erst nach ihrem Beitritt fällig werdenden Verbindlichkeiten aus Dauerschuldverhältnissen begründet werden.[270] Schließlich zeigt die strukturelle Ähnlichkeit von OHG und GbR, die bei fehlender Handelsregistereintragung einen automatischen Rechtsformwechsel zwischen diesen Gesellschaftsformen ermöglicht, dass auch eine Haftungsgleichstellung im Sinne einer analogen Anwendung von § 130 HGB die allein überzeugende Lösung ist.[271]

Was für die GbR allgemein gilt, ist auf Anwaltsgesellschaften und andere Frei- **433** berufler-GbR anwendbar. Auch dort gelten keine Ausnahmen für die Haftung des Neueintretenden analog § 130 HGB für Altverbindlichkeiten,[272] und zwar auch nicht für Verbindlichkeiten aus beruflichen Haftungsfällen.[273] Wollen die Freiberufler die Haftung für solche Verbindlichkeiten ausschließen, müssen sie eine Partnerschaft gründen, vgl. § 8 Abs. 2 PartGG.[274]

Wenngleich der BGH inzwischen eine Haftung der eintretenden Gesellschaf- **434** ter analog § 130 HGB vertritt, verkennt er nicht Sondersituationen, in denen er demjenigen, der in eine GbR neu eintritt, Vertrauensschutz gewährt.[275]

---

268) BGHZ 154, 370, 374 = ZIP 2003, 899 = ZVI 2003, 273 = NJW 2003, 1803; BeckOK-BGB/*Schöne*, § 714 Rn. 52 m. w. N.
269) BGHZ 154, 370, 374 = ZIP 2003, 899 = ZVI 2003, 273 = NJW 2003, 1803; BeckOK-BGB/*Schöne*, § 714 Rn. 52 m. w. N.
270) BGHZ 154, 370, 375 = ZIP 2003, 899 = ZVI 2003, 273 = NJW 2003, 1803.
271) BGHZ 154, 370, 376 = ZIP 2003, 899 = ZVI 2003, 273 = NJW 2003, 1803; BeckOK-BGB/*Schöne*, § 714 Rn. 52 m. w. N.
272) BGHZ 154, 370, 376 f. = ZIP 2003, 899 = ZVI 2003, 273 = NJW 2003, 1803.
273) OLG Koblenz, Urt. v. 21.10.2010 – 5 U 653/10 = BeckRS 2011, 27135; LG Hamburg, ZIP 2005, 355 f.; LG Frankenthal, ZIP 2005, 356 (LS) = NJW 2004, 3190 f.; *Grunewald*, JZ 2004, 683, 684; *Ulmer*, ZIP 2003, 1113, 1116; *Schäfer*, ZIP 2003, 1225, 1230 f.; *Arnold/ Dötsch*, DStR 2003, 1398, 1402; *Kazele*, INF 2003, 667, 668; vgl. auch *Armbrüster*, ZGR 2005, 34, 55; von BGHZ 154, 370, 377 = ZIP 2003, 899 = ZVI 2003, 273 = NJW 2003, 1803 noch offengelassen.
274) LG Frankenthal, ZIP 2005, 356 (LS) = NJW 2004, 3190; *Grunewald*, JZ 2004, 683, 684; *Armbrüster*, ZGR 2005, 34, 55; MünchKomm-BGB/*Schäfer*, § 8 PartGG Rn. 14; BeckOK-BGB/Schöne, § 714 Rn. 52 m. w. N.; für eine Analogie dieser Haftungskonzentration auch auf die GbR *Hirtz*, in: Henssler/Strohn, Gesellschaftsrecht, § 8 PartGG Rn. 13; dagegen BGH ZIP 2012, 1413, 1421 = NJW 2012, 2435, 2442, dazu EWiR 2012, 553 *(Weipert)*.
275) BGHZ 154, 377 f. = NJW 2003, 1803.

Dafür gilt eine hohe Schwelle. Dem neu eintretenden Gesellschafter wird – mit der Folge der Haftung analog § 130 HGB – kein Vertrauensschutz gewährt, wenn er die Altverbindlichkeiten bei seinem Eintritt kannte oder hätte erkennen können. Letzteres ist bei Verbindlichkeiten der GbR aus Versorgungsverträgen, z. B. Gaslieferungsverträgen, regelmäßig der Fall.[276] Im Grundsatz aber muss der Rechtsverkehr sich auf den von der GbR gesetzten Rechtsschein verlassen können. Daher hat der BGH mit Urteil vom 12.12.2005 den Vertrauensschutz für Gläubiger erneut bestätigt.[277]

435 Abweichungen von dem Grundsatz der vollständigen Haftung des Eintretenden, somit der solidarischen Haftung der Gesellschafter bzw. Ärzte, bedürfen sorgsamer Begründung. Immerhin geht es um eine Durchbrechung des Vertrauensprinzips. Eine Abweichung und damit Freistellung kann gerechtfertigt sein, wenn der eintretende Arzt bzw. Gesellschafter erkennbar nicht für die aus seiner Sicht „historischen" Verbindlichkeiten verantwortlich sein kann. In einem vom Bundessozialgericht (BSG) entschiedenen Fall[278] schuldete ein in einer neu gegründeten Gemeinschaftspraxis tätiger Arzt gegenüber der Kassenärztlichen Vereinigung (KV) noch Zahlungen aus seiner vorherigen Einzelpraxistätigkeit; überwiegend ging es dort um Rückforderungen von zu Unrecht abgerechnetem Honorar. Noch vor der Neugründung der Gemeinschaftspraxis war über das Vermögen des Arztes das Insolvenzverfahren eröffnet worden, wonach die KV gegenüber der Gemeinschaftspraxis eine Verrechnung ihrer inzwischen angemeldeten Honorarforderungen mit den Altschulden des Arztes ankündigte. Nach erfolgter Verrechnung klagte die Gesellschaft auf Rückzahlung und hatte erst mit der beim BSG eingelegten Revision Erfolg. Die neuen Gesellschafter mussten damit nicht für die alten Verbindlichkeiten ihres Gesellschafters aufkommen. Der Fall wies indessen die Besonderheit auf, dass der Arzt hier nicht als Gesellschafter in eine Gemeinschaftspraxis eintrat, sondern eine Neugründung der GbR durch Zusammenschluss zweier Einzelpraxen erfolgte. Dabei wurde die bisherige Einzelpraxis des eintretenden Arztes in eine bereits bestehende Einzelpraxis als Sacheinlage eingebracht. Eine direkte Anwendung des § 28 HGB scheidet in solchen Fällen aus, da die Regelung nur den Eintritt in das Geschäft eines Einzelkaufmanns betrifft, sodass u. a. eine Analogie zu § 28 HGB in Betracht kam.

436 Das Landessozialgericht (LSG) Nordrhein-Westfalen hatte noch der KV Recht gegeben.[279] Es begründete seine Entscheidung im Wesentlichen damit,

---

276) BGH, NZG 2006, 106 f.; dazu *Segna*, NJW 2006, 1566; vgl. auch OLG Dresden, Der Betrieb 2005, 277: kein Vertrauensschutz des Anlegers bei Beitritt zu einem geschlossenen Immobilienfonds; weitergehend *Gutmann*, NZG 2005, 544: Vertrauensschutz für sämtliche Beitrittsfälle aus der Zeit vor dem Rechtsprechungswandel; BeckOK-BGB/*Schöne*, § 714 Rn. 53 m. w. N.

277) BGH, Urt. v. 12.12.2005 – II ZR 283/03, ZIP 2006, 82 = ZfIR 2006, 73 (LS).

278) BSG, Urt. v. 7.2.2007 – B 6 KA 6/06 R= BSG, NJOZ 2008, 1130.

279) LSG, Nordrhein-Westfalen, Urt. v. 7.12.2005 – L 11 KA 7/04, Gesundheitsrecht 2006, 505.

dass die Verrechnung der KV sich im Rahmen der öffentlich-rechtlich geprägten Honorarabrechnung aus § 8 Abs. 2 ihrer Abrechnungsrichtlinien ergebe, was ebenfalls für die Zeit des Betreibens einer Gemeinschaftspraxis gelte. Die Verpflichtung des Vertragsarztes zur Rückzahlung überzahlten Honorars könne nicht durch Bildung einer Gemeinschaftspraxis unterlaufen werden. Im Übrigen verbiete es sich, vermeintliche Lücken im öffentlich-rechtlichen System durch eine erweiternde Auslegung zivilrechtlicher Vorschriften zu schließen. Die Entscheidung des Bundesgerichtshofs vom 22.1.2004[280] stehe dem nicht entgegen, da die dort zu einer Rechtsanwaltssozietät entwickelten Grundsätze wegen der strengen Zweckbindung der von der Beklagten verteilten Gelder auf die öffentlich-rechtlichen Beziehungen zwischen ihr und den Vertragsärzten nicht übertragbar seien. In Abgrenzung zu dem vom BGH zu entscheidenden Fall sei hier daher kein besonderes Rechtsverhältnis gegeben, welches einer Haftung für Altverbindlichkeiten der Einzelpraxis gegenüber der KV in analoger Anwendung des § 28 HGB entgegenstehe.

Das BSG hielt dem u. a. entgegen, § 719 Abs. 2 BGB schließe die Aufrech- **437** nung mit einer gegen einen einzelnen Gesellschafter bestehenden Forderung ausdrücklich aus. Das BSG lehnt auch eine entsprechende Anwendung des § 28 HGB in Übereinstimmung mit der bisherigen BGH-Rechtsprechung ab.[281] Insoweit hat der BGH auch unter Berücksichtigung der neueren Rechtsprechung zur akzessorischen Gesellschafterhaftung und in Würdigung der Argumente der Literatur daran festgehalten, dass § 28 Abs. 1 Satz 1 HGB auf die Neugründung einer Sozietät in der Rechtsform einer GbR nicht entsprechend angewandt werden kann. Der BGH hat dies einerseits damit begründet, dass aus der Sicht des Rechtsverkehrs jedenfalls der Einzelanwalt vornehmlich mit einer persönlichen und eigenverantwortlichen Dienstleistung und nicht als Unternehmer in Erscheinung trete. Der auf die Kontinuität eines Unternehmens gestützte Gedanke der Haftungserstreckung komme insoweit von vornherein nicht zum Tragen. Andererseits sei es den Gesellschaftern einer GbR – anders als denjenigen einer offenen Handelsgesellschaft – nicht möglich, eine vom Grundsatz des § 28 Abs. 1 Satz 1 HGB abweichende Haftungsvereinbarung in das Handelsregister einzutragen und auf diese Weise die Haftung abzuwenden (§ 28 Abs. 2 HGB). Würde dennoch die Haftungserstreckung entsprechend § 28 Abs. 1 Satz 1 HGB auch auf Anwälte angewandt, wären diese Nichtkaufleute schlechter gestellt als Kaufleute.[282]

Daneben behandelte der BGH mit Urteil vom 17.11.2011 die Scheinsozietät **438** und die Anscheinshaftung, was auch für Arztfälle relevant ist und auf diese unproblematisch übertragen werden kann. In seiner Entscheidung hatte er sich mit der Frage zu befassen, ob eine neu entstandene GbR für Verbindlichkeiten einer eingebrachten Einzelkanzlei haftet, wenn diese zuvor den

---

280) BGHZ 157, 361 = ZIP 2004, 458 = NJW 2004, 836.
281) BGHZ 157, 361 = ZIP 2004, 458 = NJW 2004, 836.
282) BGHZ 157, 361, 366 f. = ZIP 2004, 458 = NJW 2004, 836.

Rechtsschein einer Sozietät gesetzt hat.[283] Die Klägerin hatte im Jahr 2003 die Kanzlei des Beklagten zu 2) aufgesucht. Dieser war in der Kanzlei als Einzelanwalt tätig, arbeitete aber mit mehreren, durch ihn angestellte Anwälten zusammen. Er handelte seinerzeit unter der Bezeichnung „R-Rechtsanwälte". Die Klägerin hatte ihn beauftragt, wegen Schadensersatzansprüchen im Zusammenhang mit einer Kreditkündigung, einen Rechtsstreit gegen ihre Bank zu führen. Sie unterlag im Prozess und führte dies auf ein Verschulden, der von ihr beauftragten Rechtsanwälte zurück. Aus diesen Vorgängen machte sie Schadensersatzansprüche gegen den Beklagten zu 2) sowie gegen eine GbR – die Beklagte zu 1) – geltend. Diese GbR war dadurch entstanden, dass der Beklagte zu 2) seine Kanzlei, mit der Kanzlei eines anderen Anwalts zusammengelegt hatte.

439 Im Verfahren vor dem BGH war der Anspruch gegen den Beklagten zu 2) nicht mehr streitig. Streitig war einzig noch, ob die GbR und damit auch die Mitgesellschafter neben ihm hafteten. Der BGH definiert die Scheinsozietät als

> „den Zusammenschluss mehrerer Rechtsanwälte, die nach außen gemeinsam in Erscheinung treten, ohne dass ein Gesellschaftsvertrag besteht oder ohne dass in einen bestehenden Gesellschaftsvertrag sämtliche nach außen in Erscheinung tretenden Rechtsanwälte einbezogen sind".[284]

440 Dies kann dann der Fall sein, wenn auf den durch die Kanzlei verwendeten Briefen, Anwälte ohne weiteren, ihren Status kennzeichnenden Zusatz genannt sind und so der Eindruck entsteht, dass diese Partner der Gesellschaft seien. In vorliegendem Fall trat hinzu, dass die Kanzlei unter „R-Rechtsanwälte" (Plural) handelte und auch hiermit der Eindruck erweckt wurde, es handele sich bei der Kanzlei um eine Sozietät mit mehreren Partnern.

441 Der BGH thematisiert die zeitliche Dimension und die Entwicklung personeller Zusammenschlüsse. Man könnte vertreten, dass eine Scheingesellschaft, die zu einem späteren Zeitpunkt in eine tatsächlich existente Gesellschaft „überführt" wird, unter dem Gesichtspunkt der Haftungskontinuität zu betrachten ist, was zu einer Haftung der neu entstandenen Gesellschaft führen würde. Diesbezüglich war die Klägerin der Ansicht, dass es möglich sein müsse, die Scheingesellschaft selbst,

> „jedenfalls nachdem sie zu einer Sozietät (BGB-Gesellschaft) „erstarkt" sei, [...] auf Erfüllung von Schadensersatzverpflichtungen in Anspruch zu nehmen, die während der Zeit der Scheinsozietät begründet worden seien."[285]

---

283) BGH, Urt. v. 17.11.2011 – IX ZR 161/09 (OLG München), ZIP 2012, 28, NJW-RR 2012, 239, dazu EWiR 2012, 351 *(Schodder)*.

284) BGH, Urt. v. 17.11.2011 – IX ZR 161/09, ZIP 2012, 28, NJW-RR 2012, 239, Rn. 11 m. w. N.

285) BGH, Urt. v. 17.11.2011 – IX ZR 161/09, ZIP 2012, 28, NJW-RR 2012, 239, Rn. 22.

Diese Argumentation teilt der BGH nicht. Er führt dazu aus, 442

„eine **Scheinsozietät ist rechtlich nicht existent**. Sie kommt als Anspruchs-
gegnerin nicht in Betracht. Eine Bestimmung im Gesetz, welche die während
des Bestehens einer Scheinsozietät entstandenen Ansprüche, die sich nur gegen einzelne Personen oder eine bereits vorhandene Gesellschaft richten können, auf eine später gegründete Gesellschaft überleitet, gibt es nicht."[286]

Damit dürfte die Frage der Haftung einer später gegründeten GbR für die Ver- 443
bindlichkeiten einer vorher bestehenden Scheingesellschaft als geklärt anzu-
sehen sein. Der BGH lehnt diese ab. Um eine Haftung zu begründen, be-
dürfte es einer Norm, die nach aktueller Rechtslage nicht im Gesetz zu finden
ist.

Fazit:

• Bei dem Eintritt in eine bereits bestehende Gemeinschaftspraxis ergeben
  sich für einen eintretenden Arzt **Haftungsrisiken** auch für „Altverbindlichkeiten". Für diese haftet er analog § 130 HGB.

• Daneben haftet er auch dann für Neuverbindlichkeiten, wenn er tatsächlich nicht Gesellschafter wird, aber dieser Eindruck objektiv entsteht und
  Dritte darauf vertrauen (z. B. Nennung auf dem Praxisschild oder Briefkopf).

Praxistipp:

Um Haftungsrisiken zu minimieren, sollte der Interessent vor Abschluss des
neuen Sozietätsvertrags

• keine (bindenden) Erklärungen ggü. Dritten abgeben,

• nicht öffentlich bereits die neue Form der ärztlichen Zusammenarbeit an-
  kündigen, vor allem nicht inserieren,

• kein gemeinsames Praxisschild führen und

• noch nicht unter der „gemeinsamen" (künftigen) Praxis (be-)handeln.

Zudem sollte im Gesellschaftsvertrag zugunsten des Neugesellschafters und
zulasten der Altgesellschafter (im Innenverhältnis) eine **Haftungsfreistellung
für Altverbindlichkeiten** vereinbart werden.

II. Status in der Arztpraxis als GbR – Vollmachten

Das Gesellschaftsvermögen einer Gesellschaft bürgerlichen Rechts steht allen 444
Gesellschaftern gemeinsam zu. Sie bilden eine sog. **„Gesamthandsgemeinschaft"** (§ 718 Abs. 1 BGB). Daher kann kein Gesellschafter über seinen Anteil am Gesellschaftsvermögen frei verfügen. Eine Teilung des Vermögens kann

---

286) BGH, Urt. v. 17.11.2011 – IX ZR 161/09, ZIP 2012, 28, NJW-RR 2012, 239, Rn. 23;
best. durch BGH, Urt. v. 12.7.2012 – AnwZ (Brfg) 37/11, ZIP 2012, 1960, NJW 2012,
3102, dazu EWiR 2012, 659 *(Henssler/Deckenbrock)*.

nicht verlangt werden. Die Auseinandersetzung findet erst nach Auflösung der Gesellschaft statt (§ 730 Abs. 1 BGB).[287]

445 In der GbR bzw. im laufenden Betrieb verpflichten sich die Gesellschafter gegenseitig und untereinander gegenüber Dritten. Regelmäßig sind Geschäfte mit Dritten von den Befugnissen gedeckt, die der jeweilige Gesellschaftsvertrag einem jeden Gesellschafter zubilligt. Es mag aber auch Fälle geben, in denen der Gesellschafter im Außenverhältnis ein umfangreicheres Geschäft oder einen teureren Vertrag abschließt oder eine höhere Verpflichtung eingeht, als es die Geschäftsordnung und/oder der Gesellschaftsvertrag im Innenverhältnis zulassen. Es fragt sich, ob der Vertragspartner darauf vertrauen darf, dass die Willenserklärung des handelnden Gesellschafters nicht nur diesen selbst, sondern auch die GbR und die übrigen Gesellschafter verpflichtet.

446 Im Gegensatz zum Recht der OHG fehlt dem GbR-Recht eine dem § 126 HGB entsprechende Regelung. § 126 Abs. 2 HGB bestimmt, dass die Beschränkung des Umfangs der Vertretungsmacht einem Dritten gegenüber unwirksam ist. Eine analoge Anwendung scheidet aus. Die Beschränkung der Vertretungsmacht eines „GbR-Geschäftsführers" ist daher durchaus möglich. Soweit also dessen Vertretungsmacht im Innenverhältnis beschränkt ist, kann er auch im Außenverhältnis die GbR nicht wirksam verpflichten. Hat ein Arzt einen Vertrag ohne Vertretungsmacht geschlossen so haftet für dessen Erfüllung grundsätzlich nicht die GbR, sondern der Arzt persönlich. Allerdings kann die GbR diesen Vertrag an sich ziehen, indem sie ihn genehmigt, womit er auch für die GbR wirksam wird, § 177 BGB. Wird die Genehmigung verweigert, bleibt es indes bei der persönlichen Haftung des Arztes als Vertreter ohne Vertretungsmacht, § 179 BGB.

447 Dieser Grundsatz kann jedoch zugunsten des Vertragspartners durchbrochen werden. Die Rechtsfigur der **„Anscheins- und/oder Duldungsvollmacht"** bietet hier die sachgerechte Lösung:

> „Auf den Rechtsschein der Vollmacht kann sich der Geschäftsgegner des Vertretenen in solchen Fällen berufen, in denen er nach Treu und Glauben annehmen durfte, der Vertretene dulde das Verhalten des für ihn auftretenden Vertreters, wenn der Vertretene bei Anwendung pflichtgemäßer Sorgfalt das Verhalten des Vertreters hätte erkennen müssen und verhindern können."[288]

448 In diesen Fällen wird somit die GbR verpflichtet, nicht der vermeintlich ohne Vertretungsmacht handelnde Gesellschafter. Der BGH konstatiert:

> „Eine Haftung des Vertreters nach § 179 BGB [Haftung des falsus procurator] scheidet aus, wenn der Vertretene aufgrund Anscheinsvollmacht in Anspruch genommen werden kann."[289] Für das Bestehen einer Anscheinsvollmacht „ist

---

287) RechtZV/*Stumpe*, § 180 ZVG Rn. 12.
288) BGHZ 5, 111, 116 = NJW 1952, 657.
289) BGH, NJW 1983, 1308.

aber regelmäßig eine gewisse Häufigkeit des nicht erkennbar beanstandeten Handelns des Vertreters über eine gewisse Zeitdauer notwendig."[290)]

Es reicht also nicht aus, wenn der Arzt einmal Medikamente bestellt oder ein **449** Gerät ordert, wenn dieses sonst in der Regel entweder durch einen anderen Partner oder durch mehrere Partner geschieht. Liegen aber die Voraussetzungen einer Anscheins- oder Duldungsvollmacht vor, kann der Einzelgesellschafter ohne Vertretungsmacht nicht für die Begründung von Verbindlichkeiten in Haftung genommen werden, weil der Vertragspartner einen Anspruch gegen die Gesellschaft selbst hat. Wichtig und entscheidend ist hierbei das *„Erkennenmüssen bei Anwendung pflichtgemäßer Sorgfalt"*. Ist das Verhalten eines Gesellschafters für einen anderen nicht erkennbar, so liegt keine Anscheinsvollmacht vor. Das Geschäft ist dann nicht sofort wirksam, sondern schwebend unwirksam. Wie dargestellt, kann es jedoch nach § 177 Abs. 1 BGB genehmigt werden. Genehmigen die Gesellschafter, wird das Geschäft wirksam. Verweigern sie die Genehmigung, bleibt das Geschäft unwirksam. Der Schwebezustand bleibt dann bestehen, es entsteht keine Verpflichtung der Gesellschaft. In diesem Fall der Nichtgenehmigung durch die Gesellschaft erwachsen dann aber ggf. Schadensersatzansprüche gegen den Einzelgesellschafter.

Übersicht: Anscheinsvollmacht/Duldungsvollmacht

Voraussetzungen	Duldungsvollmacht	Anscheinsvollmacht
1. Rechtsschein einer Vollmacht	Der Dritte kann nach Treu und Glauben und nach der Verkehrssitte aufgrund des objektiven Geschehens von einer Bevollmächtigung ausgehen (z. B. häufiges Auftreten als Vertreter), der „Vertretene" wird verpflichtet.	
2. Zurechenbarkeit des Rechtsscheins	setzt für die Duldungsvollmacht voraus, dass der Vertreter ohne Vertretungsmacht zumindest einmal mit Kenntnis des Vertretenen gehandelt und der Geschäftsherr dies geduldet hat.	für die Anscheinsvollmacht genügt die Erkennbarkeit des Vertreterhandelns bei pflichtgemäß sorgfältigem Verhalten und die Möglichkeit, es zu verhindern.
3. Berechtigtes Vertrauen in den Rechtsschein	Der Dritte kannte die den Rechtsschein begründenden Tatsachen und hatte keine Kenntnis oder fahrlässige Unkenntnis vom Fehlen einer Vollmachtserteilung.	
4. Kausalzusammenhang zwischen Vertrauen und Abschluss des Rechtsgeschäfts	Der Dritte schließ das Geschäft ab, weil er mit dem Vertretenen einen Vertrag abschließen (kontrahieren) möchte und dabei auf die Vollmacht des Vertreters vertraut.	

---

290) BGH, NJW-RR 1986, 1169; jüngst zu den Instituten der Anscheins- und Duldungsvollmacht BGH, Urt. v. 11.5.2011 – VIII ZR 289/09, ZIP 2011, 1108, NJW 2011, 2421, dazu EWiR 2011, 551 *(Stöber)*.

III. Die Kündigung der Gemeinschaftspraxis (GbR)

450 Gesellschaften sind grundsätzlich ordentlich kündbar. Form und Frist bestimmt in der Regel der Gesellschaftsvertrag. Eines Kündigungsgrundes bedarf es, abhängig vom Gesellschaftsvertrag, nicht zwingend. Gemäß § 723 BGB ist ein Gesellschafter einer Gesellschaft bürgerlichen Rechts auch zur außerordentlichen Kündigung der Gesellschaft berechtigt, wenn ihm eine Fortsetzung der Gesellschaft bis zum Vertragsende oder zum nächsten ordentlichen Kündigungstermin nicht zugemutet werden kann, weil das Vertrauensverhältnis zwischen den Gesellschaftern grundlegend gestört oder ein gedeihliches Zusammenwirken aus sonstigen, namentlich auch wirtschaftlichen Gründen, nicht mehr möglich ist.[291]

451 Ob ein **wichtiger Grund** für die Kündigung vorgelegen hat, ist eine Frage des Einzelfalls. Im Zweifel entscheidet das Gericht auch (erst) in der Revisionsinstanz über den „wichtigen Grund", d. h., ob alle zur Beurteilung wichtigen Gesichtspunkte herangezogen worden sind und ob das Gewicht der Gründe für den Maßstab der Unzumutbarkeit des weiteren Festhaltens am Vertrag ausreicht. Wichtige Gründe können im **Vertrauensbereich** liegen. Andauernde verbale Entgleisungen, körperliche Attacken im Betrieb oder Vermögensdelikte zulasten der Gesellschaft mögen als Beispiele dienen. Auch der **Vermögensverfall** eines Gesellschafters wird die anderen Gesellschafter regelmäßig berechtigen, wirksam außerordentlich zu kündigen. Sieht jedoch der Gesellschaftsvertrag einer GbR vor, dass die Insolvenz eines Gesellschafters (nur) zu dessen Ausscheiden und zur Fortsetzung der Gesellschaft unter den verbleibenden Gesellschaftern führt, stellt die Eröffnung des Insolvenzverfahrens über das Vermögen eines Gesellschafters für einen anderen Gesellschafter nur bei Darlegung besonderer Umstände einen wichtigen Grund für die (außerordentliche) Kündigung des Gesellschaftsverhältnisses dar.[292] Denn in diesem Fall hat der Gesellschaftsvertrag den Sachverhalt bereits behandelt, die Gesellschafter gebunden und mit der Fortsetzung den künftigen Weg bestimmt. Der (nicht insolvente) Gesellschafter muss sich an den Vereinbarungen festhalten lassen und kann darüber hinaus nicht die Gesellschaft außerordentlich kündigen.

> **Praxistipp:**
>
> Die Kündigung einer Arzt-Gesellschaft ist praktisch immer möglich; der Ausschluss der ordentlichen Kündigung nach dem Vertrag dürfte in aller Regel unwirksam sein. Praxisrelevant ist in der Regel die Frage, zu welchem Zeitpunkt die Kündigung wirkt, also **welche Kündigungsfrist** einzuhalten ist.

---

291) BGH, Urt. v. 22.5.2012 – II ZR 2/11, ZIP 2012, 1500, 1501 ff.
292) BGH, Urt. v. 22.5.2012 – II ZR 2/11, ZIP 2012, 1500, 1501 ff.

> Wenn der Gesellschafter **kündigen** will, dann sollte er dieses **immer schriftlich** und mit eindeutigen Worten tun. Es reicht der Satz: „Hiermit kündige ich den Gesellschaftsvertrag zum [...], (Frist von drei Monaten dürfte in den meisten Fällen angemessen sein), hilfsweise zum nächstmöglichen Termin."

IV. Beendigung der Gemeinschaftspraxis und Abwicklung der Gesellschaft

Die Auflösung der Gesellschaft nach der Kündigung nur eines Gesellschafters entspricht zwar der gesetzlichen Regelung. Jedoch sind die verbleibenden Gesellschafter oftmals an dem Erhalt der Gesellschaft interessiert, weil diese regelmäßig ihre Existenzgrundlage bildet. Zur Sicherung einer Kontinuität beinhalten Gesellschaftsverträge zumeist sog. „**Fortsetzungsklauseln**". Die Liquidation der GbR ist daher in der Praxis die Ausnahme, die Fortsetzung die praktische Regel. Gesellschaftsverträge sollten so gestaltet sein und sind auch oft so gestaltet, dass der kündigende Gesellschafter aus der GbR ausscheidet und die übrigen Gesellschafter das Recht haben, die Gesellschaft fortzusetzen. Zusammen mit dieser Fortsetzungsklausel regeln Gesellschaftsverträge regelmäßig auch Themen wie etwa Abfindungsanspruch, Höhe, Verzinsung, Wettbewerbsverbot usw., was im Folgenden noch ausgeführt wird. **452**

Sollte die Gesellschaft wegen Tod beendet, gekündigt und gerade nicht fortgesetzt werden, muss sie abgewickelt werden. Die **Abwicklung der Gesellschaft** in Folge eines Auflösungsbeschlusses, wegen freier Vereinbarung oder nach Tod eines Gesellschafters, erfolgt grundsätzlich im Rahmen der **Liquidation**. Alle Aktiva sind zu realisieren. Forderungen sind einzuziehen, auch wenn diese mitunter streitig sind und der Einzug unter Einsatz von Zeit und finanziellen Mitteln erfolgt. Alle Passiva sind zu bedienen, namentlich solche aus laufenden betrieblichen Aufwendungen und solche aus Dauerschuldverhältnissen, die nicht stichtaggerecht beendet werden konnten. Insofern führt die Auflösung der Gesellschaft nicht automatisch zur Beendigung bereits eingegangener Schuldverhältnisse. Auch nach ihrer Auflösung besteht die GbR bis zum Abschluss der Liquidation als Abwicklungsgesellschaft fort, sie behält ihre Teilrechtsfähigkeit als Außengesellschaft wie auch ihre Schuldnerstellung. **453**

Auch im Fall der Arzt-Gesellschaft bürgerlichen Rechts steht das Gesellschaftsvermögen während des Bestands der Praxis, aber auch im Fall ihrer Auflösung allen Gesellschaftern gemeinsam zu. Sie bilden eine **Gesamthandsgemeinschaft** (§ 718 Abs. 1 BGB). Daher kann kein Gesellschafter über seinen Anteil am Gesellschaftsvermögen frei verfügen. Eine Teilung des Vermögens kann nicht verlangt werden. Die Auseinandersetzung findet erst nach Auflösung der Gesellschaft statt (§ 730 Abs. 1 BGB).[293] **454**

Ob die Auflösung im Einzelfall einen wichtigen Grund für die vorzeitige Beendigung befristeter Dauerschuldverhältnisse begründet, richtet sich nach dem **455**

---

293) RechtZV/*Stumpe*, § 180 ZVG Rn. 12.

jeweils einschlägigen Recht. Solche Fälle sind jedoch selten. Unter anderem Miet- und Arbeitsverhältnisse dauern mitunter noch Wochen oder gar Monate über den Zeitpunkt der Einstellung des Betriebs fort. Die Verpflichtungen daraus sind gleichsam durch das Gesellschaftsverhältnis bedingt und müssen bedient werden, im Zweifel aus den Liquidationserlösen. Soweit das Gesellschaftsvermögen zur Tilgung der gemeinschaftlichen Schulden nicht ausreicht, normiert § 735 BGB eine Nachschusspflicht der Gesellschafter. Die Gesellschafter müssen der Gesellschaft Geldmittel im Verhältnis ihrer Anteile zur Verfügung stellen, damit die Liquidation unter Befriedigung aller Gläubiger gelingt. Nach Begleichung der Gesellschaftsverbindlichkeiten wird das restliche Gesellschaftsvermögen, falls vorhanden, an die Gesellschafter ausgekehrt.

456 Anders als die Rechtsbeziehungen der Gesellschaft gegenüber Dritten, die auch nach der Auflösung weitgehend unberührt bleiben, ändert sich die Rechts- und Pflichtenstellung der Gesellschafter fundamental. Die Vertragspflichten der Gesellschafter entfallen, soweit ihre Erfüllung zu dem nunmehr auf Liquidation gerichteten Gesellschaftszweck nicht mehr notwendig ist, und bleiben nur in dem Maße bestehen, als sie diesen Zweck fördern.[294] Gesellschafteransprüche, insbesondere solche auf Gewinnverteilung, werden grundsätzlich zu unselbstständigen Rechnungsposten und stehen den Gesellschaftern nicht mehr zu.

Praxistipp:

Fortsetzungsklausel:

Bereits im Gesellschaftsvertrag sollte eine Klausel aufgenommen werden, welche die Fortführung der Gesellschaft bürgerlichen Rechts bei **Kündigung, Tod** oder **Insolvenz** eines Gesellschafters vorsieht. Damit ist die vom Gesetz grundsätzlich vorgesehene Folge „Auflösung der Gesellschaft bei Kündigung, Tod oder Insolvenz" ausgehebelt.

Formulierung:

„Sollte ein Gesellschafter kündigen (entsprechend für die weiteren Fälle), wird die Gesellschaft nicht aufgelöst. Sie wird mit den vorhandenen Gesellschaftern fortgesetzt. Der Kündigende scheidet mit Wirkung zum Kündigungszeitpunkt aus. Seine Rechte an der Gesellschaft sind auf den Abfindungsanspruch beschränkt."

V. Wettbewerbsverbote nach Ausscheiden eines Arztes und Konkurrenzschutz

457 Scheidet ein Arzt aus der Berufsausübungsgemeinschaft aus, so stellt sich regelmäßig für ihn als auch für die verbleibenden Ärzte die Frage, unter welchen Voraussetzungen die Eröffnung einer neuen Praxis durch ihn zulässig ist. Die Interessen der Ex-Partner liegen nach Beendigung der ehemaligen gemein-

---

294) BGH, NJW 1960, 433.

samen Praxis diametral auseinander. Es gibt praktisch keine vermittelnde Lösung.

Der Gesetzgeber hat zur Frage des **Wettbewerbsverbots** keine spezialgesetz-   **458**
lichen Regelungen geschaffen (§§ 74 ff. HGB finden auf die Gesellschafter
einer GbR grundsätzlich keine Anwendung), sodass der ausscheidende Arzt
grundsätzlich berechtigt ist, in vollumfängliche Konkurrenz zu seiner ehemaligen Berufsausübungsgemeinschaft zu treten. Da zudem der Gesellschaftsvertrag den ausscheidenden Arzt nicht länger bindet, können auch aus diesem keine Pflichten mehr abgeleitet werden. Aufgrund dieses – in der Praxis
zumeist ungewollten – Ergebnisses, werden zumeist vertragliche Wettbewerbsverbote vereinbart.

Diese lassen sich in entsprechenden Verträgen häufig unter der Bezeichnung   **459**
„*Konkurrenzschutzklausel*", „*Niederlassungsverbot*", „*Rückkehrverbot*", „*Patientenschutzklausel*" o. Ä. finden. Wenngleich solche Vereinbarungen generell zulässig sind, können Sie im Einzelfall auslegungsbedürftig und mitunter auch
unwirksam sein, weil sie für eine der Seiten existenzbedrohend wirken mögen.
Entscheidend für die Wirksamkeit ist, dass die Klausel von einem schutzwürdigen Interesse des Berechtigten getragen wird. Des Weiteren ist die zeitliche, räumliche und gegenständliche Dimension der Klausel strikter Kontrolle
unterworfen. Das OLG Düsseldorf stellt diesbezüglich unter Bezugnahme
auf die Rechtsprechung des BGH fest:

> „Nachvertragliche Wettbewerbseinschränkungen sind nach der ständigen Rechtsprechung des Bundesgerichtshofs, der der Senat folgt, mit Rücksicht auf die
> grundgesetzlich geschützte Berufsausübungsfreiheit nur dann gerechtfertigt
> und nicht gemäß § 138 BGB sittenwidrig, wenn und soweit sie notwendig
> sind, um die Partner des ausgeschiedenen Gesellschafters vor einer illoyalen
> Verwertung der Erfolge der gemeinsamen Arbeit oder vor einem Missbrauch
> der Ausübung der Berufsfreiheit zu schützen. Sie dürfen insbesondere nicht
> dazu eingesetzt werden, den früheren Mitgesellschafter als Wettbewerber auszuschalten. Ihre Wirksamkeit hängt davon ab, dass sie in räumlicher, gegenständlicher und zeitlicher Hinsicht das notwendige Maß nicht überschreiten."[295]

Bezüglich der zeitlichen Dimension hat sich mittlerweile eine gefestigte Recht-   **460**
sprechung herausgebildet. Der zweite Zivilsenat des BGH hält eine zeitliche
Beschränkung des Wettbewerbsverbots auf höchstens zwei Jahre für zulässig.[296] Bei einem Verstoß gegen die zulässige Höchstdauer wird diese, im
Wege der geltungserhaltenden Reduktion, auf das zulässige Maß beschränkt.[297]

---

295) OLG Düsseldorf, Urt. v. 19.3.2007 – 9 U 46/07; ähnlich jüngst OLG Düsseldorf, Urt.
   v. 13.8.2014 – VI – U (Kart) 47/13.
296) BGH, Urt. v. 8.5.2000 – II ZR 308/98, ZIP 2000, 1337 = NJW 2000, 2584 ff.; BGH,
   Urt. v. 7.5.2007 – II ZR 281/05, ZIP 2007, 1309 = NJW-RR 2007, 1256, dazu EWiR
   2007, 489 (*Schodder*); BGH, Urt. v. 20.1.2015 – II ZR 369/13, ZIP 2015, 472 = NJW
   2015, 1012, dazu EWiR 2015, 269 (*Nolting*).
297) BGH, Urt. v. 18.7.2005 – II ZR 159/03, ZIP 2005, 1778 = NJW 2005, 3061; *Weitnauer/
   Grob*, GWR 2014, 185, 188.

461 Im Gegensatz zur gefestigten Rechtsprechung hinsichtlich der zeitlichen Komponente ist die Rechtsprechung bezüglich der **räumlichen Dimension** wenig einheitlich und stark einzelfallbezogen. Im Grundsatz ist lediglich anerkannt, dass die **Wettbewerbsbeschränkung** nicht über den Einzugsbereich der bisherigen Praxis hinausgehen darf. Zur Konkretisierung werden unterschiedliche Kriterien herangezogen, beispielsweise:

• Art der Praxis (Allgemeinarztpraxis – Facharztpraxis)

• Größe der Praxis (Kleiner – großer Patientenstamm)

• Örtliche Situation (Großstadt – Kleinstadt – ländliche Gegend)[298]

462 In der Regel hat eine Facharztpraxis mit einem großen Patientenstamm in einer ländlichen Gegend einen sehr viel größeren Einzugsbereich als eine Allgemeinarztpraxis mit einem kleinen Patientenstamm in einer Großstadt. Demnach sind bei erstgenanntem Fall weitergehende Wettbewerbsverbote zulässig als in letztgenanntem Fall. Wohl mittlerweile für die normale Allgemein- und Facharztpraxis in einer Großstadt anerkannt ist ein Radius von nicht mehr als 2 km.[299] Der BGH hat jedoch in anderen Fällen auch Wettbewerbsverbote im Umkreis von 10 oder 20 km für wirksam erachtet, wenn der Fall hierzu Anlass gab.[300] Es kommt somit auf die besondere Konstellation der neuen Praxen der beiden Ex-Partner an.

463 Anders als im Fall der **zeitlichen Beschränkung** wird bezüglich der räumlichen Beschränkung keine geltungserhaltende Reduktion vorgenommen. Eine zu weitgehende Klausel greift nicht; sie kann nicht aufrechterhalten werden. Sie ist per se unzulässig und damit nichtig. Diesbezüglich helfen auch salvatorische Klauseln in den entsprechenden Verträgen nicht weiter. Denn die Gerichte müssten im Zweifelsfalle weitreichend in die Vertragsfreiheit der Parteien eingreifen und eine eigene Regelung entwerfen. Dies überschreitet jedoch den Gestaltungsspielraum des Gerichts und widerspricht dem Zweck des § 138 BGB, das Risiko der Sittenwidrigkeit demjenigen aufzuerlegen, zu dessen Gunsten die zu weitgehende Klausel wirkt.[301]

464 Weniger schwer zu beurteilen ist das Wettbewerbsverbot unter dem Aspekt der **gegenständlichen Beschränkung**. An diesem Punkt wird diskutiert, ob dem ausscheidenden Arzt auch die Tätigkeit in einem Krankenhaus als angestellter Arzt, in einem anderen Fachbereich etc. untersagt werden kann. Regelmäßig sind solche Beschränkungen unzulässig, da sie über den tatsächlich zu schützenden Tätigkeitsbereich der Praxis hinausgehen. Geschützt kann näm-

---

298) *Morawietz*, NJOZ 2008, 3813, 3817.

299) *Morawietz*, NJOZ 2008, 3813, 3819.

300) Vgl. BGH, ZIP 2007, 1309 = NJW-RR 2007, 1256 = NZG 2007, 583 mit Differenzierung zwischen internistischer Tätigkeit (2 km) und Dialyseleistungen (20 km).

301) OLG Düsseldorf, Urt. v. 19.3.2007 – 9 U 46/07 = BeckRS 2007, 16113; BGH, Urt. v. 14.7.1997 – II ZR 238/96 = NJW 1997, 3089, 3090.

lich nur der Bereich sein, in dem ernsthafte Konkurrenz erwartet werden kann.

Letztlich steht und fällt ein mögliches (wirksames) Wettbewerbsverbot mit **465** der **Schwere der entstehenden Nachteile** durch eine etwaige Zulassungsbeschränkung. Solche Nachteile können insbesondere dann entstehen, wenn der ausscheidende Arzt dazu verpflichtet wird, den Planungsbereich in dem die Praxis liegt, zu verlassen und gleichzeitig aber wegen bestehender Zulassungsbeschränkungen nicht die Möglichkeit hat, sich in einem angrenzenden Planungsbereich niederzulassen. Liegt die Konstellation so, wird hierin zumeist ein Indiz dafür gesehen, dass die beiderseitigen Belange der Parteien nicht ausreichend berücksichtigt wurden, da eine solche Klausel in der Regel zu einem umfassenden Tätigkeitsverbot für den ausscheidenden Arzt führt. Ein Wettbewerbsverbot ist dann unzulässig.[302]

Neben den angesprochenen Wettbewerbsverboten werden in der Praxis oftmals **466** vertragliche Regelungen getroffen, die den ausscheidenden Arzt verpflichten, auf seinen Vertragsarztsitz zu verzichten, wenn er die Berufsausübungsgemeinschaft verlässt. Das Urteil über die Wirksamkeit solcher Abreden hat einschneidende Bedeutung für die Beteiligten. Für den ausscheidenden Arzt ergeben sich Komplikationen, wenn er, um eine neue Praxis eröffnen zu können, eine neue Zulassung inklusive eines neuen Vertragsarztsitzes beantragen muss. Hierbei wird er regelmäßig auf unüberwindbare Probleme stoßen, da die allermeisten Planungsbezirke zurzeit gesperrt sind, neue Zulassungen daher nicht vergeben werden.[303] Auf der anderen Seite kann ein unwirksam vereinbarter Verzicht auf den Vertragsarztsitz schwerwiegende Konsequenzen für die zurückbleibende Praxis haben. Oftmals ist diese auf einen gewissen Umfang ausgelegt, der insbesondere im Hinblick auf monatlich entstehende Kosten nicht reduziert werden kann. Mindestumsätze müssen zur Kostendeckung erreicht werden; damit ist der Unternehmerlohn noch nicht verdient. Fällt ein Berufsträger aus, können die laufenden Kosten von den verbleibenden Ärzten unter Umständen nicht mehr gedeckt werden, da es ihnen allein unmöglich ist, entsprechend hohe Umsätze zu erwirtschaften.

Im Ergebnis ist eine dezidierte **Interessenabwägung** zwischen den Parteien **467** vorzunehmen, anhand derer die Wirksamkeit der in Rede stehenden Klausel beurteilt wird. Feste Kriterien sind hierzu nicht ermittelbar; die Rechtsprechung wird gleichsam keine festen Kriterien herausarbeiten können. Lediglich in zwei Fällen hat der BGH entschieden, dass ein vertraglicher Verzicht auf den Vertragsarztsitz wirksam ist.[304] Hierbei handelte es sich allerdings um

---

302) *Ries/Schnieder/Althaus/Großbölting/Voß*, Arztrecht, S. 174.
303) Exemplarisch für die Planungsbezirke der KV Nordrhein, https://www.kvno.de/10praxis/20niederlass/20bedarfsplanung.
304) BGHZ 151, 389 = NJW 2002, 3536; BGH, NJW 2002, 3538, dazu EWiR 2002, 1005 *(Ring)*.

Sachverhalte, bei denen die ausscheidenden Ärzte nur kurz in der Praxis gearbeitet und einen bereits bestehenden Vertragsarztsitz übernommen hatten. Deswegen hat der BGH lediglich unter Bezugnahme auf die Berufsfreiheit des Art. 12 GG klargestellt, dass die Abwägung im Wege der *praktischen Konkordanz"* vorzunehmen sei, wobei die widerstreitenden Rechtspositionen zu einem möglichst schonenden Ausgleich gebracht werden müssten. Sodann hat er ausgeführt, der ausscheidende Arzt habe die Gemeinschaftspraxis wegen der relativ kurzen Zeit seiner Mitarbeit noch nicht entscheidend mitprägen können, die Abwägung müsse daher zugunsten des verbleibenden Arztes erfolgen. Eine tatsächliche Abgrenzung unter Zugrundelegung weiterer Kriterien erübrigte sich damit, sodass sich die vorstehende Argumentation nicht auf Fälle übertragen lässt, in denen der Arzt langjähriges Mitglied der Praxis ist und die Gemeinschaftspraxis durch seine Arbeit sehr wohl geprägt hat. In diesen Fällen wird es weiterhin auf eine umfassende Einzelfallabwägung und eine schlüssige Argumentation ankommen.[305]

Praxistipp:

Wettbewerbsverbot

Schon bei Abschluss des Gesellschaftsvertrags sollte geklärt werden, ob ein (nachvertragliches) Wettbewerbsverbot in den Vertrag aufgenommen und wie es ausgestaltet werden soll. Das ist grundsätzlich möglich und auch zu empfehlen.

Gleichwohl ist eine etwaige Wettbewerbsklausel immer unter den Aspekten der **zeitlichen**, **räumlichen** sowie **gegenständlichen** Beschränkung zu prüfen.

Um ein wirksames nachvertragliches Wettbewerbsverbot zu erreichen, sind die konkreten Einzelumstände des Falls zugrunde zu legen und angemessen zu würdigen.

Insbesondere muss in die Betrachtung eingestellt werden:

1. Art der Praxis (Allgemeinarztpraxis – Facharztpraxis)

2. Größe der Praxis (Kleiner – großer Patientenstamm)

3. Örtliche Situation (Großstadt – Kleinstadt – ländliche Gegend)

Formulierungsbeispiel:

„Dem ausscheidenden Gesellschafter ist es untersagt, sich für die Dauer von ein/zwei Jahren ab Zeitpunkt der Wirksamkeit der Kündigung im Umkreis von x km um den Standort der Praxis als Arzt im Fachbereich „Fachgebiet der betriebenen Praxis" niederzulassen."

---

305) Vgl. zu möglichen Kriterien der Abwägung *Morawietz*, NJOZ 2008, 3813 3824.

VI. Zusammenfassung: Beendigung der Praxis/Kündigung/Abwicklung

- Immer **schriftlich**: „Hiermit kündige ich den Gesellschaftsvertrag in seiner **468** aktuellen Gestalt zum [...] (Frist von drei Monaten dürfte in den meisten Fällen angemessen sein), hilfsweise zum nächstmöglichen Termin.

- (Nachvertragliches) **Wettbewerbsverbot** sollte in den Vertrag mit aufgenommen und ausgestaltet werden. Hierbei ist eine etwaige Klausel immer unter den Aspekten der zeitlichen, räumlichen sowie gegenständlichen Beschränkung zu prüfen.

- Eine **Fortsetzungsklausel** ist dringend zu empfehlen (siehe oben).

I. Die Arzt-GbR in der zivilgerichtlichen Auseinandersetzung und im Prozess

Die Gesellschaft bürgerlichen Rechts ist rechts- und prozessfähig. Was heute **469** so eindeutig und klar formuliert ist, war lange Zeit umstritten; Besonderheiten sind unverändert zu berücksichtigen, gerade bei einer Gesellschaft von Ärzten.

I. Grundlagen

Lange Zeit war es umstritten, ob die GbR selbst am Rechtsverkehr teilneh- **470** men sowie Träger von Rechten und Pflichten sein kann. Diesen Streit hat der 2. Zivilsenat des BGH mit Urteil vom 29.1.2001 endgültig zugunsten der Rechtsfähigkeit entschieden.[306] Demnach steht fest, dass

- die (Außen)-GbR Rechtsfähigkeit besitzt, soweit sie durch Teilnahme am Rechtsverkehr eigene Rechte und Pflichten begründet;

- sie in diesem Rahmen im Zivilprozess aktiv und passiv parteifähig ist;

- die persönlich haftenden Gesellschafter akzessorisch für die Verbindlichkeiten der GbR analog der Regelungen zur OHG haften.

Somit kommt es in jeder Regelung und jeder Auseinandersetzung darauf an, **471** ob die Gesellschaft selbst oder ihre Gesellschafter Teil eines etwaigen Prozesses sein sollen.

Auf die GbR anwendbare Vorschriften

Vertretung	§ 709 ff. BGB, insb. § 714 BGB; keine analoge Anwendung des § 126 Abs. 2 HGB. Vertretungsbeschränkung im Innenverhältnis auch für das Außenverhältnis wirksam.
Persönliche Haftung der Gesellschafter	§ 128 HGB analog.
Haftung der Gesellschaft bei Eintritt in das Geschäft eines Einzelkaufmannes	Keine analoge Anwendung des § 28 HGB, da Freiberufler keine Kaufleute i. S. d. Norm sind.
Haftung bei Eintritt in die Berufsausübungsgemeinschaft	Volle Haftung auch für Altverbindlichkeiten. Analoge Anwendung des § 130 HGB.
Vollstreckung gegen die Gesellschaft	Grundfall: Urteil gegen alle Gesellschafter, § 736 ZPO. Daneben: Urteil gegen die GbR selbst.
Insolvenzfähigkeit	§ 11 Abs. 2 Nr. 1 InsO und § 728 Abs. 1 BGB.

---

306) BGH, Urt. v. 29.1.2001 – II ZR 331/00, ZIP 2001, 330 (m. Bespr. *Ulmer*, S. 585) = NJW 2001, 1056, dazu EWiR 2001, 341 *(Prütting)*.

II. Passivlegitimation der Gesellschaft bürgerlichen Rechts

472 Auswirkung hat die Rechtsprechung zur Rechtsfähigkeit der Gesellschaft bürgerlichen Rechts zunächst für die Frage, wer im Prozess **passivlegitimiert** ist. Vor der oben beschriebenen Änderung war der einzige Weg, in das Gesellschaftsvermögen einer GbR zu vollstrecken, gemäß § 736 ZPO ein Urteil gegen alle Gesellschafter zu erwirken. Eines solchen Titels bedarf es heute nicht mehr. Die **Gesellschaft als solche** kann nun verklagt werden. Dazu kann sie im Prozess durch den Namen, unter dem sie handelt, bezeichnet werden. Möglich und ausreichend ist es jedoch auch, wenn die einzelnen Gesellschafter genannt werden und durch einen Zusatz kenntlich gemacht wird, dass sich die Klage gegen die GbR richtet (Bsp. A, B, C in Gesellschaft bürgerlichen Rechts).[307]

473 Daneben besteht weiterhin die Möglichkeit, einen **Titel gegen alle Gesellschafter** zu erwirken und damit in das Gesellschaftsvermögen zu vollstrecken (§ 736 ZPO). Insoweit ist die Rechtslage anders als bei der OHG. Bei dieser kommt einzig und allein ein Titel gegen die Gesellschaft selbst in Betracht (§ 124 Abs. 2 HGB).[308]

474 Soll hingegen die **persönliche Haftung der Gesellschafter** für Gesellschaftsschulden geltend gemacht werden, so kommt nur die Vollstreckung aus einem Titel in Betracht, der gegen den jeweiligen Gesellschafter persönlich gerichtet ist. Dies folgt daraus, dass der BGH die Gesellschafterhaftung

> „in Konsequenz der Anerkennung der beschränkten Rechtsfähigkeit der GbR im Sinne einer akzessorischen Haftung der Gesellschafter für die Gesellschaftsverbindlichkeiten"[309] anerkannt hat. Weiter führt er aus: „Soweit der Gesellschafter für die Verbindlichkeiten der Gesellschaft auch persönlich haftet, ist der jeweilige Bestand der Gesellschaftsschuld also auch für die persönliche Haftung maßgebend. Insoweit entspricht das Verhältnis zwischen Gesellschafts- und Gesellschafterhaftung damit der Rechtslage in den Fällen der akzessorischen Gesellschafterhaftung gemäß §§ 128f. HGB bei der OHG".[310]

475 Trotz dieser Klärung ist im Einzelfall strategisch abzuwägen, entweder die Gesellschaft, die Gesellschafter oder beide gemeinsam zu verklagen. Unbestritten bietet eine *„Doppelklage"* auch doppelte Chancen, wenigstens bei einem solventen Beklagten durchzudringen. Diese Strategie sieht sich jedoch dem berechtigten Einwand ausgesetzt, dass die Kosten im Falle einer teilweisen Abweisung der Klage (eventuell weil gegen die Gesellschaft kein Anspruch besteht), vom Kläger zu tragen sind. Ökonomischer ist es mitunter, einen Titel gegen alle Gesellschafter zu erwirken, aus dem dann auch in das Gesellschaftsvermögen vollstreckt werden kann. Im Fall einer Publikumsgesellschaft dürfte dieses Vorgehen daran scheitern, dass nicht alle Gesellschafter bekannt sind.

---

307) Musielak-ZPO/*Weth*, § 50 Rn. 22b.
308) Musielak-ZPO/*Weth*, § 50 Rn. 22b.
309) BGH – II ZR 331/00 = NJW 2001, 1056, 1061.
310) BGH – II ZR 331/00 = NJW 2001, 1056, 1061.

In Fällen ärztlicher Gemeinschaften aber sollte eine Klage gegen die Gesellschaft selbst sowie alle bekannten Ärzte als Gesellschafter erhoben werden.[311]

III. Aktivlegitimation der Gesellschaft bürgerlichen Rechts

Spiegelbildlich zur Passivlegitimation steht der Gesellschaft bürgerlichen Rechts **476** auch die **Aktivlegitimation** zu. Sie kann also selbst Forderungen verfolgen und klagen. Bezüglich der Bezeichnung der Partei gelten die Ausführungen zur Passivlegitimation entsprechend. Folglich kann die Gesellschaft selbst unter ihrem Namen klagen. Andererseits reicht es auch hier, wenn die einzelnen Gesellschafter genannt werden und durch einen Zusatz kenntlich gemacht wird, dass die Gesellschaft klagt.[312] Es ist Obliegenheit der jeweiligen Gesellschafter, die klagende Partei so genau wie möglich zu bezeichnen, will sie Rechtsnachteile vermeiden. Stellt sich im Prozess heraus, dass eine Außen-GbR nicht existiert und die Klage daher als unzulässig abgewiesen werden muss, trägt derjenige die Kosten, der den unzulässigen Prozess eingeleitet hat.[313]

Im Aktivprozess wird die Gesellschaft durch alle, bzw. den oder die vertre- **477** tungsberechtigten Gesellschafter vertreten. Diesbezüglich können Regelungen im Gesellschaftsvertrag getroffen werden. Enthält dieser keine entsprechenden Bestimmungen, so gilt die gesetzliche Regel, dass die Gesellschaft von allen Gesellschaftern gemeinschaftlich vertreten wird (§ 714 BGB). Forderungen, die der Gesellschaft selbst zustehen, können nicht durch die Gesellschafter im eigenen Namen eingeklagt werden. Der BGH führt dazu aus:

> „Liegt aber die materielle und prozessuale Rechtszuständigkeit bei der Gesellschaft, kann nur diese – es sei denn die Voraussetzungen der gewillkürten Prozessstandschaft liegen vor – Partei des Rechtsstreites sein. Für die Annahme einer notwendigen Streitgenossenschaft mehrerer Gesellschafter als natürliche Personen ist bei dieser Sichtweise kein Raum."[314]

IV. Die prozessuale Durchsetzung von Forderungen bzw. Vollstreckung gegen die GbR

Nach dem oben bereits angesprochenen Urteil des BGH vom 29.1.2001 kann **478** die Zwangsvollstreckung gegen die GbR nunmehr auf zwei Wegen erfolgen. Zum einen kann ein **Titel gegen die Gesellschaft selbst** erwirkt werden. Aus diesem kann die Vollstreckung in das Gesellschaftsvermögen betrieben werden. Daneben besteht die Möglichkeit, ein Urteil i. S. d. § 736 ZPO zu erwirken, das sich als **Urteil gegen alle Gesellschafter** richtet und damit ebenfalls die Zwangsvollstreckung in das Vermögen der GbR ermöglicht.

---

311) Vgl. zu vorstehendem Absatz, Musielak-ZPO/*Weth*, § 50 Rn. 22d.
312) Musielak-ZPO/*Weth*, § 50 Rn. 22e.
313) BGH – II ZR 331/00 = NJW 2001, 1056, 1060.
314) OLG Dresden, Beschl. v. 8.6.2006 – 13 W 653/06, ZIP 2006, 2287.

1. Titel gegen die Gesellschaft

479 Zunächst kann gegen die Gesellschaft aufgrund eines Titels vollstreckt werden, der sich gegen die Gesellschaft als Partei richtet. Dabei ist es unerheblich, ob ein solcher Titel als Titel gegen alle Gesellschafter i. S. d. § 736 ZPO verstanden wird.[315] Dieses ist anhand objektiver Kriterien auszulegen.

480 Die Gesellschaft muss hinreichend genau bezeichnet werden. Das Vollstreckungsobjekt muss schlicht klar sein. Andernfalls kann aus dem Titel nicht vollstreckt werden. Dies ist insbesondere dann der Fall, wenn eine nicht existente Gesellschaft als Vollstreckungsschuldner genannt ist, nur einige Gesellschafter im Titel aufgeführt sind oder Kurzbezeichnungen verwendet werden. Eine Berichtigung des Urteils gemäß § 319 ZPO kommt in diesen Fällen zumeist nicht in Betracht, da die Unrichtigkeit der Bezeichnung nicht auf einem Fehler des Gerichts beruht, sondern bereits in der Klage falsch angelegt war.[316]

481 Die Zustellung gemäß § 750 ZPO hat, wenn eine Geschäftsführung bestellt ist, an diese, andernfalls an einen Gesellschafter zu erfolgen.[317]

2. Titel gegen alle Gesellschafter – gemeinsam oder einzeln

482 Gemäß § 736 ZPO kann ein Titel gegen alle Gesellschafter erwirkt werden, um die Zwangsvollstreckung in das Gesellschaftsvermögen zu ermöglichen. Dabei müssen alle Gesellschafter als passivlegitimiert im Rubrum ausgewiesen sein.[318] Ändert sich nach Rechtshängigkeit der Klage der Gesellschafterbestand durch das Ausscheiden eines Gesellschafters, so hindert dies die Vollstreckung nicht.

483 Tritt ein Gesellschafter hinzu, so kommt eine Klauselumschreibung nach § 727 ZPO analog in Betracht. Grundlage hierfür bildet § 130 HGB, der die Haftung des neu eintretenden Gesellschafters für Altverbindlichkeiten anordnet. Auch wenn dieser keine Rechtsnachfolge im eigentlichen Sinn des § 727 ZPO statuiert, so sind beide Fälle vergleichbar. Der analogen Anwendung steht daher nichts entgegen.[319]

484 Es ist nicht notwendig, dass ein einheitlicher Titel gegen alle Gesellschafter vorliegt. Ausreichend ist es, wenn mehrere Titel vorliegen, die sich gegen die Gesellschafter richten. Liegt jedoch nur ein Titel gegen einige Gesellschafter vor, so kann nur in deren Privatvermögen und nicht in das Gesellschaftsvermögen vollstreckt werden.[320]

---

315) RechtZV/*Giers*, § 736 ZPO Rn. 2.
316) RechtZV/*Giers*, § 736 ZPO Rn. 3.
317) RechtZV/*Giers*, § 736 ZPO Rn. 5.
318) RechtZV/*Giers*, § 736 ZPO Rn. 6.
319) RechtZV/*Giers*, § 736 ZPO Rn. 6.
320) RechtZV/*Giers*, § 736 ZPO Rn. 6.

Sollte einer der Gesellschafter insolvent sein, so steht dies einer Vollstreckung 485
in das Gesellschaftsvermögen nicht entgegen.[321] Ob und inwieweit daneben
die Ansprüche ggf. bei einem Insolvenzverwalter reklamiert werden, etwa durch
Anmeldung als Forderungen zur Insolvenztabelle gemäß § 38 InsO, ist eine
freie Entscheidung des Gläubigers.

Um in das Privatvermögen eines einzelnen Gesellschafters zu vollstrecken, 486
ist ein Titel gegen diesen notwendig. Ausreichend ist jedoch auch ein Titel
gegen alle Gesellschafter gemäß § 736 ZPO. Nur ein Titel gegen die Gesellschaft selbst eignet sich nicht, um hieraus die Zwangsvollstreckung gegen den
Gesellschafter persönlich zu betreiben.[322] Insofern muss der Anspruchsteller
im Zweifel auch gegen den einzelnen Arzt vorgehen.

3. Rechtsbehelfe gegen Vollstreckungen

Gegen die Zwangsvollstreckung in das Vermögen der ärztlichen Gemein- 487
schaftspraxis oder in das Vermögen des einzelnen Arztes sind die üblichen
Rechtsbehelfe gegeben. Wird aufgrund eines Titels, der sich weder gegen die
Gesellschaft, noch gegen die Gesellschafter richtet, in das Gesellschaftsvermögen vollstreckt, so ist die **Drittwiderspruchsklage** (§ 771 ZPO) der richtige
und zielführende Rechtsbehelf. Daneben ist die **Erinnerung** zulässig (§ 766
ZPO), da es sich um einen Rechtsbehelf gegen die Art und Weise der Zwangsvollstreckung handelt.[323]

V. Die Zwangsversteigerung zum Zwecke der Aufhebung einer Gesellschaft

Wird die Gesellschaft aufgelöst, kommt es zur **Auseinandersetzung** unter 488
den Gesellschaftern, wenn über das Vermögen der Gesellschaft nicht das Insolvenzverfahren eröffnet ist (§ 730 Abs. 1 BGB). Können sich die Gesellschafter nicht über die Art und Weise sowie Ergebnisse der Auseinandersetzung einigen, beispielsweise über die Veräußerung eines Grundstücks, kommt
eine sog. „Teilungsversteigerung" (§ 180 ZVG) in Betracht. Das Verfahren
ist dabei nicht als gerichtliche Auseinandersetzung zu sehen. Es soll eine solche
nur vorbereiten.[324] Die eigentliche Auseinandersetzung schließt sich an dieses Verfahren außergerichtlich an.

Während des Verfahrens werden zunächst die Lasten des zu veräußernden 489
Vermögensgegenstands berichtigt. Im Fall einer gemeinsamen Immobilie
werden beispielsweise zunächst Grundsteuern, Versicherungen und Energie-
kosten bedient, soweit die Beträge rückständig oder fällig sind oder vertrag-

---

321) RechtZV/*Giers*, § 736 ZPO Rn. 6.
322) RechtZV/*Giers*, § 736 ZPO Rn. 8.
323) RechtZV/*Giers*, § 736 ZPO Rn. 9.
324) RechtZV/*Stumpe*, § 180 ZVG Rn. 1.

lich zur Zahlung anstehen. Anschließend wird der Gegenstand veräußert. Der übrigbleibende Erlös, und dies ist die Besonderheit des Verfahrens, steht weiterhin der Gemeinschaft zu und wird nicht direkt verteilt sondern hinterlegt. Eine Ausnahme hiervon besteht allerdings dann, wenn alle Miteigentümer erklären, mit der Auszahlung einverstanden zu sein.[325]

---

325) RechtZV/*Stumpe*, § 180 ZVG Rn. 4.

J. Bewertung der ärztlichen Gemeinschaftspraxis und Realisierung des Wertes

Der Geschäftsanteil an einer Gemeinschaftspraxis in Form der GmbH, der **490** Gesellschaft bürgerlichen Rechts (GbR), aber auch der Partnerschaftsgesellschaft (PartG) hat einen **Buchwert** oder nominellen Wert und darüber hinaus einen **Marktwert.** Auf den Wert kommt es in Verkaufs- und Übertragungsfällen, bei Beendigung der Gesellschaft nach Kündigung, durch Tod oder ein anderes Ereignis und auch im Fall der wirtschaftlichen Schieflage an. Gerät ein Mitglied einer ärztlichen Gemeinschaftspraxis in die existenzielle Krise, gefolgt möglicherweise von der Insolvenz, hat dies Einfluss sowohl auf die Gesellschaft bzw. Gemeinschaft als auch auf den einzelnen Arzt. Abgesehen von den emotionalen und psychischen Belastungen kann die existenzielle Krise zum wirtschaftlichen Verfall und nachfolgend zur Insolvenz entweder der Gesellschaft oder des Arztes oder gar beider führen.

Rechtlich ohne besondere Komplikationen und wirtschaftlich übersichtlich **491** ist die Praxisgemeinschaft, somit der Zusammenschluss wirtschaftlich selbstständiger Ärzte in Form einer Kooperation bei ansonsten getrennter Berufsausübung. Lediglich die gemeinsam betriebenen Geschäfte bzw. unterhaltenen Vertragsbeziehungen, wie etwa Mieten, zentrale Anrufannahme etc., sind abzugrenzen und ggf. sind Verträge mit Dritten zu beenden, zu modifizieren oder abzuschließen.

Im Fall einer Gemeinschaftspraxis, der typischen Form einer Gesellschaft **492** des bürgerlichen Rechts i. S. d. §§ 705 ff. BGB, aber auch bei der Rechtsform der Partnerschaft, § 1 Abs. 2 Nr. 2 PartGG, erfasst die Insolvenz eines Partners gemäß § 80 InsO auch seine Gesellschaftsanteile. Einzelne Gegenstände des Gesellschaftsvermögens sind indes nicht vom Insolvenzbeschlag erfasst, da insoweit lediglich eine gesamthänderische Bindung des Vermögens vorliegt, § 719 BGB.

Nach der Grundaussage des § 728 Abs. 2 Nr. 1 BGB wird die Gesellschaft **493** durch die Eröffnung des Insolvenzverfahrens über das Vermögen eines Gesellschafters aufgelöst. Die Ex-Gesellschafter haben einen Anspruch auf ihren Anteil am Vermögen inkl. Aufgabegewinn; unter Umständen schulden sie der GbR in Liquidation aber auch einen Verlustausgleich, soweit die Gläubiger die Gesellschafter (noch) nicht unmittelbar in Anspruch genommen haben. Die Auflösung der GbR ist in der Praxis eher nicht gewünscht. Gesellschaftsverträge schließen daher die Zwangsauflösung in der Regel aus und bestimmen stattdessen eine Fortsetzung unter Ausscheiden des insolventen Partners. So lange werden die Mitwirkungsrechte des insolventen Gesellschafters vom Insolvenzverwalter wahrgenommen.

Das **Auseinandersetzungsguthaben** fällt in die Insolvenzmasse gemäß § 80 **494** InsO. Es wird vom Insolvenzverwalter verwaltet. Während die verbleibenden Gesellschafter im Falle einer zulässigen Fortsetzungsklausel gemäß § 736

Abs. 1 BGB im Wege der Anwachsung Vermögen erwerben, sind sie bzw. die Gesellschaft mit dem Abfindungsanspruch des Gesellschafters belastet.

I. Rechnungslegung und wertbildende Faktoren einer Vertragsarztpraxis

495 Gesellschafter sind einander grundsätzlich zu Informationen verpflichtet, soweit diese die Geschäftsführung, Umsatz, Kosten, Ergebnisse und andere zentrale wirtschaftliche Fragen betrifft. Im Rahmen der Auseinandersetzung, aber auch in der Liquidation haben Gesellschafter untereinander weitreichende Ansprüche auf **Auskunftserteilung und Rechnungslegung** gegenüber dem Liquidator/Geschäftsführer der beendeten und in Auflösung befindlichen GbR. Auch der an der Liquidation nicht beteiligte und auch sonst über den Vermögensgegenstand der Gesellschaft nicht unterrichtete Gesellschafter einer GbR hat gegen den die Abwicklung betreibenden Mitgesellschafter einen Anspruch auf **Rechnungsabschluss**. Dieser Anspruch trägt den weitergehenden Anspruch auf Rechnungslegung in sich. Dies hat der BGH mehrfach ausgeführt und zuletzt mit Urteil vom 22.3.2011 bestätigt.[326]

496 Bei der Berechnung der Abfindung ist regelmäßig die Frage zu erörtern, ob und wenn ja in welcher Höhe, die **Zulassung als Vertragsarzt** im Rahmen der gesetzlichen Krankenversicherung wertbildender Faktor des Praxiswertes ist bzw. sein kann. Der Geschäftswert eines Unternehmens ist zwar ein Wirtschaftsgut, nämlich Ausdruck für die Gewinnchancen. Gewinnchancen aber nur, soweit sie nicht in einzelnen Wirtschaftsgütern verkörpert, sondern durch den Betrieb des eigenführten und fortlebenden Unternehmens im Ganzen aufgrund besonderer, dem Unternehmen eigener Vorteile höher oder gesicherter erscheinen als bei einem vergleichbaren Unternehmen.[327] Die Rechtsprechung hält einen abgeleiteten, von Dritten erworbenen Praxiswert auch für ein immaterielles Wirtschaftsgut. Denn der Wert einer freiberuflichen Praxis beruht im Wesentlichen auf dem persönlichen Vertrauensverhältnis zum Praxisinhaber. Dieses Vertrauensverhältnis endet jedoch in der Regel mit dessen Ausscheiden.[328] Weiterhin gehört zu den immateriellen Wirtschaftsgütern einer Praxis auch ein Wettbewerbsverbot, für das Leistungen erbracht werden bzw. Zahlungen erfolgen,[329] sowie andere Rechte.

497 Anders liegt der Fall bei selbstständigen Teilen oder wertbildenden Faktoren, die praktisch in dem eigentlichen Kern immateriellen Rechts aufgehen. Wertbildende Faktoren sind beispielsweise geschäftswertbildende Rechtsre-

326) BGH, Urt. v. 22.3.2011 – II ZR 206/09, ZIP 2011, 1145 = Der Betrieb 2011, 1442, 1443.
327) BFH, Urt. v. 25.1.1979 – IV R 21/75, BStBl II 1979, 369 = Der Betrieb 1979, 1016; BFH, Urt. v. 27.3.1996 – I R 60/95, BStBl II 1996, 576 = Der Betrieb 1996, 2158.
328) RFH Urt. v. 30.1.1929 – VI A 369/28, ReichsStBl 1929, 326; BFH, Urt. v. 15.4.1958 – I 61/57 U, BStBl III 1958, 330 = Der Betrieb 1958, 883; BFH, Urt. v. 1.4.1982 – IV R 2-3/79, BStBl II 1982, 620 = Der Betrieb 1982, 1803.
329) BFH, Urt. v. 23.6.1981 – VIII R 43/79, BStBl II 1982, 56 = Der Betrieb 1982, 557.

flexe oder allgemeine Nutzungsvorteile eines Wirtschaftsgutes.[330] Dasselbe gilt für Gewinnchancen aus schwebenden Verträgen.[331]

Nur in Ausnahmefällen kann ein **unselbstständiger** werterhöhender **Faktor**   **498** zu einem selbstständigen immateriellen Wirtschaftsgut konkretisiert werden. Das ist z. B. der Fall, wenn eine Veräußerung des Kundenkreises zur Bereinigung von Liefergebieten oder bei Änderung des Warenangebotes stattfindet.[332] Der Bundesfinanzhof (BFH) geht davon aus, dass bei dem Erwerb einer Vertragsarztpraxis im Regelfall neben dem erworbenen Praxiswert kein weiteres selbstständiges immaterielles Wirtschaftsgut in Form des *„mit einer Vertragsarztzulassung verbundenen wirtschaftlichen Vorteils"* vorhanden ist. Der Kaufpreis, so der BFH, lässt sich im Fall einer Vertragsarztpraxis grundsätzlich nicht, auch nicht nur teilweise, dem wirtschaftlichen Vorteil aus der Vertragsarztzulassung zuordnen. Von der eingeführten Arztpraxis an sich lässt sich kein gesondertes Wirtschaftsgut *„Vorteil aus der Vertragsarztzulassung"* abspalten. Der die Praxis übergebende Vertragsarzt kann den Vorteil aus der Zulassung grundsätzlich nicht selbstständig verwerten. Er kann nur gegenüber dem zuständigen Zulassungsausschuss der Kassenärztlichen Vereinigung (KV) einen Antrag auf Durchführung des Nachbesetzungsverfahrens (§ 103 Abs. 4 Nr. 1 SGB V) stellen. Dieser Antrag löst dann in der Regel ein neues Zulassungsverfahren aus, wobei die Zulassung des Erwerbers vom Vorliegen persönlicher Eigenschaften abhängt und im Ermessen des Zulassungsausschusses steht.[333]

Die Oberfinanzdirektion (OFD) Rheinland hat hierzu unter dem 14.12.2012   **499** eine Verwaltungsanweisung erlassen, in der auf das BFH-Urteil vom 14.12.2011 Bezug genommen wird. Die OFD fasst das besagte Urteil zusammen und unterstreicht, dass die **Zulassung zum Vertragsarzt** der gesetzlichen Krankenkassen an sich *„nur in besonders gelagerten Fällen"* ein **eigenständiges Wirtschaftsgut** sein könne.[334] Erwerbe etwa ein Praxisnachfolger im Rahmen der Nachbesetzung eine Praxis, ohne sie (Praxisräume, Patientenstamm, Nebenbetriebsstätten) zu übernehmen und fortzuführen, und ergäben sich aufgrund vorliegender Vereinbarungen oder Verträge Anhaltspunkte dafür, dass der Erwerb der Kassenzulassung im Vordergrund steht, z. B. um den Vertragsarztsitz zu verlegen oder die Aufnahme des Erwerbers als weiteren Gesellschafter in eine bestehende freiberufliche Personengesellschaft zu ermöglichen, dann komme der Anschaffung der Vertragsarztzulassung eine nicht unerheb-

---

330) BFH, Urt. v. 20.3.2003 – IX R 27/01, BStBl II 2003, 878 = Der Betrieb 2003, 2043 m. w. N.
331) BFH, Urt. v. 7.11.1985 – IV R 7/83, BStBl II 1986, 176 = Der Betrieb 1986, 662.
332) BFH, Urt. v. 16.9.1970 – I R 196/67, BStBl II 1971, 175 = Der Betrieb 1971, 557.
333) BFH, Urt. v. 9.8.2011 – VIII R 13/08, Der Betrieb 2011, 2123, 2124 f.
334) OFD Rheinland, Kurzinfo ESt Nr. 057/2011 vom 14.12.2012, Der Betrieb 2012, 20 mit Verweis auf OFD Münster, Kurzinfo ESt Nr. 35/2011, DB 0463918.

liche eigene wirtschaftliche Bedeutung zu.[335] (Nur) in diesen Fällen sei von der Entstehung eines selbstständigen immateriellen Wirtschaftsguts auszugehen, sodass die entsprechenden Anschaffungskosten der Kassenzulassung zuzuordnen sind.[336]

II. Beschränkung von Abfindungen im Gesellschaftsvertrag der Arztpraxis

500 Die Frage des Abfindungsguthabens richtet sich grundsätzlich nach dem Gesellschaftsvertrag. In der Praxis entbrennt über die Frage der **Höhe der Abfindung** oftmals Streit. Dieser kann im Vorfeld vermieden werden, wenn die Parteien sich bereits bei Abschluss des Gesellschaftsvertrags – was regelmäßig geschieht – auf einen objektiven Dritten einigen, der im Zweifelsfall für alle Parteien verbindlich über die Höhe des Abfindungsguthabens entscheidet. Zuvor muss der externe Sachverständige sämtliche Geschäftsunterlagen, Jahresabschlüsse, Salden, Konten etc. geprüft haben. Eine solche Klausel ist in der Praxis daher dringend zu empfehlen. Als Sachverständige eignen sich Wirtschaftsprüfer, Steuerberater, Rechtsanwälte oder andere ähnlich kompetente Personen. Diese sollten sodann nicht von der Gesellschaft, sondern von einer Institution, beispielsweise dem Präsidenten der Bundesärztekammer, der regionalen Ärztekammern oder ortsansässigen Industrie- und Handelskammer, bestimmt werden.

501 Hilfreich und auch konfliktentschärfend wirken **Stundungs- und Verzinsungsklauseln** und Beschränkungen des Anspruchs. Sie dürfen allerdings das Kündigungsrecht eines jeden Gesellschafters gemäß § 723 Abs. 3 BGB nicht in unzulässiger Weise einschränken, was noch ausgeführt wird. Die **Grenze der Sittenwidrigkeit** bzw. **Knebelung** ist zu beachten.[337] In diesem Zusammenhang ist auch eine faktische Realteilung möglich. Die Abfindung kann dergestalt geregelt werden, dass sie lediglich auf den Patientenstamm gerichtet wird. Jeder der Partner nimmt seine Patienten in die neue berufliche Zukunft mit, wobei der Grundsatz der freien Arztwahl des Patienten gewahrt werden muss. Dieses ist auch von (vollstreckenden) Gläubigern und auch von einem etwaigen Insolvenzverwalter hinzunehmen.[338]

502 Einschränkende Klauseln dürfen nicht zu einer (rechtswidrigen) Gläubigerbenachteiligung führen. Sittenwidrig und damit rechtswidrig wäre beispielsweise eine generelle Beschränkung des Abfindungsanspruchs ohne angemessenen wirtschaftlichen Ausgleich. Zu denken ist etwa an eine Einbringung einer vorherigen Einzelpraxis in die Gesellschaft, bei gleichzeitiger kardinaler Beschränkung der Abfindungsansprüche und Beschneidung sonstiger Abfin-

---

335) OFD Rheinland, Kurzinfo ESt Nr. 057/2011 vom 14.12.2012, Der Betrieb 2012, 20 mit Verweis auf OFD Münster, Kurzinfo ESt Nr. 35/2011, DB 0463918.

336) OFD Rheinland, Kurzinfo ESt Nr. 057/2011 vom 14.12.2012, Der Betrieb 2012, 20 mit Verweis auf OFD Münster, Kurzinfo ESt Nr. 35/2011, DB 0463918.

337) *van Zwoll/Mai/Eckardt/Rehborn*, Die Arztpraxis in Krise und Insolvenz, Rn. 854.

338) *van Zwoll/Mai/Eckardt/Rehborn*, Die Arztpraxis in Krise und Insolvenz, Rn. 854.

dungsregelungen, für den Fall des Ausscheidens oder der Insolvenz.[339] Eine solche Beschränkung hielte einer rechtlichen Prüfung nicht stand und wäre unwirksam.

III. Abfindungs- bzw. Buchwertklauseln in Verträgen ärztlicher Gesellschaften

Zur objektiven Wertermittlung der Praxis und des Anteils des Arztes ist zum 503
Stichtag des Ausscheidens eine sog. Auflösungs- bzw. Abschichtungsbilanz
aufzustellen. Auf diesem Weg wird der Verkehrswert des Gesellschaftsanteils
ermittelt. Stille Reserven sind aufzulösen bzw. in die Berechnung des Abfin-
dungs- und Auseinandersetzungsguthabens einzubeziehen.

Da **Verkehrswertabfindungen** in der Praxis zu existentiell bedrohlichen Li- 504
quiditätsabflüssen führen können, vereinbaren die Partner im Vorfeld häufig
modifizierende Regelungen. In Betracht kommen echte oder gleitende **Buchwertklauseln**, die in ihrer Einfachheit allerdings unter Umständen unzulässig
sein können. Dies gilt jedenfalls dann, wenn ihr Verkehrs- bzw. immaterieller
Wert in den Fällen ausgeschlossen wird, in denen Partnerschaften viele Jahre
oder Jahrzehnte bestanden haben.

In der Praxis streiten insbesondere Partner lang bestehender (aufgelöster) Ge- 505
sellschaften mitunter heftig über die Geltung, Auslegung, Reichweite und
ggf. Anpassung einer Buchwertklausel, wenn der tatsächliche oder vermutete
Verkehrswert der Anteile hinter dem rechnerischen Buchwert und/oder Ab-
findungswert zurückbleibt. Die divergierenden Standpunkte sind schnell er-
kannt: Während der/die verbleibende/n Gesellschafter schon aus Gründen der
Liquiditätsschonung von dem geringeren Buchwert als Berechnungsgrundlage
einer Abfindung des Weichenden ausgeht/gehen, verlangt der Ausgeschiedene
den Verkehrswert als Abfindung und begründet dieses regelmäßig mit der
Unwirksamkeit oder Anpassungsnotwendigkeit einer historischen Buchwertklausel. Dieses Thema kann durchaus jahrelang Anwälte und Wirtschaftsprüfer beschäftigen.

IV. Maßstab der Sittenwidrigkeit bei Buchwertklauseln in Gesellschaftsverträgen

Eine mathematische Lösung gibt es für die Beurteilung von Buchwertklauseln 506
nicht. Die Grenze beschreiben §§ 138, 242 BGB; diese Normen liefern aber
keine sofort greifbare Lösung, weil sich ein Lebenssachverhalt praktisch nie
ohne Weiteres unter die Tatbestandsmerkmale „Sittenwidrigkeit" und „Treu
und Glauben" subsumieren lässt. Ist aber eine Buchwertklausel im konkreten
Fall einmal sittenwidrig, entfällt nicht etwa ein Abfindungsanspruch. Vielmehr
greift die gesetzliche Regelung des § 738 BGB. Demnach kann der ausgeschiedene Gesellschafter eine Abfindung beanspruchen, die der Höhe nach

---

339) *van Zwoll/Mai/Eckardt/Rehborn*, Die Arztpraxis in Krise und Insolvenz, Rn. 854.

dem Verkehrswert seiner Beteiligung an der Gesellschaft bzw. dem Unternehmen am Tage seines Ausscheidens entspricht.[340] Der BGH entschied zu einer Kombination von Hinauskündigungs- und Buchwertklausel im Einzelfall.[341] Hiernach ist die Berechnung der Ansprüche, des *„ohne wichtigen Grund"* aus der Gesellschaft *ausgeschlossenen* Gesellschafters, auf der Grundlage der Buchwerte gemäß § 138 BGB nichtig. Denn eine solche Berechnung begründet für den bevorzugten Gesellschafter den Anreiz, von dem Ausschließungsrecht aus sachfremden und willkürlichen Erwägungen heraus Gebrauch zu machen.

507 In gleicher Weise entschied der BGH den Fall einer Kürzung des Abfindungsanspruchs auf *„50 % des buchmäßigen Kapitalanteils"* unter Streckung der Auszahlung auf 15 Jahre.[342]

508 Wenn man sich das gesetzliche Leitbild der Gesellschaftsverfassung und die Norm des § 738 BGB ansieht, ist die vorzitierte Klausel rechteentwertend, da sie dem Gesellschafter gerade keine angemessene Abfindung mehr sichert. Der BGH hält diese Klausel daher auch schon für anfänglich, also schon bei Vertragsschluss für sittenwidrig i. S. d. § 138 Abs. 1 BGB.[343]

509 Entgegen mancher Meinung betroffener Ärzte in fortbestehenden Gesellschaften verschlechtert sich die Rechtsposition eines Gesellschafters – vorbehaltlich etwaiger Spezialregelungen im Gesellschaftsvertrag – im Fall einer Eigenkündigung nicht. Sein Recht zur ordentlichen, aber auch außerordentlichen Kündigung kann schon aus Gründen des grundgesetzlichen Eigentumsschutzes nicht verwässert werden. Scheidet ein Gesellschafter aufgrund *eigener Kündigung aus wichtigem Grund* aus, muss er sich nicht zwingend eine Buchwertklausel entgegenhalten lassen, auch wenn er diese unter Umständen seinerzeit selbst initiiert, verhandelt oder formuliert hatte. Zwar haben verbleibende Gesellschafter am Bestand des Unternehmens und der Sicherung eines hinreichenden Unternehmenskapitals immer ein geborenes und durchaus zu berücksichtigendes Interesse. Jedoch ist dieses im Falle einer außerordentlichen Kündigung geringer zu bewerten als das Interesse des ausscheidenden Gesellschafters, der den Verkehrswert seiner Beteiligung erhalten will und aus existentiellen Gründen vielleicht auch muss.[344] Das wird deutlich, wenn man die Gründe für eine außerordentliche Kündigung beleuchtet; sei es vorheriges Abschneiden von Informationen, Vorenthaltung von Daten, Erkenntnissen, Zahlen, Codes oder gar Konten, strafbares Verhalten oder eventuell auch *„Mobbing"*. Sämtliche exemplarisch genannten Konstellationen haben gemein, dass sie Gründe für einen Gesellschafter bilden können, sich von den anderen Gesellschaftern abzuwenden und die Gesellschaft außerordentlich

340) Vgl. *Furmans*, in: Graf von Westphalen/Thüsing, Vertragsrecht, Rn. 104 m. w. N.; *Piltz*, BB 1994, 1021, 1023.
341) BGH, NJW 1979, 104.
342) BGH, ZIP 1989, 770 = NJW 1989, 2685, dazu EWiR 1989, 761 *(Priester)*.
343) BGH, ZIP 1989, 770 = NJW 1989, 2685.
344) Vgl. *Furmans*, in: Graf von Westphalen, Vertragsrecht, Rn. 105.

zu kündigen. Das Bedrängen, Schneiden oder gar Übervorteilen des einen Gesellschafters muss die anderen Gesellschafter für eine Reaktion wachsam machen. Sollte die Reaktion eine berechtigte außerordentliche Kündigung sein, mussten die verbleibenden Gesellschafter damit nahezu rechnen, weil sich damit das Risiko des provozierten Handelns faktisch realisiert. Beim Abfindungsanspruch kann diese Reaktion ins Kalkül eingestellt werden. Sie darf nicht zu einer Stärkung der Rechtsposition und auch nicht zu einer Verbesserung der wirtschaftlichen Ausgangslage der verbleibenden Gesellschafter führen. Letztere würden durch die strengen Grenzen der Buchwertklausel zu Unrecht begünstigt und die Buchwertabfindung des Ausscheidenden zu Unrecht limitiert.[345] Die gegenteilige Ansicht würde von dem berechtigterweise Kündigenden verlangen, seinen Schritt mit einem nachträglichen Wert zu erkaufen, was unbillig und rechtlich unzulässig ist.[346]

V. Prozessuales Vorgehen zur Erlangen einer Abfindung

Abfindungsansprüche stehen in den meisten Fällen zwar dem Grunde nach, **510** nicht aber der Höhe nach fest. Der Gesellschafter kann somit in der Regel nach seinem Ausscheiden und vor Vorlage eines Gutachtens des ggf. noch zu bestellenden Sachverständigen keinen konkreten Wert beziffern. In der Vergangenheit war der Gesellschafter gezwungen, ggf. **Stufenklage** zu erheben, um auf der ersten Stufe eine Auskunft zu erwirken oder eine **Feststellung** zu erreichen, um sodann auf der zweiten Stufe eine **Zahlung** zu verlangen. Dieses Vorgehen war häufig sperrig und verzögerte die Auseinandersetzung, womit erneut Differenzen verbunden waren.

Der BGH hat mit Urteil vom 7.6.2011[347] hierzu den Gesellschaftern eine **511** pragmatischere Vorgehensweise an die Hand gegeben. Der ausgeschiedene Gesellschafter kann sofort **Leistungsklage** erheben. Die Höhe der seiner Ansicht nach korrekten Abfindung muss er angeben. Der Klageantrag enthält somit eine geschätzte vorläufige Abfindungssumme. Das angerufene Gericht hat dann die konkrete und zu bestimmende Leistung – falls erforderlich mit sachverständiger Hilfe – durch Urteil festzustellen. Anders als in der Vergangenheit, ist eine Abweisung der Klage als „zur Zeit unbegründet" nicht mehr zulässig. Im zitierten Fall des BGH vom 7.6.2011 hatte der Gesellschaftsvertrag einer GbR eine Schiedsgutachtenklausel vorgesehen, wonach der Gesellschafter einen externen Schiedsgutachter benennen konnte. Dies hatte er über einen Zeitraum von fast zwei Jahren unterlassen. Diese Frist hielt der BGH für nicht mehr objektiv angemessen. Gleichwohl sprach der BGH dem

---

345) Vgl. *Furmans*, in: Graf von Westphalen, Vertragsrecht, Rn. 105; *Ebenroth/Müller*, BB 1993, 1153, 1355.

346) Vgl. *Furmans*, in: Graf von Westphalen, Vertragsrecht, Rn. 105 m. w. N.; *Heid*, Der Betrieb 1985, Beilage 12; *Mayer*, Der Betrieb 1990, 1319, 1320.

347) BGH, Urt. v. 7.6.2011 – II ZR 186/08, ZIP 2011, 1358.

Ex-Gesellschafter das Recht zu, auf die seiner Auffassung nach zustehende Abfindung zu klagen.[348]

512 Die zuvor zitierte Rechtsprechung knüpft an eine ältere Entscheidung aus dem Jahr 1987 an. Diese hat der BGH mit Urteil vom 17.5.2011 bestätigt. Im Urteil vom 17.5.2011 führt der BGH aus, dass der aus einer Personengesellschaft ausgeschiedene Gesellschafter nach dem Verstreichen des vertraglich vereinbarten Fälligkeitszeitpunktes im Regelfall auf Leistung klagen kann, wenn und soweit er in der Lage ist, die Höhe seines Abfindungsanspruchs schlüssig zu begründen. Im Rahmen dieser Leistungsklage, die auf Zahlung gerichtet ist, kann der Gesellschafter dann auch den Streit darüber austragen, ob und in welcher Höhe bestimmte Aktiv- oder Passivposten bei der Berechnung des Abfindungsguthabens zu berücksichtigen sind. Auf der Grundlage des beiderseitigen Prozessvortrages kann – und wird in der Regel – das mit dem Fall befasste Gericht die Geschäftsunterlagen, Jahresabschlüsse, betriebswirtschaftlichen Auswertungen, Summen- und Saldenlisten etc. prüfen und ggf. bei fehlender eigener vollständiger Sachkompetenz einen externen Sachverständigen bestellen.

513 Auch wenn die Leistungsklage in vielen Fällen den schnellsten Weg zur Erlangung des Abfindungsguthabens darstellen mag, so sind doch grundlegende prozessuale Überlegungen bedeutsam. Der Klageantrag muss konkret beziffert werden. Der Antrag – wie er teilweise bei Schadensersatzansprüchen üblich ist – „dem Kläger ein angemessenes Abfindungsguthaben zuzusprechen, das jedenfalls den Betrag „x €" nicht unterschreitet", ist unzulässig. Soweit noch kein Gutachten über den Praxiswert vorliegt, ist Vorsicht geboten. Gemäß § 308 Abs. 1 ZPO ist das Gericht an den Klageantrag gebunden. Wird das Abfindungsguthaben zu niedrig angesetzt, so kann das Gericht nicht mehr zusprechen. Bei zu hoch angesetzten Beträgen besteht hingegen die Gefahr, dass dem Kläger nicht die volle Summe zugesprochen wird, ihm demnach ein Teil der Kosten des Rechtsstreits auferlegt werden.

VI. Fazit – Abfindungsansprüche

514 • Aufgrund der i. d. R. weitreichenden wirtschaftlichen Auswirkungen und möglicher enormer Liquiditätsabflüsse im Fall von Abfindungen, ergeben sich u. U. massive Konsequenzen sowohl für den ausscheidenden als auch für den verbleibenden Gesellschafter. Schon deswegen müssen zur Existenzsicherung aller Parteien bereits im Gesellschaftsvertrag exakte und widerspruchsfreie Regelungen zur (ratenweisen) Zahlung etwaiger Abfindungen (über mehrere Jahre) getroffen werden.

• Grundsätzlich ist es möglich, den Abfindungsanspruch nach dem Verkehrswert (i. d. R. hoher Ansatz) oder nach dem Buchwert (i. d. R. geringer Ansatz) zu berechnen.

---

348) BGH, Urt. v. 7.6.2011 – II ZR 186/08 (OLG Celle), ZIP 2011, 1358 ff.

- Entscheiden sich die Parteien für eine Berechnung nach der Buchwertklausel, kann diese im Einzelfall unwirksam sein oder nach einer Laufzeit mehrerer Jahre unwirksam werden (Sittenwidrigkeit, Verstoß gegen Treu und Glauben). Die Klausel ist dann nicht zwingend nichtig. Es kommt u. U. zu einer nachträglichen Anpassung.

- Um Streit im Falle des Ausscheidens zu vermeiden, kann und sollte ein fachkundiger Dritter benannt werden, der im Streitfall die Höhe der Abfindung nach verlässlichen und objektiven Parametern verbindlich für alle Parteien feststellt.

- Prozessual kann der Anspruch uneingeschränkt durch die Leistungsklage (Zahlungsklage) geltend gemacht werden, eine vorherige Klage auf Auskunft erübrigt sich.

193

Stichwortverzeichnis